消化系统
疾病诊断与治疗

XIAOHUA XITONG JIBING ZHENDUAN YU ZHILIAO

主编 朱 艳 吕沛东 林海华 尹国庆 何 芳 王 勇

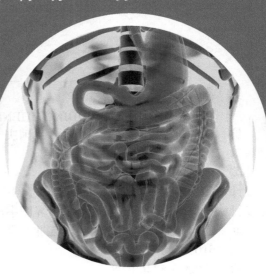

 中国出版集团有限公司

 世界图书出版公司
广州·上海·西安·北京

图书在版编目（CIP）数据

消化系统疾病诊断与治疗 / 朱艳等主编. -- 广州：
世界图书出版广东有限公司, 2024. 11. -- ISBN 978-7-
5232-1826-6

Ⅰ. R57

中国国家版本馆CIP数据核字第2024R7N577号

书　　名	消化系统疾病诊断与治疗
	XIAOHUA XITONG JIBING ZHENDUAN YU ZHILIAO
主　　编	朱　艳　吕沛东　林海华　尹国庆　何　芳　王　勇
责任编辑	刘　旭
责任技编	刘上锦
装帧设计	品雅传媒
出版发行	世界图书出版有限公司　世界图书出版广东有限公司
地　　址	广州市海珠区新港西路大江冲25号
邮　　编	510300
电　　话	（020）84460408
网　　址	http://www.gdst.com.cn/
邮　　箱	wpc_gdst@163.com
经　　销	新华书店
印　　刷	广州小明数码印刷有限公司
开　　本	889 mm×1 194 mm　1/16
印　　张	14.5
字　　数	410千字
版　　次	2024年11月第1版　2024年11月第1次印刷
国际书号	ISBN 978-7-5232-1826-6
定　　价	138.00元

编　委　会

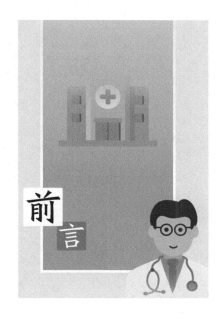

前言

消化系统疾病涵盖广、病种丰富、疑难病例相对较多，是人体的常见病及多发病，严重危害人们的健康。近年来，随着医学技术的不断创新、新药物的不断问世和介入治疗方法的不断开拓，消化系统疾病的诊断治疗水平得到了很大的提高。医务人员必须不断学习新知识，掌握新技术，才能提高诊治水平，从而更好地为患者服务。

本书重点阐述了消化内科疾病的诊治，主要包括食管疾病、胃部疾病、肠道疾病、肝脏疾病、胆囊及胆道疾病以及胰腺疾病等内容，各章节精心选取了临床常见病、多发病，从消化疾病的病因与发病机制、病情评估、治疗原则、临床表现、实验室及其他检查、治疗要点等方面进行全面论述。内容覆盖面广，详略得当，贴合临床工作实际的同时，紧密结合了消化科的发展趋势，以便于消化内科医师了解和掌握常见病的最新诊疗手段，具有一定的科学性与实用性，适合作为临床消化科工作者和消化科专业学生的参考用书。

在本书编写过程中，我们虽力求做到写作方式和文笔风格一致，但由于编者较多，加之篇幅有限，难免有一些疏漏和不足之处，恳请广大读者予以批评指正。

编　者

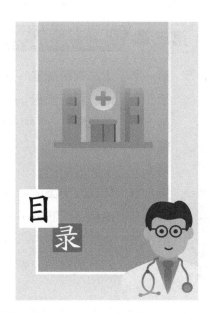

目录

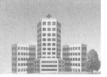

第一章 食管疾病

第一节 胃食管反流

一、概述

胃食管反流病（GERD）是一种因胃和（或）十二指肠内容物反流入食管引起胃灼热、反流、胸痛等症状和（或）组织损害的疾病，包括食管症状和食管外症状。食管症状有典型的反流和非典型的胸痛症状及并发症，如上消化道出血、食管狭窄、Barrett 食管（BE）及食管腺癌。食管外症状有反流性咳嗽、咽喉炎、哮喘及牙蚀症，还可能有鼻窦炎、特发性肺纤维化及复发性中耳炎。

根据内镜下表现的不同，GERD 可分为非糜烂性反流病（NERD）和反流性食管炎（RE），我国 60%~70% 的 GERD 表现为 NERD。

二、病因和发病机制

与 GERD 发生有关的机制包括抗反流防御机制的削弱、食管黏膜屏障的完整性破坏及胃和（或）十二指肠内容物反流对食管黏膜的刺激等。

（一）抗反流机制的削弱

抗反流机制的削弱是 GERD 的发病基础，包括食管下括约肌（LES）功能失调、食管廓清功能下降、食管组织抵抗力损伤、胃排空延迟等。

1. LES 功能失调　LES 功能失调在 GERD 发病中起重要作用，其中 LES 压力降低、一过性食管下括约肌松弛（TLESR）及裂孔疝是引起 GERD 的三个重要因素。

LES 正常长 3~4 cm，维持 10~30 mmHg 的静息压，是重要的抗反流屏障。当 LES 压力 <6 mmHg 时，易出现胃食管反流。即使 LES 压力正常，也不一定就没有胃食管反流。近来的研究表明 TLESR 在 GERD 的发病中有重要作用。TLESR 系指非吞咽情况下 LES 发生自发性松弛，可持续 8~10 秒，长于吞咽时 LES 松弛，并常伴胃食管反流。TLESR 是正常人生理性胃食管反流的主要原因，目前认为 TLESR 是小儿胃食管反流的最主要因素，胃扩张（餐后、胃排空异常、空气吞入）是引发 TLESR 的主要刺激因素。裂孔疝破坏了正常抗反流机制的解剖和生理，使 LES 压力降低并缩短了 LES 长度，削弱了膈肌的作用，并使食管蠕动减弱，故食管裂孔疝是胃食管反流重要的病理生理因素。

2. 食管廓清功能下降

（1）食管：健康人食管借助正常蠕动可有效清除反流入食管的胃内容物。GERD 患者由于食管原发和继发蠕动减弱，无效食管运动发生率高，有如硬皮病样食管，致食管廓清功能障碍，不能有效廓清反流入食管的胃内容物。

（2）胃：胃轻瘫或胃排空功能减弱，胃内容物大量潴留，胃内压增加，导致胃食管反流。

（二）食管黏膜屏障

食管黏膜屏障是食管黏膜上皮抵抗反流物对其损伤的重要结构，包括食管上皮前（黏液层、静水层和黏膜表面 HCO_3^- 所构成的物理化学屏障）、上皮（紧密排列的多层鳞状上皮及上皮内所含负离子蛋白和 HCO_3^- 可阻挡和中和 H^+）及上皮后（黏膜下毛细血管提供 HCO_3^- 中和 H^+）屏障。当屏障功能受损时，即使是正常反流亦可致食管炎。

（三）胃和（或）十二指肠内容物反流

胃食管反流时，含胃酸、胃蛋白酶的胃内容物，甚至十二指肠内容物反流入食管，引起胃灼热、反流、胸痛等症状，甚至导致食管黏膜损伤。Vaezi 等发现，混合反流可导致较单纯反流更为严重的黏膜损伤，两者可能存在协同作用。

三、流行病学

GERD 是一常见病，在世界各地的发病率不同，欧美发病率为 10%～20%，在南美洲约为 10%，亚洲发病率约为 6%。无论在西方还是在亚洲，GERD 的发病率均呈上升趋势。

四、病理

RE 的病理改变主要有食管鳞状上皮增生，黏膜固有层乳头向表面延伸，浅层毛细血管扩张、充血和（或）出血，上皮层内中性粒细胞和淋巴细胞浸润，严重者可有黏膜糜烂或溃疡形成。慢性病变可有肉芽组织形成、纤维化以及 Barrett 食管改变。

五、临床表现

（一）食管表现

1. 胃灼热　是指胸骨后的烧灼样感觉，胃灼热是 GERD 最常见的症状。胃灼热的严重程度不一定与病变的轻重程度一致。

2. 反流　指胃内容物反流入口中或下咽部的感觉，此症状多在胃灼热、胸痛之前发生。

3. 胸痛　胸痛作为 GERD 的常见症状，日渐受到临床的重视。可酷似心绞痛，对此有时单从临床很难做出鉴别。胸痛的程度与食管炎的轻重程度无平行关系。

4. 吞咽困难　指患者能感觉到食物从口腔到胃的过程发生障碍，吞咽困难可能与咽喉部的发胀感同时存在。引起吞咽困难的原因很多，包括与反流有关的食管痉挛、食管运动功能障碍、食管瘢痕狭窄及食管癌等。

5. 上腹痛　也可以是 GERD 的主要症状。

（二）食管外表现

1. 咽喉部表现　如慢性喉炎、慢性声嘶、发音困难、声带肉芽肿、咽喉痛、流涎过多、癔球症、颈部疼痛、牙周炎等。

2. 肺部表现 如支气管炎、慢性咳嗽、慢性哮喘、吸入性肺炎、支气管扩张、肺脓肿、肺不张、咯血及肺纤维化等。

六、辅助检查

（一）上消化道内镜

对 GERD 患者，内镜检查可确定是否有 RE 及病变的形态、范围与程度；同时可取活体组织进行病理学检查，明确有无 BE、食管腺癌；还可进行有关的治疗。但内镜检查不能观察反流本身，内镜下的食管炎也不一定都由反流引起。

洛杉矶分级是目前国际上最为广泛应用的内镜 RE 分级方案，根据内镜下食管黏膜破损的范围和形状，将 RE 划分为 A~D 级（表 1-1）。

表 1-1　GERD 内镜分级

分级	内镜特征
A	一处或几处≤5 mm 的食管黏膜破损，病变之间无融合
B	一处或几处>5 mm 的食管黏膜破损，病变之间无融合
C	一处或几处食管黏膜破损，病变之间相互融合，但未超过食管环周的 75%
D	一处或几处食管黏膜破损，病变之间相互融合，至少累及食管环周的 75%

（二）其他检查

1. 24 小时食管 pH 监测 是最好的定量监测胃食管反流的方法，已作为 GERD 诊断的金标准。最常使用的指标是 pH<4 总时间（%）。该方法有助于判断反流的有无及其和症状的关系，以及疗效不佳的原因。其敏感性与特异性分别为 79%~90% 和 86%~100%。该检查前 3~5 天停用改变食管压力的药物（胃肠动力剂、抗胆碱能药物、钙通道阻断剂、硝酸盐类药物、肌肉松弛剂等）、抑制胃酸的药物（PPI、H_2RA、抑酸药）。

无绳食管 pH 胶囊（Bravo 胶囊）的应用使食管 pH 监测更为方便，易于接受，且可行食管多部位（远端、近端及下咽部等）及更长时间（48~72 小时）的监测。

2. 食管测压 可记录 LES 压力、显示频繁的 TLESR 和评价食管体部的功能。单纯用食管压力来诊断胃食管反流并不十分准确，其敏感性约 58%，特异性约 84%。因此，并非所有的 GERD 患者均需做食管压力测定，仅用于不典型的胸痛患者或内科治疗失败考虑用外科手术抗反流者。

3. 食管阻抗监测 通过监测食管腔内阻抗值的变化来确定是液体或气体反流。目前食管腔内阻抗导管均带有 pH 监测通道，可根据 pH 和阻抗变化进一步区分酸反流（pH<4）、弱酸反流（pH 在4~7）以及弱碱反流（pH>7）。用于 GERD 的诊断，尤其有助于对非酸反流为主的 NERD 患者的诊断、抗反流手术前和术后的评估、难治性 GERD 病因的寻找、不典型反流症状的 GERD 患者的诊断，以及确诊功能性胃灼热患者。

4. 食管胆汁反流测定 用胆汁监测仪测定食管内胆红素含量，从而了解有无十二指肠胃食管反流。现有的 24 小时胆汁监测仪可得到胆汁反流次数、长时间反流次数、最长反流时间和吸收值≥0.14 的总时间及其百分比，从而对胃食管反流做出正确的评价。因采用比色法检测，必须限制饮食中的有色物质。

5. 上胃肠道 X 线钡餐　对观察有无反流及食管炎均有一定的帮助，还有助于排除其他疾病和发现有无解剖异常，如膈疝，有时上胃肠道钡餐检查还可发现内镜检查没有发现的轻的食管狭窄，但钡餐检查的阳性率不高。

6. 胃-食管放射性核素闪烁显像　此为服用含放射性核素流食后以 γ 照相机检测放射活性反流的技术。本技术有 90% 的高敏感性，但特异性低，仅为 36%。

7. GERD 诊断问卷　让疑似 GERD 患者回顾过去 4 周的症状以及症状发作的频率，并将症状由轻到重分为 0~5 级，评估症状程度，总分超过 12 分即可诊断为 GERD（表 1-2）。

表 1-2　GERD 诊断问卷评分表

	从未有过	1 周<1 天	1 周 1 天	1 周 2~3 天	1 周 4~5 天	几乎每天
胃灼热	0 分	1 分	2 分	3 分	4 分	5 分
反流	0 分	1 分	2 分	3 分	4 分	5 分
非心源性胸痛	0 分	1 分	2 分	3 分	4 分	5 分
反酸	0 分	1 分	2 分	3 分	4 分	5 分
胃灼热	0 分	1 分	2 分	3 分	4 分	5 分
反流	0 分	1 分	2 分	3 分	4 分	5 分
非心源性胸痛	0 分	1 分	2 分	3 分	4 分	5 分
反酸	0 分	1 分	2 分	3 分	4 分	5 分

8. 质子泵抑制剂（PPI）试验　对于疑似 GERD 的患者，可服用标准剂量 PPI，每天 2 次，用药时间为 1~2 周。患者服药后 3~7 天，若症状消失或显著好转，则本病诊断可成立。其敏感性和特异性均可达 60% 以上。但本试验不能鉴别恶性疾病，且可因本试验而掩盖内镜所见。

七、并发症

1. Barrett 食管　为胃食管连接部位以上的食管鳞状上皮部分被化生的柱状上皮取代，GERD 是 BE 的主要原因。约 3/4 的 BE 患者化生上皮的长度不到 3 cm，这类患者食管腺癌的风险明显低于化生范围广泛的患者。BE 患者中食管腺癌的发病率存在明显的性别及种族差异，男性远远多于女性，白种人多于其他人种。伴有特殊肠上皮化生的 BE 发生食管腺癌的危险性大，比一般人群高 30 倍，视为一种癌前病变，值得重视，应密切随访观察。

2. 狭窄　指由 GERD 引起的食管管腔的持续性狭窄。食管狭窄的典型症状为持续性吞咽困难。严重的反流性食管炎可致食管管腔狭窄，但其发生率不到 5%。

八、诊断

由于 GERD 临床表现多种多样，症状轻重不一，有的患者可能有典型的反流症状，但内镜及胃食管反流检测无异常；而有的患者以其他器官系统的症状为主要表现，给 GERD 的诊断造成一定的困难。因此，GERD 的诊断应结合患者的症状及实验室检查综合判断。

1. RE 的诊断　有胃食管反流的症状，内镜可见累及食管远端的食管炎，排除其他原因所致的食管炎。

2. NERD 的诊断　有胃食管反流的症状，内镜无食管炎改变，但实验室检查有胃食管反流的证据，如：①24 小时食管 pH 监测阳性。②食管阻抗监测、食管胆汁反流测定、静息放射性核素检查或钡餐检查显示胃食管反流。③食管测压示 LES 压力降低或 TLESR，或食管体部蠕动波幅降低。

九、鉴别诊断

1. 胃灼热的鉴别诊断　胃灼热是 GERD 最常见的症状。但部分胃灼热的患者没有明确的胃食管反流及其引起症状的证据且没有明确的病理性食管动力障碍性疾病的依据，应考虑为功能性胃灼热。功能性胃灼热的病理生理机制尚未阐明，可能与食管高敏感有关，部分功能性胃灼热患者存在心理方面的异常，如焦虑、躯体化障碍等。功能性胃灼热应注意与 NERD 鉴别。近年的研究表明，短时间反流、弱酸反流、非酸反流在 NERD 的发病中起重要作用。因此，常规食管 pH 监测阴性并不能明确排除胃食管反流的存在。

2. 胸痛的鉴别诊断　胸痛是一个常见的主诉，包括心源性胸痛和非心源性胸痛，两者有时难以鉴别，尤其在有吸烟、肥胖及糖尿病等冠心病危险因素的患者。非心源性胸痛最主要的原因是 GERD，典型的由胃食管反流引起的胸痛主要为胸骨后烧灼样疼痛，多出现于餐后（也可因情绪或运动而加重，与心绞痛的症状相似），一般无放射痛，部分可向后背放射，平卧时疼痛加重，服用抑酸药可缓解。典型的心绞痛症状常表现为胸骨后疼痛或不适，多为劳累后诱发，持续数分钟，休息或服用硝酸甘油类药物可缓解。临床上确诊冠心病是有一定困难的，通常认为在怀疑心源性胸痛时，应进行冠状动脉造影检查。

十、治疗

胃食管反流病的治疗目标：充分缓解症状，治愈食管炎，减少复发，治疗或预防并发症。

（一）GERD 的非药物治疗

非药物治疗指生活方式的指导，避免一切引起胃食管反流的因素等。如要求患者饮食不宜过饱；忌烟、酒、咖啡、巧克力、酸食和过多脂肪；避免餐后立即平卧。对仰卧位反流，抬高床头 10 cm 就可减轻症状。对于立位反流，有时只要患者穿宽松衣服，避免牵拉、上举或弯腰就可减轻。超重者在减肥后症状会有所改善。某些药物能降低 LES 的压力，导致反流或使其加重，如抗胆碱能药物、钙通道阻断剂、硝酸盐类药物、肌肉松弛剂等，对 GERD 患者尽量避免使用这些药物。

（二）GERD 的药物治疗

1. 抑酸药　抑酸药是治疗 GERD 的主要药物，主要包括 PPI 和 H_2 受体拮抗剂（H_2RA），PPI 症状缓解最快，对食管炎的治愈率最高。虽然 H_2RA 疗效低于 PPI，但在一些病情不是很严重的 GERD 患者中，采用 H_2RA 仍是有效的。

2. 促动力药　促动力药可用于经过选择的患者，是作为酸抑制治疗的一种辅助药物。对于大多数 GERD 患者，目前应用的促动力药不是理想的单一治疗药物。

（1）多巴胺受体拮抗剂：此类药物能促进食管、胃的排空，增加 LES 的张力。此类药物包括甲氧氯普胺和多潘立酮，常用剂量为 10 mg，每天 3～4 次，睡前和餐前服用。前者如剂量过大或长期服用，可导致锥体外系神经症状，故老年患者慎用；后者长期服用亦可致高催乳素血症，产生乳腺增生、泌乳和闭经等不良反应。

（2）非选择性 5-HT$_4$ 受体激动剂：此类药能促进肠肌丛节后神经释放乙酰胆碱而促进食管、胃的蠕动和排空，从而减轻胃食管反流。目前常用的为莫沙必利，常用剂量为 5 mg，每天 3～4 次，饭前 15～30 分钟服用。

（3）伊托必利：此类药可通过阻断多巴胺 D_2 受体和抑制胆碱酯酶的双重功能，起到加速胃排空、改善胃张力和敏感性、促进胃肠道动力的作用。该药消化道特异性高，对心脏、中枢神经系统、泌乳素分泌的影响小，在 GERD 治疗方面具有长远的优势。常用剂量为 50 mg，每天 3～4 次，饭前 15～30 分钟服用。

3. 黏膜保护剂　对控制症状和治疗反流性食管炎有一定疗效。常用的药物有硫糖铝 1 g，每天 3～4 次，饭前 1 小时及睡前服用；铝碳酸镁 1 g，每天 3～4 次，饭前 1 小时及睡前服用，其具有独特的网状结构，既可中和胃酸，又可在酸性环境下结合胆汁酸，对十二指肠胃食管反流有较好的治疗效果。枸橼酸铋钾盐（TDB），480 mg/d，分 2～4 次于饭前及睡前服用。

4. γ-氨基丁酸（GABA）受体抑制剂　由于 TLESR 是发生胃食管反流的主要机制，所以其成为治疗的有效靶点。对动物及人类的研究显示，GABA 受体抑制剂巴氯芬可抑制 TLESR，可能是通过抑制脑干反射而起作用的。巴氯芬对 GERD 患者既有短期作用，又有长期作用，可显著减少反流次数和缩短食管酸暴露时间，还可明显改善十二指肠胃食管反流及其相关的反流症状，是目前控制 TLESR 发生率最有前景的药物。

5. 维持治疗　因为 GERD 是一种慢性疾病，持续治疗对控制症状及防止并发症是适当的。

（三）GERD 的内镜抗反流治疗

为了避免 GERD 患者长期需要药物治疗及手术治疗风险，内镜医师在过去的几年中在内镜治疗 GERD 方面做出了不懈的努力，通过这种方法改善 LES 的屏障功能，发挥其治疗作用。

1. 胃镜下腔内折叠术　该方法是将一种缝合器安装在胃镜前端，于直视下在齿状线下缝合胃壁组织，形成褶皱，增加贲门口附近紧张度、"延长腹内食管长度"及形成皱褶，以阻挡胃肠内容物反流的方法。包括黏膜折叠方法或全层折叠方法。

2. 食管下端注射法　指内镜直视下环贲门口或食管下括约肌肌层注射无活性低黏度膨胀物质，增加 LES 的功能。

3. 内镜下射频治疗　该方法是将射频治疗针经活检孔道送达齿状线附近，刺入食管下端的肌层进行热烧灼，使肌层"纤维化"，增加食管下端张力。

内镜治疗 GERD 的安全性及可能性已经多中心研究所证明，且显示大部分患者可终止药物治疗，但目前仍缺乏严格的大样本多中心对照研究。

（四）GERD 的外科手术治疗

对 GERD 患者行外科手术治疗时，必须掌握严格的适应证：①需长期用药维持，且用药后症状仍然严重者。②出现严重并发症，如出血、穿孔、狭窄等，经药物或内镜治疗无效者。③伴有严重的食管外并发症，如反复并发肺炎，反复发作的难以控制的哮喘、咽喉炎，经药物或内镜治疗无效者。④疑有恶变倾向的 BE。⑤严重的胃食管反流而不愿终身服药者。⑥仅对大剂量质子泵抑制剂起效的年轻患者，如有严重并发症（出血、狭窄、BE）。

临床应用过的抗反流手术方法较多：目前治疗 GERD 的手术常用 Nissen 胃底折叠术、Belsey 胃底部分折叠术。各种抗反流手术治疗的效果均应通过食管 24 小时 pH 测定、内镜及临床表现进行综合评价。

近十几年来，腹腔镜抗反流手术得到了长足的发展。腹腔镜胃底折叠术是治疗 GERD 疗效确切的方法，是治疗 GERD 的主要选择之一，尤其对于年轻、药物治疗效果不佳、伴有裂孔疝的患者。与常规开放手术相比较，腹腔镜手术具有创伤小、术后疼痛轻和患者恢复快的优点，特别适用于年老体弱、心肺不佳的患者。但最近的研究显示，术后并发症高达 30%，包括吞咽困难、不能打嗝、腹泻及肛门排气等。约 62% 的患者在接受抗反流手术 10 年后仍需服用 PPI 治疗。因此，内科医师在建议 GERD 患者行腹腔镜胃底折叠术前应注意这些并发症，严格选择患者。

（五）并发症的治疗

1. 食管狭窄的治疗　早期给予有效的药物治疗是预防 GERD 患者食管狭窄的重要手段。内镜扩张疗法是治疗食管狭窄所致吞咽困难的有效方法。扩张疗法所需食管扩张器有各型探条、气囊、水囊及汞橡胶扩张器等。常将食管直径扩张至 14 mm。患者行有效的扩张食管治疗后，应用 PPI 或 H_2RA 维持治疗，避免食管再次狭窄。手术是治疗食管狭窄的有效手段。常在抗反流术前或术中同时使用食管扩张疗法。

2. BE 的治疗

（1）药物治疗：长期 PPI 治疗不能缩短 BE 的病变长度，但可促进部分患者鳞状上皮再生，降低食管腺癌发生率。选择性 COX-2 抑制剂有助于减少患食管癌，尤其是腺癌的风险。

（2）内镜治疗：目前常采用的内镜治疗方法有各种方式的内镜消融治疗和内镜下黏膜切除术等。适应证为伴有异型增生和黏膜内癌的 BE 患者，超声内镜检查有助于了解病变的深度，有助于治疗方式的选择。

（3）手术治疗：对已证实有癌变的 BE 患者，原则上应手术治疗。手术方法同食管癌切除术，胃肠道重建多用残胃或结肠，少数用空肠。

（4）抗反流手术：外科手术和内镜下抗反流手术。虽然能在一定程度上改善 BE 患者的反流症状，但不能影响其自然病程，远期疗效有待证实。

（朱　艳）

第二节　贲门失弛缓症

一、概述

贲门失弛缓症是一种食管运动障碍性疾病，以食管缺乏蠕动和食管下括约肌（LES）松弛不良为特征。临床上贲门失弛缓症表现为患者对液体和固体食物均有吞咽困难，出现体重减轻、餐后反食、夜间呛咳以及胸骨后不适或疼痛。本病曾称为贲门痉挛。

贲门失弛缓症是一种少见疾病。欧美国家较多，发病率每年为 0.5/10 万～8/10 万，男女发病率接近，约为 1∶1.15。本病多见于 30～40 岁的成年人，其他年龄亦可发病。国内尚缺乏流行病学资料。

二、病因和发病机制

病因可能与基因遗传、病毒感染、自身免疫及心理社会因素有关。贲门失弛缓症的发病机制有先天性、肌源性和神经源性学说。先天性学说认为本病是常染色体隐性遗传；肌源性学说认为贲门失弛缓症 LES 压力升高是由 LES 本身病变引起的，但最近的研究表明，贲门失弛缓症患者的病理改变主要在神经而不在肌肉，目前人们广泛接受的是神经源性学说。

三、临床表现

主要症状为吞咽困难、反食、胸痛，也可有呼吸道感染、贫血、体重减轻等表现。

1. 吞咽困难　几乎所有的患者均有程度不同的吞咽困难。起病多较缓慢，病初吞咽困难时有时无、时轻时重，后期则转为持续性。吞咽困难多呈间歇性发作，常因与人共餐、情绪波动、发怒、忧虑、惊恐或进食过冷和辛辣等刺激性食物而诱发。大多数患者吞咽固体和液体食物同样困难，少部分患者吞咽液体食物较固体食物更困难，故以此征象与其他食管器质性狭窄所产生的吞咽困难相鉴别。

2. 反食　多数患者合并反食症状。随着咽下困难的加重，食管的进一步扩张，相当量的内容物可潴留在食管内达数小时或数日之久，而在体位改变时反流出来。尤其是在夜间平卧位更易发生。从食管反流出来的内容物因未进入过胃腔，故无胃内呕吐物酸臭的特点，但可混有大量黏液和唾液。

3. 胸痛　是发病早期的主要症状之一，发生率为 40%～90%，性质不一，可为闷痛、灼痛或针刺痛。疼痛部位多在胸骨后及中上腹，疼痛发作有时酷似心绞痛，甚至舌下含化硝酸甘油片后可获缓解。疼痛发生的原因可能是食管平滑肌强烈收缩，或食物滞留性食管炎所致。随着吞咽困难的逐渐加剧，梗阻以上食管的进一步扩张，疼痛反而逐渐减轻。

4. 体重减轻　此症与吞咽困难的程度相关，严重吞咽困难可有明显的体重下降，但很少有恶病质样变。

5. 呼吸道症状　由于食物反流，尤其是夜间反流，误入呼吸道引起吸入性感染。出现刺激性咳嗽、咳痰、气喘等症状。

6. 出血和贫血　患者可有贫血表现。偶有出血，多为食管炎所致。

7. 其他　在后期病例，极度扩张的食管可压迫胸腔内器官而产生干咳、气急、发绀和声音嘶哑等。患者很少发生呃逆，为本病的重要特征。

8. 并发症　本病可继发食管炎、食管溃疡、巨食管症、自发性食管破裂、食管癌等。贲门失弛缓症患者患食管癌的风险为正常人的 14～140 倍。有研究报道，贲门失弛缓症治疗 30 年后，19% 的患者死于食管癌。因其合并食管癌时，临床症状可无任何变化，临床诊断比较困难，容易漏诊。

四、实验室及其他检查

（一）X 线检查

X 线检查是诊断本病的首选方法。

1. 胸部平片　本病初期，胸片可无异常。随着食管扩张，可在后前位胸片见到纵隔右上边缘膨出。在食管高度扩张、伸延与弯曲时，可见纵隔增宽而超过心脏右缘，有时可被误诊为纵隔肿瘤。当食管内潴留大量食物和气体时，食管内可见液平面。大部分病例可见胃泡消失。

2. 食管钡餐检查　动态造影可见食管的收缩具有紊乱和非蠕动性质，吞咽时 LES 不松弛，钡餐常难以通过贲门部而潴留于食管下端，并显示远端食管扩张、黏膜光滑、末端变细呈鸟嘴形或漏斗形。

（二）内镜检查

内镜下可见食管体部扩张呈憩室样膨出，无张力，蠕动差。食管内见大量食物和液体潴留，贲门口紧闭，内镜通过有阻力，但均能通过。若不能通过，则要考虑有无其他器质性原因所致狭窄。

（三）食管测压

本病最重要的特点是吞咽后 LES 松弛障碍，食管体部无蠕动收缩，LES 压力升高 ［＞4 kPa（30 mmHg）］，不能松弛、松弛不完全或短暂松弛（<6 秒），食管内压高于胃内压。

（四）放射性核素检查

用^{99m}Tc 标记液体后吞服，显示食管通过时间和节段性食管通过时间，同时也显示食管影像。立位时，食管通过时间平均为 7 秒，最长不超过 15 秒。卧位时比立位时要慢。

五、诊断

根据病史有典型的吞咽困难、反食、胸痛等临床表现，结合典型的食管钡餐影像及食管测压结果即可确诊本病。

六、鉴别诊断

1. 反流性食管炎伴食管狭窄　本病反流物有酸臭味，或混有胆汁，胃灼热症状明显，应用 PPI 治疗有效。食管钡餐检查无典型的鸟嘴样改变，LES 压力降低，且低于胃内压力。

2. 恶性肿瘤　恶性肿瘤细胞侵犯肌间神经丛，或肿瘤环绕食管远端压迫食管，可见与贲门失弛缓症相似的临床表现，包括食管钡餐影像。常见的肿瘤有食管癌、贲门胃底癌等，内镜下活检具有重要的鉴别作用。如果内镜不能达到病变处，就应行扩张后取活检，或行 CT 检查以明确诊断。

3. 弥漫性食管痉挛　本病亦为食管动力障碍性疾病，与贲门失弛缓症有相同的症状。但食管钡餐显示为强烈的不协调的非推进型收缩，呈现串珠样或螺旋状改变。食管测压显示为吞咽时食管各段同期收缩，重复收缩，LES 压力大部分是正常的。

4. 继发性贲门失弛缓症　锥虫病、淀粉样变性、特发性假性肠梗阻、迷走神经切断术后等也可以引起类似贲门失弛缓症的表现，食管测压无法区别病变是原发性或继发性。但这些疾病均累及食管以外的消化道或其他器官，借此与本病鉴别。

七、治疗

目前尚无有效的方法恢复受损的肌间神经丛功能，主要治疗目的是针对 LES，不同程度解除 LES 的松弛障碍，降低 LES 压力，预防并发症。主要治疗手段有药物治疗、内镜下治疗和手术治疗。

（一）药物治疗

目前可用的药物有硝酸甘油类和钙离子拮抗剂，如硝酸甘油 0.6 mg，每日 3 次，餐前 15 分钟舌下含化，或硝酸异山梨酯 10 mg，每日 3 次，或硝苯地平 10 mg，每日 3 次。由于药物治疗的效果并不完全，且作用时间较短，一般仅用于贲门失弛缓症的早期、老年高危患者或拒绝其他治疗的患者。

（二）内镜治疗

1. 内镜下 LES 内注射肉毒毒素　肉毒毒素是肉毒梭状杆菌产生的外毒素，是一种神经肌肉胆碱能阻断剂。它能与神经肌肉接头处突触前胆碱能末梢快速而强烈地结合，阻断神经冲动的传导而使骨骼肌麻痹，还可抑制平滑肌的活动，抑制胃肠道平滑肌的收缩。内镜下注射肉毒毒素是一种简单、安全且有效的治疗手段，但由于肉毒毒素会在几天后降解，其对神经肌肉接头处突触前胆碱能末梢的作用便减弱或消失，因此，若要维持疗效，则需要反复注射。

2. 食管扩张　球囊扩张术是目前治疗贲门失弛缓症最为有效的非手术疗法，它的近期及远期疗效明显优于其他非手术治疗，但并发症发生率较高，尤以穿孔最为严重，发生率为1%~5%。球囊扩张的原理主要是通过强力作用，使LES发生部分撕裂，解除食管远端梗阻，缓解临床症状。

腔镜技术的迅速发展使贲门失弛缓症的治疗发生了巨大的变化，从开放性手术到经胸腔镜，再到经腹腔镜肌切开术，这种微创性手术的疗效与开放性手术相似，且创伤小，缩短了手术和住院时间，减少了手术并发症，有望成为治疗贲门失弛缓症的首选方法。

（吕沛东）

第三节　腐蚀性食管炎

一、概述

腐蚀性食管炎为摄入化学腐蚀物而引起的食管损伤，早期发生管壁组织水肿、溃疡、坏死甚至穿孔，晚期可形成管腔狭窄。致病的化学腐蚀剂品种繁多，一般可分为碱和酸两大类。腐蚀性食管炎多为意外事故，常发生于3岁以下小儿，各种化学腐蚀剂易被小儿误服。在成人多为企图自杀，吞服强酸或强碱等化学腐蚀剂造成食管严重损伤而引起。用盛饮料或酒类的容器存放强酸、碱而不慎被误服的病例也屡见不鲜。另外，临床药物所引起的食管炎亦越来越受到关注。常见的引起腐蚀性食管炎的药物有四环素及其衍生物、抗胆碱能药、氯化钾、奎尼丁、阿司匹林及非甾体抗炎药（NSAID）等，其发病机制各异。四环素及其衍生物的水溶液可直接损伤黏膜；氯化钾具有高渗性，可使与之接触的黏膜脱水；抗胆碱能药可加重胃-食管的反流；阿司匹林和NSAID可破坏黏膜屏障及内源性黏膜保护机制。

腐蚀性食管炎的严重程度与腐蚀剂的种类、浓度和数量等密切相关。强碱能与脂肪起皂化作用并使蛋白质溶解，引起黏膜肿胀、坏死和溃疡，导致食管壁深层甚至食管周围组织和器官的损害。强酸引起食管黏膜的凝固性坏死，即刻在黏膜浅表发生凝固坏死并形成焦痂，限制了病损向深层进展，故不易损害食管壁的深层，但较易引起胃、十二指肠的损害。另外，化学腐蚀剂与食管壁接触的时间及患者的年龄、食管的功能状态也影响着病变的程度。

二、临床表现

服入化学腐蚀物后立即会出现口腔、咽喉及胸骨后、上腹剧烈烧灼痛，可伴吞咽疼痛、吞咽困难、流涎、恶心、呕吐等，如发生剧烈胸痛、皮下气肿、感染症状或休克，提示食管穿孔；出现上腹痛、呕血表明胃可能被涉及；剧烈腹痛可能为胃穿孔所致。损伤呼吸道者可有呼吸困难、咳嗽。严重者还可有高热、大量呕血、休克、昏迷等表现。生存者约1周后临床症状可渐缓解。起病后4~6周，因食管瘢痕形成而致吞咽困难常持续或更趋明显，也有部分患者延迟至数月后才出现吞咽困难。

急性期口咽部黏膜损伤的体征，可因吞服的腐蚀剂不同而有差别，如吞服硫酸可见黑色痂，硝酸为黄色痂，盐酸为灰棕色痂，醋酸呈白色痂，强碱造成黏膜明显水肿，呈红或棕色并有溃疡。但口腔的烧伤程度与食管损失程度不一定平行。

药物引起的食管炎也可有急性症状，如胃灼热、吞咽困难和吞咽痛等。停药或换用剂型，经一般处理后症状可在1周内缓解。少数患者发生呕血、黑粪。

当腐蚀性食管炎合并食管穿孔、出血或呼吸道感染时可见血白细胞计数升高，血红蛋白降低。

1. 放射学检查 X线检查应在急性炎症消退后，能吞服流食后方可行食管造影检查，急性期不宜做X线钡剂检查，此时食管壁水肿、痉挛，难以判断结果。如有食管瘘或穿孔，造影剂可流入呼吸道，必要时采用碘油造影。如怀疑食管穿孔，应摄立位X线胸、腹片。依据病变发展的不同阶段及损伤程度不同，X线检查可分为，轻度：早期为食管下段继发性痉挛，黏膜纹理尚正常，也可轻度增粗、扭曲、后期瘢痕、狭窄不明显；中度：食管受累长度增加，继发性痉挛显著，黏膜纹理不规则呈锯齿状或串珠状；重度：管腔明显缩小，甚至呈鼠尾状。CT对估计灼伤程度及深度的价值尚待评价。

2. 内镜检查 内镜检查是评估食管壁损伤范围及严重程度的最准确、可靠的方法，除休克或穿孔者外，应争取在发病后24小时内应尽早施行，以判断病变范围，防止因狭窄而形成梗阻。但操作需倍加小心。应注意下列事项：①临床表现提示已经发生或可能发生穿孔者应禁忌检查。②检查过程中应尽量少注气。③在条件许可下，力争检查到十二指肠。④如黏膜有明显黑色、棕色、灰色溃疡，且视野不清时，避免勉强通过。⑤尽量避免翻转镜身。⑥检查过程中保证气道通畅。

根据内镜所见，可对腐蚀性食管炎的严重程度进行分级。①0级：黏膜外观正常。②1级：黏膜充血，血管扩张，上皮脱落，轻度水肿，可形成小溃疡。③2a级：黏膜发白，脆性增加，出血、糜烂、渗出、水疱，可见浅表溃疡形成。④2b级：2a所见伴散在或环壁深溃疡。⑤3级：外观呈棕黑色或灰色，多发性深溃疡和坏死组织。0级、1级和2a级黏膜可完全无痂愈合，炎症消散后不留任何后遗症。2b级和3级的患者中，约3/4因管壁很快形成肉芽组织、纤维细胞浸润、新生血管生成，在3周内即可有胶原纤维形成，收缩后引起食管狭窄。6周内重新生成上皮，长出致密纤维膜，导致管腔进一步狭窄，甚至完全阻塞或形成瘘管。3级损伤常为穿壁性，内镜下难以估计其深度，管壁发黑提示组织坏疽、即将穿孔，患者有死亡的危险，这些重度患者应在6周时复查内镜。以后则根据需要，继续定期复查，直至病变完全愈合或证实狭窄已形成为止。

药物所致食管炎在内镜下偶见特征性的不连续的黏膜溃疡，有时位于相对的管壁上，形成"对吻"溃疡，以食管生理狭窄处最为好发。

由于食管癌的发病率比正常食管要高，尤其是强碱所致而形成的食管狭窄，定期的内镜复查很有必要，并能定期扩张狭窄的食管。

腐蚀性食管炎一般根据其病史、症状及体征不难诊断，且常与腐蚀性胃炎并存。但在临床中应注意是否合并有食管的其他病变。对中老年男性患者而言，还需注意与食管癌的鉴别，食管癌以吞咽困难、消瘦等为主要表现，病情呈进行性加重，X线及胃镜结合活组织检查可明确诊断。

1. 早期处理 立即终止与致病物质接触，停用可疑药物，并促进已吸收的毒物排出。根据毒物的性质，可考虑选择应用相应的解毒药，如强酸中毒时可采用弱碱、肥皂水、氢氧化铝凝胶、蛋清及牛奶等中和。强碱可用弱酸中和，常用稀醋、果汁等。但也有研究结果表明，采用中和疗法其疗效并不可靠，因为腐蚀性食管炎常发生于食管壁与强酸、强碱接触之瞬间，使用中和或解毒药多已为时过晚。除以上治疗外，补充血容量、预防感染及其他支持疗法亦很必要。另外，要注意避免洗胃或催吐，以防已进入胃内的化学腐蚀物再次与食管、气管接触而加重损伤。抗酸药、H_2 受体阻滞药、硫糖铝、质子泵抑制药等可能有助于控制化学品引起的食管炎，但确切效果有待进一步研究证实。亦有学者主张在急性期置入鼻胃管，既可以给予鼻饲营养支持，也为日后的扩张食管起到引导作用。

2. 晚期食管狭窄的治疗　多采用探条扩张，其目的是防治食管腔狭窄，一般在 4~6 周进行扩张，亦可采用激光、微波等方法。如若上述治疗仍不满意，则应行外科手术治疗，行食管切除和食管胃吻合，或用结肠代食管以恢复消化道的功能。

七、并发症

吞服腐蚀物质后的并发症可以分为局部和全身两类。

1. 全身并发症　服毒量较多，则有全身中毒现象，重者在数小时内或 1~2 天内死亡。

2. 局部并发症

（1）出血：在服毒后数天内可出现少量呕血，但大量出血则多为坏死组织脱落所致，常出现于 1~2 周内，严重者可致死亡。

（2）食管穿孔：一般碱性腐蚀物较酸性者更易发生食管穿孔，多在食管下端破裂至左侧胸腔，有时穿至气管，形成气管食管瘘。

（3）腐蚀性胃炎、胃穿孔和腹膜炎：以酸性腐蚀物引起者为多，可呈急腹症表现，病情危重。

（4）呼吸系统并发症：喉水肿、吸入性肺炎、肺脓肿等可以并发于腐蚀性食管炎急性期和瘢痕狭窄时期，尤易发于儿童患者。

（5）食管瘢痕狭窄：常为难以避免的晚期并发症，胃瘢痕狭窄也常并发于吞咽酸性腐蚀物的患者中。

八、预后

轻度腐蚀性食管炎损伤的患者可无并发症。重度患者易出现食管穿孔、出血、气管食管瘘等急性并发症，病死率高。2b 或 3 级腐蚀性食管炎患者约 70% 以上可发生食管狭窄。碱类腐蚀损伤所致食管狭窄患者发生食管鳞癌的危险性是对照人群的 1 000 倍，所以先前有腐蚀性食管炎病史的患者其症状发生变化时，应注意合并食管癌的可能。

（林海华）

第四节　真菌性食管炎

一、概述

真菌性食管炎，即真菌侵入食管黏膜造成的食管感染。病原菌以念珠菌最为多见，其中最常见的是白色念珠菌，其次是热带念珠菌和克鲁斯念珠菌。其他少见的有放线菌、毛霉菌、组织胞质菌、曲霉菌、隐球菌、芽生菌以及一些植物真菌等，这些菌是从外环境中获得的，而不是内生菌丛，其所引起的原发性食管感染仅见于严重免疫低下的患者。主要症状为咽痛、吞咽痛和咽下困难。其症状的轻重与炎症发生的缓急和程度有关。可有厌食、呕血甚至出血。婴儿常伴发口腔鹅口疮。

真菌在自然界中广泛分布，在已经发现的几千种真菌中可对人类致病的不到100种，而感染食管者只占其中极少数。真菌作为条件致病菌常存在于人体皮肤、黏膜。35%~50%正常人及70%住院患者口咽部可培养出白色念珠菌，当机体抵抗力减弱或正常机体微生物丛间的拮抗作用失衡时便乘虚侵犯多系统引起深部真菌感染。食管是较常侵犯的器官，自1956年Amdren报道以来，国内外文献均有不少报道，由于抗生素、激素、免疫抑制药、抗肿瘤药物的广泛应用，以及器官移植和慢性衰竭患者日益增多，同时也由于内镜检查的应用诊断水平的提高，食管真菌感染屡有报道，尤其是艾滋病、食管癌合并真菌性食管炎颇为常见，但本病的发病率尚不明了，因为许多感染而无症状的患者未做内镜检查。有症状的真菌性食管炎发病率在艾滋病、白血病、淋巴瘤（特别是化疗后）以及一些先天性免疫缺陷综合征的患者中是很高的（艾滋病约占50%），而在一般的以胃肠病为主诉的就诊患者中发病率低于5%。在器官移植的患者中有症状的真菌性食管炎发病率相对较低，这可能是由于这些患者进行免疫抑制治疗的同时又采取了有效的措施预防真菌感染，比如念珠菌性食管炎发病率在肾移植患者中为2.2%，心脏移植为0，骨髓移植为10.9%。

二、病因和发病机制

真菌是常存于人体皮肤、黏膜的条件致病菌，是否造成感染与其侵袭力和机体防御力有关。免疫功能低下或缺陷状态、激素或免疫抑制药治疗、长期使用广谱抗生素、慢性衰竭、糖尿病及一些内分泌疾病、肿瘤等均可增加机体对真菌的易感性，致真菌过度生长并侵犯食管等器官引起感染。食管梗阻或运动功能减弱及年老亦可能与真菌性食管炎的发病有关。真菌性食管炎的病原菌以白色念珠菌最为常见，多来自口腔。此病确切发病率尚不明了，Kodsi等发现其内镜检出率为7%。有报道食管癌旁增生上皮中真菌侵犯率高达50%，而真菌性食管炎患者食管发病率（17.3%）较正常人明显增高。

三、临床表现

真菌性食管炎临床表现轻重差别很大，与发病缓急及炎症范围有关。常见症状为吞咽疼痛，吞咽不畅感或吞咽困难以及胸骨后疼痛或烧灼感，多呈慢性经过，也可呈急性发作或亚急性表现。较少见症状有厌食、恶心、呕吐、出血或高热，严重者甚至可出现穿孔或播散性念珠菌病等，病程较长者可出现营养不良。轻者可无任何症状。真菌性食管炎可伴口腔念珠菌病（即鹅口疮，婴儿多见），口腔及咽部见白色或黄色斑片附着，但并不完全一致。

四、并发症

并发症有食管狭窄、真菌团引起梗阻、上消化道出血、食管穿孔、食管-气管瘘、真菌扩散以及继发性细菌感染所致的败血症。

五、辅助检查

真菌性食管炎的诊断常需根据病史、临床症状及辅助检查综合得出。主要诊断措施有以下几个方面：

1. 血常规　常可发现中性粒细胞减少。

2. 血清学试验　测定已感染患者血清凝集滴度，有2/3患者高于1∶160；用放免法和酶联法检测血清中甘露聚糖抗原（念珠菌细胞壁上的多糖）；用琼脂凝胶扩散和反向免疫电泳检测念珠菌抗体；在已感染者血清中抗原及其抗体滴度有1/3迅速升高。

3. X线检查　食管 X 线钡剂造影较常用，可见食管运动紊乱、黏膜弥漫性不规则、毛糙或溃疡，因征象多种多样，无明显特异性，诊断价值相对较低。

4. 内镜　内镜检查是目前唯一具有确诊价值的方法，敏感性和特异性均高。内镜下典型征象为食管黏膜弥漫性充血水肿，表面有散在的白色或黄色厚伪膜附着，不易剥脱，大小及程度不等，其下黏膜糜烂、质脆、易出血。严重者黏膜见大片豆腐渣样污秽斑块、广泛出血、变脆、糜烂溃疡或息肉样增生，完全剥脱则呈光滑、灰色，质脆，偶见真菌性肉芽肿。Kodsi 等把内镜下真菌性食管炎表现分为四级，1 级：少数隆起白斑，直径<2 mm，伴充血，无水肿或溃疡。2 级：多个隆起白斑，直径>2 mm，伴充血，无水肿或溃疡。3 级：融合的线状或结节样隆起斑块，伴充血和溃疡。4 级：3 级表现加黏膜易脆，有时伴管腔狭窄。

内镜下见食管黏膜附着白色斑块还可能是反流性食管炎、疱疹性食管炎、细菌性食管炎或服用硫糖铝等药物所致，需注意鉴别。真菌性食管炎的白斑附着以食管中下段较严重，但较少累及齿状线，此表现不同于反流性或其他原因所致食管炎，但若真菌性食管炎与其他食管病变合并存在时，内镜下表现可能不典型。诊断时还应注意除外与真菌性食管炎合并存在的恶性肿瘤。

5. 病原菌检查　多需在内镜下取材进行。真菌性食管炎确诊需内镜下刷检涂片见有真菌菌丝和芽孢，或活检组织病理学检查见组织有菌丝侵入。刷检阳性率显著高于活检，在溃疡底部取活检，用乌洛脱品银染法查菌丝阳性率较高。内镜检查时进行真菌培养主要用于鉴定致病菌株及药敏试验以指导治疗，培养阳性不能单独作为确诊依据。另外，血清凝集素试验大于1∶160对确定念珠菌是否为侵入性感染有一定诊断价值。

六、诊断与鉴别诊断

主要依靠内镜检查，结合真菌检查。有上述严重的原发病、长期接受抗生素或类固醇激素治疗者及免疫缺陷患者，出现不同程度的吞咽疼痛和吞咽困难等症状，应及早行内镜检查。本病须与下列疾病相鉴别。

1. 食管静脉曲张　本病大多有肝脏病史，查体可见门脉高压体征，如脾大、腹腔积液、腹壁静脉曲张等。无吞咽疼痛，也极少发生吞咽困难。胃镜可见食管黏膜呈灰蓝色串珠状、蚯蚓状或团块状曲张静脉。

2. 食管癌　本病多发于中老年人。临床主要表现有进行性吞咽困难、消瘦、贫血等。通过纤维胃镜检查及病理活检可确诊，可合并真菌性食管炎。

3. 其他类型食管炎　化脓性食管炎；疱疹性食管；食管结核：多数食管结核患者年龄轻，造影所见食管扩张性好，即使有狭窄通过亦较顺利，纤维内镜下食管黏膜本身为炎症浸润和溃疡，活检病理可发现干酪样肉芽肿，抗酸染色可找到抗酸杆菌。

七、治疗

抗真菌药物治疗是真菌性食管炎治疗的核心。目前临床上使用的抗真菌药物主要有氟康唑、酮康唑、制霉菌素、两性霉素 B、伊曲康唑等，国内仍以制霉菌素应用最广。治疗期间应密切注意药物不良反应，特别是肝功损害。氟康唑疗效最好，不良反应较少。还有氟胞嘧啶（5-氟胞嘧啶）和咪唑衍生物如克霉唑也可治疗念珠菌感染。前者脱氨后渗入 RNA，破坏菌体蛋白质合成，肠道吸收，不良反应小。后者使真菌细胞质溶解，抑制其生长。常规治疗，一般持续 10 天，若症状未完全消失可延长，通常治疗后症状可迅速改善，X 线及内镜下改变 1 周左右即可完全恢复，不留后遗症。如有全身性真菌感染，可选用两性霉素 B 静注，其不良反应大，慎用，注意毒性反应。在治疗上应积极设法消除诱因，特别是合理应用抗生素和皮质激素。白色念珠菌以外的其他真菌感染或伴长期发热者应使用或加用两性霉素 B 静脉给药。另外，尽可能去除易感因素、消除诱因也很重要，如纠正营养不良、停用或改用部分药物以减少医源性因素、增强免疫力等，有助于增加疗效、防止感染扩散和复发。

真菌性食管炎后期并发食管狭窄者可试行内镜下扩张治疗，扩张无效或不宜扩张以及狭窄范围广泛者需手术治疗。

八、预防及预后

正规抗真菌治疗常可取得良好效果，但对抗生素治疗原发感染的同时继发之真菌感染，临床颇难处理，治疗效果也常不佳。故应合理地应用抗生素和类固醇激素治疗。因真菌感染所致的食管严重狭窄，外科处理时需慎重考虑。食管真菌的医源性感染在临床上并不罕见，广谱抗生素、H_2 受体拮抗药、质子泵抑制药均可破坏人体正常菌群间的生物平衡，导致真菌的过度增生及上皮感染。类固醇皮质激素以及其他免疫抑制药可引起机体免疫功能低下，导致食管和内脏的真菌感染。此外，硬皮病、贲门失弛缓症、食管癌也可因食管淤滞导致真菌的移生和感染。因此，正确使用抗生素等药物是预防真菌性食管炎最有效的方法。

（尹国庆）

第五节 食管癌

一、概述

我国是世界上食管癌（esophageal cancer）发病率和病死率最高的国家。一般发病率男性明显高于女性。高发年龄为 60~64 岁，而 50~69 岁者占 60%。食管癌的预后极差，5 年生存率为 5%~7%，超过 90% 的诊断病例最终死亡。单独手术 2 年生存率为 25%~30%，5 年生存率仅为 20% 或更低。单独放疗的中位生存时间仅为 6~12 个月，5 年生存率在 10% 左右，局部复发率为 68%~84%。

二、病理分类

食管肿瘤组织学分类：①鳞状细胞癌，包括疣状（鳞）癌、基底细胞样鳞状细胞癌、梭形细胞（鳞）癌。②腺癌。③腺鳞癌。④黏液表皮样癌。⑤腺样囊性癌。⑥小细胞癌。⑦未分化癌。⑧类癌。

⑨平滑肌肉瘤。⑩横纹肌肉瘤。⑪Kaposi 肉瘤。⑫恶性黑色素瘤。

三、临床分期

1. TNM 分期（UICC & AJCC）

T——原发肿瘤

T_x——原发肿瘤不能评估；

T_0——无原发肿瘤证据；

T_{ia}——重度不典型增生 *；

T_a——肿瘤侵犯黏膜固有层、黏膜肌层和黏膜下层；

T_{1a}——肿瘤侵及黏膜固有层或黏膜肌层；

T_{1b}——肿瘤侵及黏膜下层；

T_2——肿瘤侵及固有肌层；

T_3——肿瘤侵犯纤维膜；

T_4——肿瘤侵犯邻近结构；

T_{4a}——肿瘤侵及胸膜、心包和横膈；

T_{4b}——肿瘤侵及其他邻近结构，如主动脉、椎体或气管等。

注：重度不典型增生，包括所有的非侵袭性肿瘤上皮，之前称为原位癌，但原位癌已不再用于胃肠道肿瘤的诊断。

N——区域淋巴结

N_x——区域淋巴结转移不能确定；

N_0——无区域淋巴结转移；

N_1——1~2 个区域淋巴结转移；

N_2——3~6 个区域淋巴结转移；

N_3——7 个或 7 个以上区域淋巴结转移。

注：必须将转移淋巴结数目与清扫淋巴结总数一并记录。

M——远处转移；

M_0——无远处转移；

M_1——有远处转移。

2. 临床分期

0 期	T_{is}	N_0	M_0
Ⅰ A 期	T_1	N_0	M_0
Ⅰ B 期	T_2	N_0	M_0
Ⅱ A 期	T_3	N_0	M_0
Ⅱ B 期	$T_{1\sim2}$	N_1	M_0
Ⅲ A 期	T_{4a}	N_0	M_0
	T_3	N_1	M_0
	$T_{1\sim2}$	N_2	M_0
Ⅲ B 期	T_3	N_2	M_0

ⅢC 期	T_{4a}	N_{1~2}	M₀

$$ⅢC 期 \quad T_{4a} \quad N_{1\sim2} \quad M_0$$
$$T_{4b} \quad 任何 N \quad M_0$$
$$任何 T \quad N_3 \quad M_0$$
$$Ⅳ期 \quad 任何 T \quad 任何 N \quad M_1$$

3. 临床病理分期　我国将食管癌分为 0~Ⅳ期，见表 1-3。

表 1-3　我国食管癌的临床病理分期

分期	病变长度	病变范围	转移情况
早期 0 期	不定	限于黏膜层	无淋巴结转移
Ⅰ期	<3 cm	侵及黏膜下层	无淋巴结转移
中期Ⅱ期	3~5 cm	侵及部分肌层	无淋巴结转移
Ⅲ期	>5 cm	侵及全肌层或有外侵	有局部淋巴结转移
晚期Ⅳ期	>5 cm	有明显外侵	有远处淋巴结或其他转移

四、治疗原则

食管癌确诊时中晚期患者居多，仅 20% 能行根治切除术，其余的 80% 将主要依靠放疗为主的治疗方式，故食管癌仍以手术切除及放射治疗为主。随机临床试验显示术前放化疗（CROSS 研究）和术后放化疗（MAGIC 实验）在很大程度上改善了可切除食管癌患者的生存率。

1. 0 期、Ⅰ期　首选手术切除，可在术后给予免疫治疗，不需要术后辅助化疗。

2. Ⅱ期、Ⅲ期　行手术切除，也可先放疗或化疗，或同时放化疗，再争取手术治疗或术后化疗、放疗，提高切除率和远期疗效。

3. Ⅳ期　患者以化疗和放疗为主，延长生存期和提高生活质量。

食管下段癌有利于手术切除，上段和中段癌对放疗敏感，但放疗对缩窄型和深溃疡型效果不佳。晚期患者给予化疗和放疗，对缩窄型患者可给腔内近距离放疗、腔内激光治疗或试用电化学治疗。介入治疗亦在进行研究。为缓解吞咽困难症状，也可向腔内放支架。

国内报道大组食管癌手术的 5 年生存率为 24.9%~40.6%。术前放疗多认为生存率有一定提高。单纯放射治疗国内资料的 5 年生存率为 8.4%~16.8%。此外，还可进行腔内放疗和腔内激光治疗。放疗加化疗的合并治疗，可提高局部控制率和生存率。

五、综合治疗

1. 化疗与放疗的综合治疗　对增强食管癌局部肿瘤的控制和减少远处转移是有益的。

（1）化疗方案的选择：选择对食管癌有效的和对放射线有增敏作用的化疗药物组成联合化疗方案。

（2）放射治疗的剂量和方法：①根治性放疗，用于病变局限，无转移患者，一般总量给 60 Gy。②姑息性放疗，用于病变较长或已有转移患者，一般总量给 40~50 Gy。③分割放疗，将放射剂量分割为两段时间进行，可与化疗相互结合。④加速分割放疗，每次 2 Gy，1 日照射 2 次（间隔 6~8 小时），短期内给完总量，也可分为两段进行。化疗加放疗比单放疗对食管鳞癌的局部控制和远期疗效为优。

Al-Sarraf M 等采用化疗加放疗与单放疗比较，放化疗组：化疗给予顺铂（DDP）75 mg/m²，第 1 天+5-氟尿嘧啶（5-FU）1 000 mg/m²，每日 1 次，第 1~4 天，3 周重复，用 2 周期；之后给放疗 DT

50 Gy，再给化疗（用药同上）2个周期，治疗62例；单放疗组：放疗DT 64 Gy，治疗62例。结果：中位生存期，放化疗组为14.1个月，单放疗组为9.3个月；5年生存率，放化疗组为27%，单放疗组为0。说明化疗加放疗的生存期明显更长。

2. 同期放化疗 化疗与放疗同期进行时，化疗药在发挥其局部和全身抗癌作用的同时，还对放射线有增敏作用。一般选择具有放射增敏作用的药物，并间歇使用，减轻两者产生相加的不良反应。常见的不良反应和并发症有骨髓抑制、胃肠道反应、放射性食管炎、气管炎、肺炎，食管穿孔、食管气管瘘和出血。唐五一和张哲舫等治疗174例中晚期患者，放疗（R）总量50~70 Gy；化疗方案为平阳霉素（PYM）（B）每次10 mg，肌内注射，每周2次，6周，总量120~160 mg；DDP（P）每次20 mg，静脉滴注，每周2次，6周，总量240~260 mg。放化疗同时进行，随机分为4组：Ⅰ组（R），Ⅱ组（B+R），Ⅲ组（P+R）和Ⅳ组（BP+R），治后吞咽困难症状消失和减轻的有效率分别为56%、68%、89%和93%；客观疗效，食管病变恢复正常和显效的有效率为分别43%、60%、68%和78%；正常+显效+改善的有效率分别为83%、90.5%、90%和98%；无瘤生存率分别为20%、36%、57%和58%；1年生存率分别为38%、57%、71%和65%；局部复发率分别为67%、34%、16%和15%；远处转移率Ⅰ组为16%，Ⅱ、Ⅲ、Ⅳ组为3%。上述结果表明近期疗效，化疗加放疗的三个组均优于单放组，以BP化疗加放疗组的疗效最好；无瘤生存率和1年生存率，Ⅲ、Ⅳ组均高于Ⅰ、Ⅱ组；局部控制率，化放组好于单放组，而以Ⅲ、Ⅳ组更好；远处转移率，化放组也低于单放组。不良反应，Ⅱ、Ⅳ组（含PYM）各有1例合并肺炎。有学者认为DDP加放疗为合理而有效的方案。

Santoro A等采用化疗（5-FU 1 000 mg/m², 静脉滴注，24小时，第1~4天+DDP 100 mg/m²，静脉滴注，第1天，4周重复，用4~5周期），同时分割放疗（30 Gy，第1~19天；20 Gy，第67~78天，总量50 Gy），治疗27例，近期疗效CR 70%，PR 23%，有效率为93%；中位随诊时间为43个月（3.6年），无病生存率为39%，总生存率为47%。Ⅰ期4例均生存，无病生存43个月。有效的25例中，14例在11个月内复发（局部9例，远处转移5例）。有学者认为上段食管癌局限病变（Ⅰ期），支持做化疗加放疗，而避免做食管和喉切除，局部晚期（Ⅲ期）做化疗加放疗，不做手术也有较好疗效，但局部复发率较高。奥山等用PV方案化疗［DDP 50 mg，静脉滴注，第1、15、29天+长春地辛（VDS）2~3 mg，静脉滴注，第1、15、29天，5周重复］同时加放疗（每次2 Gy，每周5次，总量40~50 Gy），治疗晚期复发患者68例，分为4组：单放组（R）31例、单用DDP组（P）18例、放疗加DDP组（R+P）9例、放疗加DDP+VDS组（R+PV）10例。结果各组的有效率分别为0、11.1%、66.7%和100%；1年生存率为16.3%、10.4%、22.3%和51.4%；2年生存率为3.2%、10.4%、11.2%和0。有作者认为放疗加PV化疗的疗效最好。Buarque EJ等用MBF化疗［甲氨喋呤（MTX）25 mg/m²，静脉注射，第1天+博来霉素（BLM）15 mg/m²，静脉注射，每日1次，第2~4天+5-FU 700 mg/m²静脉滴注，每日1次，第2~6天，3周重复，用1~3周期］。同时放疗（原发肿瘤60 Gy，纵隔40 Gy），治疗41例Ⅲ、Ⅳ期患者（无内脏转移），结果CR 16例（39%），PR 18例（44%），有效率为83%，与治疗有关死亡3例，中位生存期全组14个月，CR病例24个月。认为放化疗合并治疗晚期食管癌，MBF为一种有效方案，提高有效率。Miyata Y等同时放化疗治疗局部晚期食管癌50例，化疗：DDP 40 mg/m²，静脉滴注，第1、8天+5-FU 400 mg/m²，连续静脉输注，每日1次，第1~5天，第8~12天，2周重复+放疗（每日2 G，15次，用3周），5周重复，总量60 Gy。结果CR 17例（34%），PR 26例（52%），有效率为86%，1例与治疗相关死亡，中位生存时间为9个月，1年生存率为43%，3年生存率为22%。以上资料表明放化疗比单放疗的疗效好，生存期延长。

3. 先化疗后放疗 此法可增加化疗药物的剂量和强度，提高抗癌作用，并可减轻两者毒性的重叠，使患者易于耐受。周际昌等将患者随机分为两组，放化疗组，先用 PPF 化疗 DDP 50 mg/m²，静脉滴注，正规水化、利尿止吐，第 1、2 天+PYM 6 mg/m²，肌内注射，每周 2 次，用 2 周+5-FU 300 mg/m²，静脉滴注，每周 2 次，用 2 周，3 周为 1 周期，用 2~3 周期，之后给予放疗 DT 65~75 Gy，治疗 32 例；单放疗组，单用放疗 DT 65~75 Gy，治疗 32 例。结果近期疗效、完全缓解率，放化疗组和单放疗组分别为 40.6%和 21.95%，总有效率为 87.5%和 81.35%；1 年生存率，放化疗组为 78.1%（25/32），单放疗组为 28.1%（9/32）；3 年生存率，放化疗组为 28.6%（8/28），单放疗组为 25.0%（7/28）。随诊 3 年，放化疗组 7 例生存，25 例死亡；单放疗组 1 例生存，31 例死亡，说明放化疗组的近期完全缓解率和 1 年生存率均明显优于单放疗组。al-Sarraf M 等报道采用化疗加放疗与单放疗做比较研究。放化疗组，化疗（DDP 75 mg/m²，第 1 天+5-FU 1 000 mg/m²，每日 1 次，第 1~4 天，3 周重复，用 2 周期）→放疗（DT 50 Gy）→化疗（DDP 75 mg/m²，第 1 天+5-FU 1 000 mg/m²，每日 1 次，第 1~4 天，3 周重复，用 2 周期），治疗 61 例（鳞癌占 85%，肿瘤直径 ≥5 cm，占 80%）；单放疗组，放疗（64 Gy），治疗 62 例（鳞癌占 90%，肿瘤直径 ≥5 cm，占 90%）。结果放化疗组中位生存时间为 14.1 个月，单放疗组为 9.3 个月；放化疗组的 5 年生存率为 27%，单放疗组为 0。全身不良反应（恶心、呕吐、肾功能异常和骨髓抑制）放化疗组较多，局部不良反应两组相似。该学者在另一组报道 69 例，用同样放化疗治疗结果，中位生存期为 17.2 个月，3 年生存率为 30%。认为对局部晚期食管癌采用 DDP+5-FU+放疗（50 Gy）方案比标准单放疗方法为好。

4. 术前化疗及术前放化疗 作用在于：①缩小肿瘤大小和范围，改善切除的可能性。②早期治疗微小转移灶。③术前疗效评价为术后治疗效果和治疗选择提供依据。对局部晚期患者，术前给予化疗和放疗，可提高手术切除率，加强局部控制和消灭微小转移灶，以提高生存率。但要缩短化疗用药时间，减少放射剂量（一般总量给 30 Gy 左右），减少手术并发症。

Bidli 等术前放化疗，用 PF 化疗（5-FU 1 000 mg/m²，静脉滴注 24 小时，第 1~4 天，第 29~32 天+DDP 100 mg/m²，静脉滴注，第 1、29 天）同时放疗（每次 2 Gy，每周 5 次，用 2 周，总量 30 Gy），治疗 34 例，其中 Ⅱ 期 15 例，Ⅲ 期 19 例。近期有效率为 79%（27/34），21 例 CR 病例中，6 例病理 CR，Ⅱ 期有效率为 87%（13/15），Ⅲ 期有效率为 74%（14/19）。结果支持对局部晚期食管癌患者做术前化疗加放疗。Griso C 等报道无转移的胸段食管鳞癌 111 例给予术前放化疗同时进行，化疗用 DDP 100 mg/m²，静脉滴注，第 1、29 天+5-FU 1 000 mg/m²，连续静脉输注，每日 1 次，第 1~4 天，第 29~32 天+放疗第 1~21 天，总量 30 Gy。完成治疗 101 例，行手术患者 87 例，切除率为 91%（79/87），根治性切除 48 例。结果全组 2 年生存率为 30%，5 年生存率为 16%，中位生存期为 14 个月。病理有效率为 41%（36/87），病理亚组的 5 年生存率：T_0 35%，T_1 为 40%，T_2 为 24%，T_3 为 10.5%，T_4 为 0。T_0、T_1 和显微镜下有癌残留患者的 2 年和 5 年生存率分别为 49%和 33%，其余病例分别为 28%和 7%（P=0.006），认为此种多手段治疗是可行的，其有效率和生存率均较高。Kang 等报道术前加速分割放疗加化疗，用 PF 化疗（DDP 100 mg/m²，静脉滴注，第 1 天+5-FU 1 000 mg/m²，静脉滴注，24 小时，第 1~5 天/2 周，1 周期，DDP 60 mg/m²，静脉滴注，第 1 天+5-FU 800 mg/m²，静脉滴注，24 小时，第 1~5 天/2 周，1~2 周期）同时放疗（2 Gy，1 天 2 次，每周 5 次，2 周+2Cy 每日 1 次，1 周 5 次，1 周，总量 40~50 Gy），治疗 15 例，5 例用 2 周期化疗加放疗，10 例用 3 周期化疗加放疗。结果有效率为 93%（14/15），中位随诊时间为 18.6 个月（7~29 个月），无病生存率为 47%（7/15）。有学者认为本组局部控制率较好，患者一般可耐受，因后期放疗反应，以后改为 1.7 Gy，每日 2 次。另一项随机实验的长期结果显示，术前放化疗，用依托泊苷和顺铂较单纯手术者显著改善食管鳞癌患者的 OS 和 DFS，5 年生存率分别为 26% 和 17%。Sjoquist KM 等进行的一项 Meta 分析纳入 1 854 例患者，12 项随机试验用于比较术前放化疗和单纯手术的疗效。显示可切除食管腺癌患者可以获益于术前放化疗。在另一项 Ⅱ 期临床随机研究中，对于可切除的食管和食管胃连接处的患者，术前行放疗加顺铂和氟尿嘧啶化疗的方案并不比单纯术前化疗的效果好，术前化疗和术前放化疗的无进展生存期分别为 26 个月和 14 个月（$P = 0.37$），总生存期为 32 个月和 30 个月（$P = 0.83$）。然而 HRR 为 31% 和 8%（$P = 0.01$）和 R1 切除率为 0 和 11%（$P = 0.04$），显示术前放化疗的优越性。然而其远期效果尚需进一步有说服力的随机研究和探讨证实。

5. 术后放化疗　具有标志性的组间实验 SWOG 9008/INT-0116 研究，术后给予放化疗对可切除的胃或食管胃交界处肿瘤患者的生存影响。在这项实验中，556 例患者（20% 患者为食管胃交界处肿瘤）被随机分为术后放化疗组（281 例）和单纯手术组（275 例），结果显示术后放化疗组改善中位 OS 分别为 36 个月和 27 个月（$P = 0.005$），RFS 率为 48% 和 31%，同时也显著降低了局部治疗的失败率（19% 和 29%），由此可将术后放化疗作为未接受术前治疗的完全切除的胃肿瘤患者的标准治疗。而最近的回顾性分析显示术后放化疗也会使出现淋巴结转移的食管胃交界处腺癌患者在没有接受新辅助化疗的前提下，有效切除后的 DFS 有所改善。

六、肿瘤内科治疗

1. 单药化疗　有效的药物有 DDP、BLM、PYM、丝裂霉素（MMC）、5-FU、MTX、VDS、依托泊苷（VP-16）、长春瑞滨（NVB）、卡铂（CBP）、伊立替康（CPT-11）等，有效率 20% 左右，缓解期 2~5 个月。

2. 联合化疗　目前多用联合化疗，其疗效较单一用药好，缓解期有所延长。DDP 引入联合化疗后疗效有一定提高，有效率为 30%~50%。以顺铂为主的联合化疗方案，还有紫杉类加铂类、依立替康加顺铂的联合化疗、非顺铂为主的联合化疗方案、化疗合并生物反应调节剂等。还有报道紫杉醇（PTX）和 NVB 对食管癌也有效。Ajani JA 等用紫杉醇治疗食管鳞癌和腺癌 50 例，227 疗程，紫杉醇 250 mg/m²，静脉滴注 24 小时，21 天为 1 个疗程，结果有效率为 32%，其中腺癌 32 例，有效率为 34%；鳞癌 18 例，有效率为 28%，中位缓解期为 17 周，中位生存期为 13.2 个月。

3. 靶向药物治疗　曲妥珠单抗。Cutsem EV 等进行的前瞻性、多中心的 Ⅲ 期临床实验，对 HER-2 阳性的胃和胃食管交界处腺癌 594 例，随机分为曲妥珠单抗联合顺铂和氟尿嘧啶/卡培他滨方案组和单用化疗组（顺铂和氟尿嘧啶/卡培他滨方案组），3 周为 1 周期，用 6 周期。以后给予曲妥珠单抗单药维持用至疾病进展。结果总有效率分别为 47.3% 和 34.5%，中位无进展生存时间为 6.7 个月和 5.5 个月，中位总生存期为 13.5 个月和 11.1 个月。显示曲妥珠单抗联合化疗用于对 HER-2 阳性的胃和胃食管交界处腺癌可提高有效率和延长生存期。

七、化疗方案

1. PF 方案一　治疗食管癌的标准一线方案。

DDP 100 mg/m² 静脉滴注，第 1 天（正规水化、利尿）；

5-FU 1 000 mg/m² 静脉滴注，每日 1 次，第 1~5 天；

28 天为 1 周期，3~4 周期为 1 个疗程。

疗效：有效率为47%~66%，中位生存时间为7~8个月。

2. PF方案二

DDP 20 mg/m² 静脉滴注，每日1次，第1~5天；

5-FU 1 000 mg/m² 静脉滴注8小时以上或连续滴注120小时，第1~5天；

28天为1周期，3周期为1个疗程。

疗效：MD Anderson肿瘤中心曾给予34例食管鳞癌患者6个周期的PF方案化疗，有效率为66%，中位生存期为28个月。

3. TP两周方案

PTX 90 mg/m² 静脉滴注3小时，第1天；

DDP 50 mg/m² 静脉滴注，第1天（正规水化、利尿）；

14天为1周期，6周期为1个疗程。

疗效：Polee MB等治疗晚期食管、贲门癌51例，可评价疗效51例，结果22例有效（43%），22例稳定（43%），7例进展（14%）。中位缓解期为8个月。

4. TP三周方案

PTX 200 mg/m² 静脉滴注3小时，第1天；

DDP 75~80 mg/m² 静脉滴注，第1天（正规水化、利尿）；

21天为1周期，6周期为1个疗程。

疗效：西班牙胃肠道研究组在治疗局部晚期食管癌29例，结果12例有效（41.4%），11例病情稳定（37.9%），仅6例进展（20.7%）。

5. TCF方案

PTX 175 mg/m² 静脉滴注3小时，第1天；

DDP 20 mg/m² 静脉滴注，每日1次，第1~5天；

5-FU 750 mg/m² 连续静脉输注24小时，每日1次，第1~5天；

28天为1周期，3周期为1个疗程。

疗效：Ilson DH等应用TCF方案治疗初治的，有可测量病灶的晚期或转移性食管癌患者60例，结果有效率为48%，中位缓解期为5.7个月，中位生存期为10.8个月。

6. GP方案

吉西他滨（GEM）800 mg/m² 静脉滴注，第1、8、15天；

DDP 100 mg/m² 静脉滴注，第15天（正规水化、利尿）；

28天为1周期。

疗效：Chansky K等报道由西南肿瘤组（SWOG）设计的GP方案，治疗转移和复发的食管腺癌和鳞癌，结果中位生存时间为7.2个月，3个月生存率为81%，1年生存率为20%。

7. PBF方案

DDP 50 mg/m² 静脉滴注，4周重复（正规水化、利尿）；

BLM 20 mg/m² 静脉滴注，2周重复；

5-FU 330 mg/m² 静脉滴注，每日1次，第1~5天，第15~19天；

21天为1周期，3周期为1个疗程。

疗效：Nakanura等治疗晚期不能手术的食管鳞癌12例，CR 1例、PR 8例，有效率为75%，中数生存时间，有效者为 46.1 周，无效者为 17.9 周。

（何　芳）

第六节　先天性食管狭窄

先天性食管狭窄（CES）系在食管发育过程中，气管、食管隔膜基底部或食管侧嵴过度增生，导致食管腔发生不同程度的狭窄，而食管壁系正常的组织结构。婴幼儿先天性食管狭窄分肌层肥厚型、气管迷人型和蹼型狭窄三型。产前超声、出生后上消化道造影、内镜、活检有助诊断。首选内镜下扩张术治疗，若无效，狭窄段切除是必要的。

一、病因及病理

1. 肌层肥厚型　食管壁的纤维性或肌性肥厚，特别是内环肌层肥厚，其原因是在胚胎食管肌层形成过程中，食管黏膜空泡形成期的中胚叶成分异常增生所致。

2. 气管迷人型　食管壁内含有能分泌黏液的腺体、软骨，系气管和食管分离过程中，食管壁内迷入气管软骨，多发于食管下段。

3. 蹼型狭窄　系胚胎期空泡融合不全残留隔膜所致，多见于食管上、下段。

二、临床表现及诊断

先天性食管狭窄常有出生后进乳呛咳、吸乳缓慢、溢乳等表现，并随年龄增长而渐出现食管梗阻症状。小儿常伴有生长缓慢、发育迟缓。年龄愈小，吸入性肺炎发生率愈高。

本病易与贲门痉挛、先天性食管裂孔疝混淆而造成误诊。先天性食管狭窄时，食管造影及食管镜可见：①肌层肥厚型多位于食管中下段，长度不一，吞钡透视可见狭窄处食管突然变窄，但边缘光滑，呈部分或完全性梗阻。②气管迷人型常处于食管下段或末端，一般距贲门 5 cm 以内，多为单一部位狭窄，其上方食管扩张。③蹼型狭窄可发生于食管上、下端，X 线及食管镜等影像学检查可见明显食管蹼。

不同类型的先天性食管狭窄，其治疗方法各异，且易与贲门痉挛、先天性食管裂孔疝混淆，因此，其诊断与鉴别诊断尤为重要。

与先天性食管狭窄不同的是，婴幼儿贲门痉挛发生呕吐 2~3 次/天或每 2~3 天 1 次，量多而有腐臭味，其 X 线钡剂造影检查可见食管扩张、逆蠕动，造成钡剂通过困难，并且食管下端呈典型"鸟嘴样"狭窄。而食管狭窄的造影显示，狭窄部位钡剂仍可以通过，故在狭窄部与胃之间有造影剂的潴留。先天性短食管和先天性膈肌食管裂孔发育缺陷，有利于先天性食管裂孔疝的形成。其病理学特点是横膈食管裂孔异常松宽，裂孔周围的肌纤维纤薄而软弱，胃不同程度地疝入胸腔，使得贲门位于膈上，有的迷走神经特别松弛。先天性食管裂孔疝 80% 于生后 1 周出现症状，15% 发生在 1 个月内。典型症状为呕吐，呕吐物常有血迹，患儿多无咽下困难，因而吐后仍愿进食。但如吞咽时哭闹，可能有溃疡导致疼痛。其诊断有赖于 X 线钡剂造影检查，吞咽后可在瞬间观察到胃疝入胸腔。食管 pH 连续测定发现食管 pH 明显呈酸性。此类患儿有时合并先天性幽门肥厚、偏头痛及定位呕吐综合征、气管畸形或智力迟滞等。也应注意到先天性食管狭窄常与先天性食管裂孔疝并存，狭窄部位绝大多数发生于食管中下段。

因此，凡婴幼儿生后出现呕吐，尤以进食后明显，并呈进行性加重应考虑到本病，食管造影可做出初步诊断。

三、治疗

确诊后可先做胃造瘘术。经口咽下一根粗丝线，从胃造瘘口将丝线远端提起后，将丝线两端连接在一起，后循此线进行扩张术。开始1~2次/天，1周后改为隔日1次，持续3~4周，再继续用橄榄头形探条扩张数次即可获得良好疗效。

也有人主张手术治疗，经右胸暴露食管，纵行切开食管壁，将造成梗阻的蹼或膜形结构切除，但其疗效不佳。如术中发现造成梗阻的原因为环状软骨结构，可将此段食管切除，然后作食管端端吻合。

不同类型的狭窄可采用不同的治疗方法。肌层肥厚型和气管迷入型视病变长度采用不同术式。狭窄段长度不超过1 cm时，行狭窄处食管纵切横缝法。狭窄段为1~2 cm时，有人主张行狭窄段切除食管端端吻合术，但术后有再狭窄之虞。有学者主张采用类似改良的Hellers术式，即纵行切开狭窄段食管壁肌层，游离狭窄处黏膜下层，将黏膜纵切横缝，缺损处肌层用带蒂大网膜覆盖修补。当狭窄段长于2 cm时，将狭窄段食管切除行食管胃吻合术。此时若狭窄段切除不彻底，术后仍有再狭窄的可能。该研究中有1例术后半年再发呕吐，虽多次行气囊导管扩张术仍不能缓解，再次手术发现吻合口狭窄，施行吻合口处前壁纵切横缝，并切除狭窄处瘢痕环，将胃前壁包埋于缝合处。因此，应充分切除狭窄段食管，并注意吻合技术，以减少术后再狭窄的发生。另外，由于切除了胃食管连接部，术后易发生反流性食管炎，可采用食管胃套入吻合术或附加抗反流性措施，如幽门成形术或胃底折叠术。

蹼型狭窄可在食管镜直视下行扩张术，效果满意，但操作繁琐，存在穿孔危险。采用气囊导管扩张治疗效果较好，其优点是对婴幼儿不需全身麻醉，操作简便，无穿孔危险，且一次性插入，扩张持续缓慢，可反复扩张3~4次，一般扩张2~5次可解除食管梗阻症状。

通常软骨环所致食管狭窄需手术治疗，而Shorter成功使用水囊扩张治疗先天性软骨环所致食管狭窄，并认为在此治疗无效时，可再行手术切除致狭窄之软骨。

Kawahara报告大阪妇儿医学中心81例食管闭锁—气管食管瘘患儿，11例（14%）存在先天性食管狭窄，临床表现为吞咽固体食物困难、进食紧缩感、呃逆、呕吐、呼吸道重复感染、衰竭。病理组织学提示，食管狭窄与纤维肌肉过度增生相关，或是气管支气管残余所致。外科处理包括食管肌切开术、狭窄段切除术，同时加行Nissen/Collis-Nissen胃底折叠术。术后长期观察，除1例疝形成外，其余均较满意。先天性食管狭窄与食管闭锁-气管食管瘘并非较少关联，食管扩张并非通常有效，相当多导致食管瘘；修复食管狭窄同时兼顾抗反流手术，有助于预防术后胃食管反流。

（王 勇）

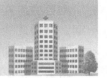

第二章　胃部疾病

第一节　幽门螺杆菌感染

一、概述

　　幽门螺杆菌（H. pylori）是定植于胃黏膜上皮表面的一种微需氧革兰阴性菌。螺杆菌属螺菌科，由活动的螺旋形菌体和数根带鞘鞭毛组成。1982年澳大利亚学者Marshall和Warren首先从人胃黏膜中分离培养出幽门螺杆菌，并证明其与胃、十二指肠疾病，尤其是慢性胃炎和消化性溃疡的发病相关。此后的20多年，全世界范围内大量的研究结果进一步证明了幽门螺杆菌对慢性胃炎和消化性溃疡的致病性，而且这种细菌与胃腺癌和胃黏膜相关淋巴组织淋巴瘤（MALT）发病也密切相关。澳大利亚学者Warren和Marshall因为他们对幽门螺杆菌的发现，并证明该细菌感染会导致胃炎和消化性溃疡。

二、流行病学和自然病史

　　流行病学资料表明，幽门螺杆菌在全球自然人群中的感染率超过50%，但各地差异甚大，发展中国家幽门螺杆菌感染率明显高于发达国家。在不同人群中，儿童幽门螺杆菌的感染率为10%~80%。10岁前，超过50%的儿童被感染。我国不同地区、不同民族的人群胃内幽门螺杆菌检出率在30%~80%。年龄、种族、性别、地理位置和社会经济状况都是影响幽门螺杆菌感染率的因素。其中首要因素为人群之间社会经济状况的差异。基础卫生设施、安全饮用水和基本卫生保健的缺乏以及不良饮食习惯和过于拥挤的居住环境均会增加幽门螺杆菌的感染率。

　　幽门螺杆菌主要通过口-口或粪-口途径传播。污染的胃镜可造成医源性传播。幽门螺杆菌感染者大多无症状。细菌的自发性清除也很少见。所有幽门螺杆菌感染者最终均会发展成胃炎；15%~20%的感染者会发展成消化性溃疡；少于1%的感染者会发展成胃癌，但存在地区差异。在慢性胃炎、胃溃疡和十二指肠溃疡患者，幽门螺杆菌的检出率显著超过对照组的自然人群，分别为50%~70%、70%~80%以及90%。

三、发病机制

　　感染幽门螺杆菌后，机体难以自身清除之，往往造成终身感染。幽门螺杆菌通过其独特的螺旋形带鞭毛的形态结构，以及产生的适应性酶和蛋白，可以在胃腔酸性环境定植和生存。定植后的幽门螺杆菌可产生多种毒素和有毒性作用的酶破坏胃、十二指肠黏膜屏障，它的存在还使机体产生炎症和免疫反应，进一步损伤黏膜屏障，最终导致一系列疾病的形成。需要指出的是虽然人群感染幽门螺杆菌相当普遍，但感染后的结局却大相径庭：所有幽门螺杆菌感染者最终均会发展成胃炎，但仅少部分发展为消化性溃疡，极少数发展为胃癌或 MALT 淋巴瘤。目前认为引起这种临床结局巨大差异的原因包括：①宿主因素如年龄、遗传背景、炎症和免疫反应的个体差异等。②环境因素如亚硝胺、高胃酸分泌、高盐饮食、吸烟和非甾体抗炎药（NSAID）等与幽门螺杆菌感染的协同作用。③幽门螺杆菌本身的因素，包括不同菌株的毒力、感染的不同阶段对感染者出现何种临床表现均有影响。

四、与疾病的相关性

（一）慢性胃炎

幽门螺杆菌感染是慢性胃炎的最常见病因。这一结论基于以下事实：①临床上大多数慢性胃炎患者的胃黏膜可检出幽门螺杆菌。②幽门螺杆菌在胃内的定植与胃炎分布基本一致。③健康志愿者的研究发现服幽门螺杆菌菌液后出现上腹不适和胃黏膜急性炎症过程，动物实验进一步证实灌胃幽门螺杆菌后实验动物出现胃黏膜急性炎症到慢性活动性炎症的动态变化；急性炎症以中性粒细胞浸润为主，慢性炎症以淋巴细胞、浆细胞为主，也见散在的单核细胞和嗜酸性粒细胞，淋巴滤泡常见。④根除幽门螺杆菌可使胃黏膜炎症消退。

幽门螺杆菌感染与胃黏膜活动性炎症密切相关，长期感染所致的炎症免疫反应可使部分患者发生胃黏膜萎缩和肠化。幽门螺杆菌相关慢性胃炎有两种主要类型，全胃炎胃窦为主和全胃炎胃体为主。前者常有高胃酸分泌，发生十二指肠溃疡的危险性增加；后者胃酸分泌常减少，胃溃疡和胃癌发生的危险性增加。宿主、环境和细菌因素的协同作用决定了幽门螺杆菌相关慢性胃炎的类型和胃黏膜萎缩及肠化的发生和发展。

多数幽门螺杆菌相关慢性胃炎患者无任何症状，部分患者可有非特异性的功能性消化不良（FD）症状。临床上对这一部分慢性胃炎伴消化不良症状患者进行幽门螺杆菌根除治疗可使其中部分患者的症状得到改善。我国新的慢性胃炎共识意见已将有胃黏膜萎缩、糜烂或有消化不良症状的幽门螺杆菌相关慢性胃炎作为根除幽门螺杆菌的适应证。

（二）消化性溃疡

确定幽门螺杆菌感染是消化性溃疡的主要病因无疑是消化性溃疡病因学和治疗学上的一场重大革命。幽门螺杆菌感染是消化性溃疡主要病因的依据：①大多数消化性溃疡患者都存在幽门螺杆菌感染，特别在十二指肠溃疡患者中幽门螺杆菌感染率甚至可高达90%以上。②根除幽门螺杆菌可显著降低消化性溃疡的复发率。

在此需要指出非甾体抗炎药（NSAID）相关性溃疡与幽门螺杆菌感染的关系。目前认为 NSAID 的应用与幽门螺杆菌感染是消化性溃疡发生的两个重要的独立危险因素。单纯根除幽门螺杆菌本身不足以预防 NSAID 相关溃疡；初次使用 NSAID 前根除幽门螺杆菌可降低 NSAID 相关溃疡的发生率，但在使用 NSAID 过程中根除幽门螺杆菌不能加速 NSAID 相关溃疡的愈合，能否降低溃疡的发生率也有待进一步研究。

（三）胃癌

胃癌的发生是一个多步骤过程，经典的模式是从慢性胃炎经过胃黏膜萎缩、肠化生和不典型增生，最后到胃癌。幽门螺杆菌主要与肠型胃癌的发生有关。胃癌的发生是幽门螺杆菌感染、宿主因素和环境因素共同作用的结果。现有研究结果表明：①幽门螺杆菌可增加胃癌发生的危险性。②幽门螺杆菌根除后可阻断或延缓萎缩性胃炎和肠化的进一步发展，但是否能使这两种病变逆转尚需进一步研究。③幽门螺杆菌根除后可降低早期胃癌术后的复发率。④目前尚未发现明确与胃癌发生相关的幽门螺杆菌毒力基因。

（四）MALT 淋巴瘤

幽门螺杆菌与 MALT 淋巴瘤发生密切相关，表现在：①幽门螺杆菌感染是 MALT 淋巴瘤发生的重要危险因素。幽门螺杆菌感染后，胃黏膜出现淋巴细胞浸润乃至淋巴滤泡，这种获得性的黏膜相关性淋巴样组织的出现，为淋巴瘤发生提供了活跃的组织学背景。幽门螺杆菌感染对局部炎症系统的持续刺激作用，增加了淋巴细胞恶性转化的可能性。②胃 MALT 淋巴瘤在幽门螺杆菌高发区常见、多发。③根除幽门螺杆菌可以治愈早期的低度恶性的胃 MALT 淋巴瘤。

（五）胃食管反流病（GERD）

幽门螺杆菌与 GERD 的关系仍未明确。临床流行病学资料表明幽门螺杆菌感染与 GERD 的发生存在某些负相关性，但其本质尚不明确，GERD 患者的幽门螺杆菌感染率低于非反流病患者；幽门螺杆菌感染率高的国家和地区 GERD 的发病率低，与之相应的是在某些发展中国家，随着幽门螺杆菌感染率的降低，与之相关的消化性溃疡，甚至胃癌发病率也相应降低，而 GERD 的发病率却上升了。虽然幽门螺杆菌感染与 GERD 的发生存在一定负相关性，但目前的观点倾向于两者之间不存在因果关系；根除幽门螺杆菌与多数 GERD 发生无关，一般也不加重已存在的 GERD。根除幽门螺杆菌不会影响 GERD 患者应用质子泵抑制药（PPI）的治疗效果，对于需长期应用 PPI 维持治疗的幽门螺杆菌阳性 GERD 患者，仍应根除幽门螺杆菌。原因在于长期应用 PPI 可升高胃内 pH，影响幽门螺杆菌在胃内的定植范围，由胃窦向胃体扩散，引起全胃炎，并进一步造成胃腺体的萎缩，导致萎缩性胃炎。

（六）胃肠外疾病

流行病学资料表明，定植于胃黏膜的幽门螺杆菌可能与某些胃肠外疾病的发生发展有关。这些报道多数是基于对相关疾病的人群进行幽门螺杆菌感染情况的分析。从目前为数不多的包括根除治疗效果分析的前瞻性研究结果看，对某些疾病根除幽门螺杆菌能不同程度地缓解症状或改善临床指标。目前报道可能与幽门螺杆菌感染有关的疾病涉及范围很广，比较多数的研究报道集中在粥样硬化相关血管疾病、某些血液系统疾病如缺铁性贫血和特发性血小板减少性紫癜，以及皮肤病如慢性荨麻疹等。但幽门螺杆菌感染在这些疾病发生中的机制和地位尚无定论。欧洲的共识意见倾向于认为幽门螺杆菌感染可能与部分缺铁性贫血及特发性血小板减少性紫癜有关；可能的机制涉及细菌感染所导致的交叉免疫反应、所引发的炎症因子激活与释放等。

五、诊断

（一）诊断方法

幽门螺杆菌感染的诊断方法包括侵入性和非侵入性两类。侵入性方法依赖胃镜活检，包括快速尿素酶试验（RUT）、胃黏膜直接涂片染色镜检、胃黏膜组织切片染色镜检（如 WS 银染、改良 Giemsa 染色、甲苯胺蓝染色、免疫组化染色）、细菌培养、基因检测方法（如聚合酶链反应、寡核苷酸探针杂交等）、免疫快速尿素酶试验。而非侵入性检测方法不依赖内镜检查，包括 $^{13}C-$或$^{14}C-$尿素呼气试验（^{13}C 或 $^{14}C-$urea breath test，UBT）、粪便幽门螺杆菌抗原检测（依检测抗体可分为单抗和多抗两类）、血清和分泌物（唾液、尿液等）抗体检测、基因芯片和蛋白芯片检测等。各种诊断方法均有其应用条件，同时存在各自的局限性，因此，在实际应用时应该根据不同的条件和目的，对上述方法作出适当选择。

幽门螺杆菌感染诊断方法的使用说明：

1. 快速尿素酶试验和^{13}C或^{14}C-尿素呼气试验均属于尿素酶依赖性实验，其主要原理都是利用幽门螺杆菌尿素酶对尿素的分解来检测细菌的存在。前者是通过尿素被分解后试剂的pH变化引起颜色变化来判断细菌的感染状态；后者则通过让受试者口服被^{13}C或^{14}C标记的尿素，标记的尿素被其胃内的幽门螺杆菌尿素酶分解为^{13}C或^{14}C标记的二氧化碳后从肺呼出，检测呼出气体中^{13}C或^{14}C标记的二氧化碳含量即可诊断幽门螺杆菌感染。

2. 近期应用抗生素、质子泵抑制药、铋剂等药物对幽门螺杆菌可有暂时抑制作用，会使除血清抗体检测以外的检查出现假阴性。因此，使用上述药物者应在停药至少2周后进行检查，而进行幽门螺杆菌根除治疗者应在治疗结束至少4周后进行复查。

3. 消化性溃疡出血、胃MALT淋巴瘤、萎缩性胃炎、近期或正在使用PPI或抗生素时，有可能使许多检测方法，包括RUT、细菌培养、组织学以及UBT呈现假阴性，此时推荐血清学试验或通过多种检查方法确认现症感染。

（二）诊断标准

幽门螺杆菌感染诊断标准原则上要求可靠、简单，以便于实施和推广。根据我国2007年发布的对幽门螺杆菌若干问题的共识意见，以下方法检查结果阳性者可诊断幽门螺杆菌现症感染：①胃黏膜组织RUT、组织切片染色、幽门螺杆菌培养3项中任1项阳性。②^{13}C-或^{14}C-UBT阳性。③粪便幽门螺杆菌抗原检测（单克隆法）阳性。④血清幽门螺杆菌抗体检测阳性提示曾经感染（幽门螺杆菌根除后，抗体滴度在5~6个月后降至正常），从未治疗者可视为现症感染。复查首选非侵入性方法，在根除治疗结束至少4周后进行。符合下述3项之一者可判断幽门螺杆菌根除：①^{13}C或^{14}C-UBT阴性。②粪便幽门螺杆菌抗原检测（单克隆法）阴性。③基于胃窦、胃体两个部位取材的RUT均阴性。

六、治疗

（一）治疗的适应证

幽门螺杆菌感染了世界上超过一半的人口，但感染后的结局却大相径庭，仅有少部分发展为消化性溃疡，极少数发展为胃癌或MALT淋巴瘤。考虑到治疗药物的不良反应、滥用抗生素可能引起的细菌耐药以及经济-效益比率，对幽门螺杆菌感染的治疗首先需确定适应证。关于幽门螺杆菌根除治疗的适应证，国内外都有大致相似的共识意见。我国2007年幽门螺杆菌根除适应证的共识意见见表2-1。

表2-1　幽门螺杆菌根除适应证

幽门螺杆菌阳性疾病	必需	支持
消化性溃疡	√	
早期胃癌术后	√	
胃MALT淋巴瘤	√	

幽门螺杆菌阳性疾病	必需	支持
慢性胃炎伴胃黏膜萎缩、糜烂	√	
慢性胃炎伴消化不良症状		√
计划长期使用 NSAID		√
胃癌家族史		√
不明原因缺铁性贫血		√
特发性血小板减少性紫癜（ITP）		√
其他幽门螺杆菌相关性胃病（如淋巴性胃炎、胃增生性息肉、Ménétrier 病）		√
个人要求治疗		√

需要说明的是以下几点：

1. 消化不良患者可伴或不伴有慢性胃炎，根除幽门螺杆菌仅对慢性胃炎伴消化不良症状的部分患者有改善症状的作用；在幽门螺杆菌阳性消化不良的治疗策略中，根除治疗前应对患者说明根除治疗的益处、可能的不良反应及费用，若患者理解及同意，可予根除治疗。

2. 由于幽门螺杆菌感染与 GERD 之间存在某些负相关性，其本质尚未明确，因此，在新的国内外共识中已将 GERD 从根除幽门螺杆菌的适应证中删除。但对于需长期应用 PPI 维持治疗的幽门螺杆菌阳性 GERD 患者，仍应根除幽门螺杆菌，以最大限度预防萎缩性胃炎的发生。

3. 不明原因的缺铁性贫血、特发性血小板减少性紫癜已作为欧洲 Maastricht Ⅲ 共识推荐的幽门螺杆菌根除适应证。随机对照研究证实根除幽门螺杆菌对淋巴细胞性胃炎、胃增生性息肉的治疗有效。多项报道证实根除幽门螺杆菌对 Ménétrier 病的治疗有效。鉴于这些疾病临床上少见，或缺乏其他有效的治疗方法，且根除幽门螺杆菌治疗已显示有效，因此，作为支持根除幽门螺杆菌根除的适应证。

4. 对个人强烈要求治疗者指年龄<45 岁，无报警症状者，支持根除幽门螺杆菌；年龄≥45 岁或有报警症状者则不主张先行根除幽门螺杆菌，建议先行内镜检查。在治疗前需向受治者解释清楚这一处理策略潜在的风险（漏检胃癌、掩盖病情、药物不良反应等）。

（二）常用治疗幽门螺杆菌感染的药物

多种抗生素，抑酸药和铋剂均用于幽门螺杆菌感染的治疗。现将常用的抗幽门螺杆菌药物介绍如下。

1. 抗生素

（1）阿莫西林（Amoxicillin，A）：β-内酰胺类杀菌性抗生素，在酸性环境中较稳定，但抗菌活性明显降低，当胃内 pH 升至 7.0 时杀菌活性明显增强。药物不良反应主要为胃肠道不适如恶心、呕吐和腹泻等，其次为皮疹。幽门螺杆菌对阿莫西林的耐药比较少见。

（2）克拉霉素（Clarithromycin，C）：抑菌性大环内酯类抗生素，在胃酸中较稳定，但抗菌活性也会降低。根除治疗方案中凡加用克拉霉素者可使根除率提高 10% 以上。该药有恶心、腹泻、腹痛或消化不良等不良反应。现发现对本药的原发性耐药约 10%，继发耐药率则可高达 40%。

（3）甲硝唑（Metronidazole，M）：硝基咪唑类药物，在胃酸性环境下可维持高稳定性和高活性。甲硝唑的不良反应有口腔异味、恶心、腹痛、头痛、一过性白细胞降低和神经毒性反应等。随着临床广泛应用，对甲硝唑耐药的幽门螺杆菌株大量出现，我国大部分地区耐药率超过 40%，部分地区已高达 80% 以上。

（4）四环素（Tetracycline，T）：属广谱抗生素，抗幽门螺杆菌效果较好。在补救治疗措施中，四环素是常被选用的抗生素之一。但近年对四环素耐药的幽门螺杆菌株也已经开始出现。

（5）呋喃唑酮（Furazolidone，F）：属硝基呋喃类广谱抗生素，已确认其对幽门螺杆菌有抗菌作用，且不易产生耐药性。长期用药可致末梢神经炎。

（6）其他抗生素：在目前幽门螺杆菌对克拉霉素、甲硝唑等常用抗生素耐药率越来越高的情况下，其他抗生素如大环内酯类抗生素阿奇霉素（Azithromycin）、喹诺酮类抗生素如左氧氟沙星（Levofloxacin，L）、莫西沙星（Moxifloxacin）等也开始用于幽门螺杆菌感染的治疗。

2. 抑酸药 包括组胺 H_2 受体阻滞药（H_2RA）（如雷尼替丁、法莫替丁等）和质子泵抑制药（PPI）（如奥美拉唑、雷贝拉唑等）。H_2 受体阻滞药由于抑酸强度有限，很少用于根除幽门螺杆菌的组方中。质子泵抑制药通过抑制壁细胞胃酸分泌终末步骤的关键酶 H^+-K^+-ATP 酶，发挥强大的抑制胃酸分泌的作用。抑酸药本身并无杀灭幽门螺杆菌的作用，在根除幽门螺杆菌的治疗方案中主要与抗生素合用，以产生协同作用，提高根除率。其作用机制可能为：①提高胃内 pH，增加某些抗生素的抗菌活性。②胃内 pH 提高后影响幽门螺杆菌定植。

3. 铋剂 铋剂（Bismuth，B）如果胶铋、枸橼酸铋钾等，在保护胃黏膜的同时有明显抑制幽门螺杆菌的作用，且不受胃内 pH 影响，不产生耐药性，不会抑制正常肠道菌群，因此常与抗生素合用，根除幽门螺杆菌感染。雷尼替丁枸橼酸铋（RBC）是雷尼替丁与枸橼酸铋在特定条件下反应生成的络合物，兼有铋剂和 H_2 受体拮抗药的生物活性。

（三）常用治疗方案

由于大多数抗生素在胃内低 pH 环境中活性降低和不能穿透黏液层直接杀灭细菌，所以幽门螺杆菌不易根除。迄今尚无单一药物能有效根除幽门螺杆菌，目前幽门螺杆菌的根除推荐以抑酸药和（或）铋剂为基础加上两种抗生素的联合治疗方案。实施幽门螺杆菌根除治疗时，应选择根除率高的治疗方案。一个理想的治疗方案应该满足如下条件：①根除率≥90%。②病变愈合迅速，症状消失快。③患者依从性好。④不产生耐药性。⑤疗程短，治疗简便。⑥价格便宜。实际上，目前任何一个治疗方案都很难同时达到以上标准。目前国内外大部分共识意见的主要观点如下：①所有共识意见均接受三联疗法，即 1 种 PPI+2 种抗生素（通常是克拉霉素+阿莫西林）作为在没有铋剂的情况下的首选方案。②以铋剂为基础的四联疗法具有最高的效价比（若铋剂可得）。③需根据抗生素的耐药性选择不同抗生素。④疗程持续 7~14 天，但仍有争议。

我国 2007 年的共识意见推荐根除幽门螺杆菌的第一线治疗方案：①PPI/RBC（标准剂量）+ C（0.5）+A（1.0）。②PPI/RBC（标准剂量）+C（0.5）/A（1.0）+M（0.4）/F（0.1）。③PPI（标准剂量）+B（标准剂量）+C（0.5）+A（1.0）。④PPI（标准剂量）+B（标准剂量）+C（0.5）+ M（0.4）/F（0.1）。治疗方法和疗程：各方案均为 1 日 2 次，疗程 7 天或 10 天（对于耐药严重的地区，可考虑适当延长至 14 天，但不要超过 14 天）。服药方法：PPI 早晚餐前服用，抗生素餐后服用。需要说明的是：①PPI 三联 7 天疗法仍为首选（PPI+2 种抗生素）。②甲硝唑耐药率≤40%时，首先考虑 PPI+M+C/A。③克拉霉素耐药率≤15%时，首先考虑 PPI+C+A/M。④RB［三联疗法（RBC+两种抗生素）］仍可作为一线治疗方案。⑤为提高幽门螺杆菌根除率，避免继发耐药，也可以将含铋四联疗法作为一线治疗方案。⑥由于幽门螺杆菌对甲硝唑和克拉霉素耐药，呋喃唑酮、四环素和喹诺酮类（如左氧氟沙星和莫西沙星）因耐药率低、疗效相对较高，故也可作为初次治疗方案的选择。⑦在幽门螺杆菌根除治疗前至少2周，不得使用对幽门螺杆菌有抑制作用的药物如PPI、H_2受体阻滞药和铋剂，以免影响疗效。

临床上即便选择最有效的治疗方案也会有10%~20%的失败率。对于治疗失败后的患者再次进行治疗称为补救治疗或者再次治疗。补救治疗方案主要包括PPI+铋剂+2种抗生素的四联疗法，疗程7~14天。补救治疗应视初次治疗的情况而定，尽量避免重复初次治疗时的抗生素。补救治疗中的抗生素建议主要采用M、T、F和L等。较大剂量甲硝唑（0.4g，3次/天）可克服其耐药，四环素耐药率低，两者价格均较便宜，与PPI和铋剂组成的四联疗法被推荐为补救治疗的首选方案。对于甲硝唑和克拉霉素耐药者应用喹诺酮类药如左氧氟沙星或莫西沙星作为补救治疗或再次治疗可取得较好的疗效。国内对喹诺酮类抗生素的应用经验甚少，选用时要注意观察药物的不良反应。

（四）根除失败的主要原因及补救措施

幽门螺杆菌根除治疗失败的原因有多方面：①细菌本身的因素，如产生耐药性、不同菌株的毒力因子不同、不同基因型菌株的混合感染等。②宿主因素，如宿主的年龄、性别、基因型和免疫状态，宿主对治疗的依从性等。③医源性因素，包括不规范根除治疗或没有严格按照根除治疗适应证进行治疗。其中细菌对抗生素产生耐药性是导致根除失败最重要的原因。流行病学资料显示幽门螺杆菌对甲硝唑的耐药非常普遍，在我国已普遍达到40%以上，对克拉霉素的耐药也在逐年增加，目前约为10%，但对阿莫西林耐药尚低。

避免根除治疗失败以及失败后补救的措施：①严格掌握幽门螺杆根除的适应证，选用正规、有效的治疗方案。②联合用药，避免使用单一抗生素。③加强医生对幽门螺杆菌治疗知识的普及与更新。④提高患者依从性。告知患者治疗的重要性，选择不良反应较小的药物治疗，降低治疗费用，均有利于提高患者的依从性。⑤对根除治疗失败的病人，有条件的单位再次治疗前先做药物敏感试验，避免使用幽门螺杆菌已耐药的抗生素。⑥对一线治疗失败者，改用补救疗法时，在甲硝唑耐药高发地区尽量避免使用甲硝唑，应改用其他药物，如呋喃唑酮、四环素等。⑦近年文献报道序贯治疗（PPI+A，5天，接着PPI+C+替硝唑5天，均为1日2次）对初治者及初治失败者有较好疗效，但我国相关资料尚少，需在这方面进行研究。⑧寻找新的不易产生耐药的抗生素及研究幽门螺杆菌疫苗。

七、预防

作为一种慢性细菌感染，目前临床上广为使用的以质子泵抑制药或铋剂与抗生素联用的药物疗法虽然可以达到80%左右的根除率，但存在药物不良反应较多、患者的依从性下降、耐药菌株不断增多以及治疗费用较高等问题。鉴于免疫接种是预防和控制感染性疾病最经济而有效的方法，从20世纪90年代初开始，各国研究人员就开始了对幽门螺杆菌疫苗及其相关免疫机制的研究，目前已经取得了不少令人鼓舞的成果。然而距离找到一种能够有效应用于人体的预防或者治疗幽门螺杆菌感染的疫苗还有很长的路要走。筛选最佳抗原或抗原组合及无毒高效的佐剂，发展无须佐剂的疫苗如活载体疫苗或核酸疫苗，联合不同类型疫苗进行免疫，确定最佳免疫剂量、时间及接种年龄，确定简便有效的免疫途径；疫苗和药物联合使用治疗幽门螺杆菌感染等都还有大量工作需要去做。幽门螺杆菌与宿主之间复杂的相互作用，免疫接种后的保护性反应机制以及所涉及的不同免疫细胞的功能等都还需深入探讨。

（刘　智）

第二节　急性胃炎

一、概述

急性胃炎是由多种不同的病因引起的急性胃黏膜炎症，包括急性单纯性胃炎、急性糜烂出血性胃炎和吞服腐蚀物引起的急性腐蚀性胃炎与胃壁细菌感染所致的急性化脓性胃炎。其中，临床意义最大和发病率最高的是以胃黏膜糜烂、出血为主要表现的急性糜烂出血性胃炎。

二、病因

急性胃炎的病因众多，大致有外源和内源两大类，包括急性应激、化学性损伤（如药物、乙醇、胆汁、胰液）和急性细菌感染等。

1. 外源因素

（1）药物：各种非甾体消炎药（NSAID），包括阿司匹林、吲哚美辛、吡罗昔康和多种含有该类成分复方药物。另外，常见的有糖皮质激素和某些抗生素及氯化钾等，均可导致胃黏膜损伤。

（2）乙醇：主要是大量酗酒致急性胃黏膜胃糜烂甚或出血。

（3）生物性因素：沙门菌、嗜盐菌和葡萄球菌等细菌或其毒素可使胃黏膜充血水肿和糜烂。Hp 感染可引起急、慢性胃炎，致病机制类似，将在慢性胃炎节中叙述。

（4）其他：某些机械性损伤（包括胃内异物或胃柿石等）可损伤胃黏膜。放射疗法可致胃黏膜受损。偶可见因吞服腐蚀性化学物质（强酸或强碱或来苏水及氯化汞、砷、磷等）引起的腐蚀性胃炎。

2. 内源因素

（1）应激因素：多种严重疾病如严重创伤、烧伤或大手术及颅脑病变和重要脏器功能衰竭等可导致胃黏膜缺血缺氧而损伤。通常称为应激性胃炎，如果系脑血管病变、头颅部外伤和脑手术后引起的胃、十二指肠急性溃疡谓之 Cushing 溃疡，而大面积烧灼伤所致溃疡称为 Curling 溃疡。

（2）局部血供缺乏：主要是腹腔动脉栓塞治疗后或少数因动脉硬化致胃动脉的血栓形成或栓塞引起供血不足。另外，还可见于肝硬化门静脉高压并发上消化道出血者。

（3）急性蜂窝织炎或化脓性胃炎：甚少见。

三、病理生理学和病理组织学

1. 病理生理学　胃黏膜防御机制包括黏膜屏障、黏液屏障、黏膜上皮修复、黏膜和黏膜下层丰富的血流、前列腺素和肽类物质（表皮生长因子等）和自由基清除系统。上述结果破坏或保护因素减少，使胃腔中的 H^+ 逆弥散至胃壁，肥大细胞释放组胺，则血管充血甚或出血、黏膜水肿及间质液渗出，同时可刺激壁细胞分泌盐酸、主细胞分泌胃蛋白酶原。若致病因子损及腺颈部细胞，则胃黏膜修复延迟、更新受阻而出现糜烂。

严重创伤、大手术、大面积烧伤、脑血管意外和严重脏器功能衰竭及其休克或者败血症等所致的急性应激的发生机制为，急性应激→皮质-垂体前叶-肾上腺皮质轴活动亢进、交感-副交感神经系统失衡→机体的代偿功能不足→不能维持胃黏膜微循环的正常运行→黏膜缺血、缺氧→黏液和碳酸氢盐分泌减少以及内源性前列腺素合成不足→黏膜屏障破坏和氢离子反弥散→降低黏膜内 pH→进一步损伤血管与黏膜→糜烂和出血。

NSAID 所引起者则为抑制环氧合酶（COX）致使前列腺素产生减少，黏膜缺血缺氧。氯化钾和某些抗生素或抗肿瘤药等则可直接刺激胃黏膜引起浅表损伤。

乙醇可致上皮细胞损伤和破坏，黏膜水肿、糜烂和出血。另外，幽门关闭不全、胃切除（主要是 Billroth Ⅱ 式）术后可引起十二指肠-胃反流，则此时由胆汁和胰液等组成的碱性肠液中的胆盐、溶血卵磷脂、磷脂酶 A 和其他胰酶可破坏胃黏膜屏障，引起急性炎症。

门静脉高压可致胃黏膜毛细血管和小静脉扩张及黏膜水肿，组织学表现为只有轻度或无炎症细胞浸润，可有显性或非显性出血。

2. 病理学改变　急性胃炎主要病理和组织学表现以胃黏膜充血水肿，表面有片状渗出物或黏液覆盖为主。黏膜皱襞上可见局限性或弥漫性陈旧性或新鲜出血与糜烂，糜烂加深可累及胃腺体。

显微镜下则可见黏膜固有层多少不等的中性粒细胞、淋巴细胞、浆细胞和少量嗜酸性细胞浸润，可有水肿。表面的单层柱状上皮细胞和固有腺体细胞出现变性与坏死。重者黏膜下层亦有水肿和充血。

对于腐蚀性胃炎，若系接触了高浓度的腐蚀物质且时间长，则胃黏膜出现凝固性坏死、糜烂和溃疡，重者穿孔或出血甚至腹膜炎。

另外，少见的化脓性胃炎可表现为整个胃壁（主要是黏膜下层）炎性增厚，大量中性粒细胞浸润，黏膜坏死。可有胃壁脓性蜂窝织炎或胃壁脓肿。

四、临床表现　

1. 症状　部分患者可有上腹痛、腹胀、恶心、呕吐和嗳气及食欲缺乏等。如伴胃黏膜糜烂出血，则有呕血和（或）黑粪，大量出血可引起出血性休克。有时上腹胀气明显。细菌感染致者可出现腹泻等。并有疼痛、吞咽困难和呼吸困难（由于喉头水肿）。腐蚀性胃炎可吐出血性黏液，严重者可发生食管或胃穿孔，引起胸膜炎或弥漫性腹膜炎。化脓性胃炎起病常较急，有上腹剧痛、恶心和呕吐、寒战和高热，血压可下降，出现中毒性休克。

2. 体征　上腹部压痛是常见体征，尤其多见于严重疾病引起的急性胃炎出血者。腐蚀性胃炎因口腔黏膜、食管黏膜和胃黏膜都有损害，口腔、咽喉黏膜充血、水肿和糜烂。化脓性胃炎有时体征酷似急腹症。

3. 辅助检查　急性糜烂出血性胃炎的确诊有赖于急诊胃镜检查，一般应在出血后 24~48 小时内进行，可见到以多发性糜烂、浅表溃疡和出血灶为特征的急性胃黏膜病损。黏液湖或者可有新鲜或陈旧血液。一般急性应激所致的胃黏膜病损以胃体、胃底部为主，而 NSAID 或乙醇所致的则以胃窦部为主。注意，X 线钡剂检查并无诊断价值。出血者作呕吐物或大便隐血试验，红细胞计数和血红蛋白测定。感染因素引起者，白细胞计数和分类检查，大便常规和培养。

五、诊断和鉴别诊断　

主要由病史和症状做出拟诊，而经胃镜检查得以确诊。但吞服腐蚀物质者禁忌胃镜检查。有长期服 NSAID、酗酒以及临床重危患者，均应想到急性胃炎可能。对于鉴别诊断，腹痛为主者，应通过反复询问病史而与急性胰腺炎、胆囊炎和急性阑尾炎等急腹症甚至急性心肌梗死相鉴别。

六、治疗

1. 基础治疗　包括给予安静、禁食、补液、解痉、止吐等对症支持治疗。此后给予流质或半流质饮食。

2. 针对病因治疗　包括根除 Hp、去除 NSAID 或乙醇等诱因。

3. 对症处理　表现为反酸、上腹隐痛、烧灼感和嘈杂者，给予 H_2 受体拮抗药或质子泵抑制药。以恶心、呕吐或上腹胀闷为主者可选用甲氧氯普胺、多潘立酮或莫沙必利等促动力药。以痉挛性疼痛为主者，可以莨菪碱等药物进行对症处理。

有胃黏膜糜烂、出血者，可用抑制胃酸分泌的 H_2 受体拮抗药或质子泵抑制药外，还可同时应用胃黏膜保护药如硫糖铝或铝碳酸镁等。对于较大量的出血，则应采取综合措施进行抢救。当并发大量出血时，可以冰水洗胃或在冰水中加去甲肾上腺素（每 200 mL 冰水中加 8 mL），或同管内滴注碳酸氢钠，浓度为 1 000 mmol/L，24 小时滴 1 L，使胃内 pH 保持在 5 以上。凝血酶是有效的局部止血药，并有促进创面愈合的作用，大剂量时止血作用显著。常规的止血药，如卡巴克络、抗血栓溶芳酸和酚磺乙胺等可静脉应用，但效果一般。内镜下止血往往可收到较好效果。

七、并发症的诊断、预防和治疗

急性胃炎的并发症包括穿孔、腹膜炎、水电解质紊乱和酸碱失衡等。为预防之，细菌感染者选用抗生素治疗，因过度呕吐致脱水者及时补充水和电解质，并适时检测血气分析，必要时纠正紊乱。对于穿孔或腹膜炎者，则必要时外科治疗。

八、预后

病因去除后，急性胃炎多在短期内恢复正常。相反，病因长期持续存在，则可转为慢性胃炎。由于绝大多数慢性胃炎的发生与 Hp 感染有关，而 Hp 自发清除少见，故慢性胃炎可持续存在，但多数患者无症状。流行病学研究显示，部分 Hp 相关性胃窦炎（<20%）可发生十二指肠溃疡。

（杨小利）

第三节　慢性胃炎

一、概述

慢性胃炎是由各种病因引起的胃黏膜慢性炎症。根据《中国慢性胃炎共识意见（2017）》，由内镜及病理组织学变化，将慢性胃炎分为非萎缩性（浅表性）胃炎及萎缩性胃炎两大基本类型和一些特殊类型胃炎。

因为幽门螺杆菌（Hp）感染为慢性非萎缩性胃炎的主要病因。大致上说来，慢性非萎缩性胃炎发病率与 Hp 感染情况相平行，慢性非萎缩性胃炎流行情况因不同国家、不同地区 Hp 感染情况而异。一般 Hp 感染率发展中国家高于发达国家，感染率随年龄增加而升高。我国属 Hp 高感染率国家，估计人群中 Hp 感染率为 40%～70%。慢性萎缩性胃炎是原因不明的慢性胃炎，在我国是一种常见病、多发病，在慢性胃炎中占 10%~20%。

二、病因

（一）慢性非萎缩性胃炎的常见病因

1. Hp 感染　Hp 感染是慢性非萎缩性胃炎最主要的病因，二者的关系符合 Koch 提出的确定病原体为感染性疾病病因的 4 项基本要求，即该病原体存在于该病的患者中，病原体的分布与体内病变分布一致，清除病原体后疾病可好转，在动物模型中该病原体可诱发与人相似的疾病。研究表明，80%~95% 的慢性活动性胃炎患者胃黏膜中有 Hp 感染，5%~20% 的 Hp 阴性率反映了慢性胃炎病因的多样性；Hp 相关胃炎者，Hp 胃内分布与炎症分布一致；根除 Hp 可使胃黏膜炎症消退，一般中性粒细胞消退较快，但淋巴细胞、浆细胞消退需要较长时间；志愿者和动物模型中已证实 Hp 感染可引起胃炎。

Hp 有一般生物学特性和致病性，其感染引起的慢性非萎缩性胃炎中胃窦为主全胃炎患者胃酸分泌可增加，十二指肠溃疡发生的危险度较高；而胃体为主全胃炎患者胃溃疡和胃癌发生的危险性增加。

2. 胆汁和其他碱性肠液反流　幽门括约肌功能不全时含胆汁和胰液的十二指肠液反流入胃，可削弱胃黏膜屏障功能，使胃黏膜遭到消化液作用，产生炎症、糜烂、出血和上皮化生等病变。

3. 其他外源因素　酗酒、服用 NSAID 等药物、某些刺激性食物等均可反复损伤胃黏膜。这类因素均可与 Hp 感染协同作用而引起或加重胃黏膜慢性炎症。

（二）慢性萎缩性胃炎的主要病因

1973 年 Strickland 将慢性萎缩性胃炎分为 A、B 两型，A 型是胃体弥漫萎缩，导致胃酸分泌下降，影响维生素 B_{12} 及内因子的吸收，因此，常合并恶性贫血，与自身免疫有关；B 型在胃窦部，少数人可发展成胃癌，与幽门螺杆菌、化学损伤（胆汁反流、非皮质激素消炎药、吸烟、酗酒等）有关，我国 80% 以上的属于第二类。

胃内攻击因子与防御修复因子失衡是慢性萎缩性胃炎发生的根本原因。具体病因与慢性非萎缩性胃炎相似，包括 Hp 感染；长期饮浓茶、烈酒、咖啡，进食过热、过冷、过于粗糙的食物，导致胃黏膜的反复损伤；长期大量服用非甾体消炎药如阿司匹林、吲哚美辛等抑制胃黏膜前列腺素的合成，破坏黏膜屏障；烟草中的尼古丁不仅影响胃黏膜的血液循环，还导致幽门括约肌功能紊乱，造成胆汁反流；各种原因的胆汁反流均可破坏黏膜屏障造成胃黏膜慢性炎症改变。比较特殊的是壁细胞抗原和抗体结合形成免疫复合体在补体参与下，破坏壁细胞；胃黏膜营养因子（如胃泌素、表皮生长因子等）缺乏；心力衰竭、动脉硬化、肝硬化合并门脉高压、糖尿病、甲状腺病、慢性肾上腺皮质功能减退、尿毒症、干燥综合征、胃血流量不足以及精神因素等均可导致胃黏膜萎缩。

三、病理生理学和病理学

（一）病理生理学

1. Hp 感染　Hp 感染途径为粪-口或口-口途径，其外壁靠黏附素而紧贴胃上皮细胞。

Hp 感染的持续存在，致使腺体破坏，最终发展成为萎缩性胃炎。感染 Hp 后，胃炎的严重程度除了与细菌本身有关外，还决定于患者机体情况和外界环境。如带有空泡毒素（VacA）和细胞毒相关基因（CagA）者，胃黏膜损伤明显较重。患者的免疫应答反应强弱、其胃酸的分泌情况、血型、民族和年龄差异等也影响胃黏膜炎症程度。此外，患者饮食情况也有一定作用。

2. 自身免疫机制　研究早已证明，以胃体萎缩为主的 A 型萎缩性胃炎患者血清中，存在壁细胞抗体（PCA）和内因子抗体（IFA）。前者的抗原是壁细胞分泌小管微绒毛膜上的质子泵 H^+-K^+-ATP 酶，它破坏壁细胞而使胃酸分泌减少。而 IFA 则对抗内因子（壁细胞分泌的一种糖蛋白），使食物中的维生素 B_{12} 无法与后者结合被末端回肠吸收，最后引起维生素 B_{12} 吸收不良，甚至导致恶性贫血。IFA 具有特异性，几乎仅见于胃萎缩伴恶性贫血者。

造成胃酸和内因子分泌减少或丧失，恶性贫血是 A 型萎缩性胃炎的终末阶段，是自身免疫性胃炎最严重的标志。当泌酸腺完全萎缩时称为胃萎缩。

另外，Hp 感染者中也存在着自身免疫反应，其血清抗体能与宿主胃黏膜上皮以及黏液起交叉反应，如菌体 Lewis X 和 Lewis Y 抗原。

3. 外源损伤因素破坏胃黏膜屏障　碱性十二指肠液反流等，可减弱胃黏膜屏障功能，致使胃腔内 H^+ 通过损害的屏障，反弥散入胃黏膜内，使炎症不易消散。长期慢性炎症，又加重屏障功能的减退，如此恶性循环使慢性胃炎久治不愈。

4. 生理因素和胃黏膜营养因子缺乏　萎缩性变化和肠化生等皆与衰老相关，而炎症细胞浸润程度与年龄关系不大。这主要是老龄者的退行性变——胃黏膜小血管扭曲，小动脉壁玻璃样变性，管腔狭窄导致黏膜营养不良、分泌功能下降。

新近研究证明，某些胃黏膜营养因子（胃泌素、表皮生长因子等）缺乏或胃黏膜感觉神经终器对这些因子不敏感可引起胃黏膜萎缩。如手术后残胃炎原因之一是 G 细胞数量减少，而引起胃泌素营养作用减弱。

5. 遗传因素　萎缩性胃炎、低酸或无酸、维生素 B_{12} 吸收不良的患病率和 PCA、IFA 的阳性率很高，提示可能有遗传因素的影响。

（二）病理学

慢性胃炎病理变化是由胃黏膜损伤和修复过程所引起。病理组织学的描述包括活动性慢性炎症、萎缩和化生及异型增生等。此外，在慢性炎症过程中，胃黏膜也有反应性增生变化，如胃小凹上皮过形成、黏膜肌增厚、淋巴滤泡形成、纤维组织和腺管增生等。

四、临床表现

流行病学研究表明，多数慢性非萎缩性胃炎患者无任何症状。少数患者可有上腹痛或不适、上腹胀、早饱、嗳气、恶心等非特异性消化不良症状。某些慢性萎缩性胃炎患者可有上腹部灼痛、胀痛、钝痛或胀闷且以餐后为著，食欲缺乏、恶心、嗳气、便秘或腹泻等症状。内镜检查和胃黏膜组织学检查结果与慢性胃炎患者症状的相关分析表明，患者的症状缺乏特异性，且症状之有无及严重程度与内镜所见及组织学分级并无肯定的相关性。

伴有胃黏膜糜烂者，可有少量或大量上消化道出血，长期少量出血可引起缺铁性贫血。胃体萎缩性胃炎可出现恶性贫血，常有全身衰弱、疲软、神情淡漠、隐性黄疸，消化道症状一般较少。

体征多不明显，有时上腹轻压痛，胃体胃炎严重时可有舌炎和贫血。

慢性萎缩性胃炎的临床表现不仅缺乏特异性，而且与病变程度并不完全一致。

五、辅助检查

（一）胃镜及活组织检查

1. 胃镜检查　随着内镜器械的长足发展，内镜观察更加清晰。内镜下慢性非萎缩性胃炎可见红斑（点状、片状、条状），黏膜粗糙不平，出血点（斑），黏膜水肿及渗出等基本表现，尚可见糜烂及胆汁反流。萎缩性胃炎则主要表现为黏膜色泽白，不同程度的皱襞变平或消失。在不过度充气状态下，可透见血管纹，轻度萎缩时见到模糊的血管，重度时看到明显血管分支。内镜下肠化黏膜呈灰白色颗粒状小隆起，重者贴近观察有绒毛状变化。肠化也可以呈平坦或凹陷外观的。如果喷洒亚甲蓝色素，肠化区可能出现被染上蓝色，非肠化黏膜不着色。

胃黏膜血管脆性增加可致黏膜下出血，谓之壁内出血，表现为水肿或充血胃黏膜上见点状、斑状或线状出血，可多发、新鲜和陈旧性出血相混杂。如观察到黑色附着物常提示糜烂等致出血。

值得注意的是，少数 Hp 感染性胃炎可有胃体部皱襞肥厚，甚至宽度达到 5 mm 以上，且在适当充气后皱襞不能展平，用活检钳将黏膜提起时，可见帐篷征，这是和恶性浸润性病变鉴别的要点之一。

2. 病理组织学检查　萎缩的确诊依赖于病理组织学检查。萎缩的肉眼与病理之符合率仅为 38%～78%，这与萎缩或肠化甚至 Hp 的分布都是非均匀的，或者说多灶性萎缩性胃炎的胃黏膜萎缩呈灶状分布有关。当然，只要病理活检发现有萎缩，就可诊断为萎缩性胃炎。但如果未能发现萎缩，却不能轻易排除之。如果不取足够多的标本或者内镜医生并未在病变最重部位（这也需要内镜医生的经验）活检，则很可能遗漏病灶。反之，当在糜烂或溃疡边缘的组织活检时，即使病理发现了萎缩，也不能简单地视为萎缩性胃炎，这是因为活检组织太浅、组织包埋方向不当等因素均可影响萎缩的判断。还有，根除 Hp 可使胃黏膜活动性炎症消退，慢性炎症程度减轻。一些因素可影响结果的判断，如：①活检部位的差异。②Hp 感染时胃黏膜大量炎症细胞浸润，形如萎缩；但根除 Hp 后胃黏膜炎症细胞消退，黏膜萎缩、肠化可望恢复。然而在胃镜活检取材多少问题上，病理学家的要求与内镜医生出现了矛盾。从病理组织学观点来看，5 块或更多则有利于组织学的准确判断；然而，对内镜医生而言，考虑及病家的医疗费用，主张 2~3 块即可。

（二）Hp 检测

活组织病理学检查时可同时检测 Hp，并可在内镜检查时多取 1 块组织做快速尿素酶检查以增加诊断的可靠性。其他检查 Hp 的方法：①胃黏膜直接涂片或组织切片，然后以 Gram 或 Giemsa 或 Warthin-Starry 染色（经典方法），甚至 HE 染色；免疫组化染色则有助于检测球形 Hp。②细菌培养，为金标准；需特殊培养基和微需氧环境，培养时间 3~7 天，阳性率可能不高但特异性高，且可做药物敏感试验。③血清 Hp 抗体测定，多在流行病学调查时用。④尿素呼吸试验，是一种非侵入性诊断法，口服 ^{13}C 或 ^{14}C 标记的尿素后，检测患者呼气中的 CO_2 或 CO_2 量，结果准确。⑤多聚酶联反应法（PCR 法），能特异地检出不同来源标本中的 Hp。

根除 Hp 治疗后，可在胃镜复查时重复上述检查，亦可采用非侵入性检查手段，如 ^{13}C 或 ^{14}C 尿素呼气试验、粪便 Hp 抗原检测及血清学检查。应注意，若近期使用抗生素、质子泵抑制药、铋剂等药物，因其有暂时抑制 Hp 作用，会使上述检查（血清学检查除外）呈假阴性。

（三）X 线钡剂检查

主要是可以很好地显示胃黏膜相的气钡双重造影。对于萎缩性胃炎，常常可见胃皱襞相对平坦和减少。但依靠 X 线诊断慢性胃炎价值不如胃镜和病理组织学。

（四）实验室检查

1. 胃酸分泌功能测定　非萎缩性胃炎胃酸分泌常正常，有时可以增高。萎缩性胃炎病变局限于胃窦时，胃酸可正常或低酸，低酸是泌酸细胞数量减少和 H^+ 向胃壁反弥散所致。测定基础胃液分泌量（BAO）及注射组胺或五肽胃泌素后测定最大泌酸量（MAO）和高峰泌酸量（PAO）以判断胃泌酸功能，有助于萎缩性胃炎的诊断及指导临床治疗。A 型慢性萎缩性胃炎患者多无酸或低酸，B 型慢性萎缩性胃炎患者可正常或低酸，往往在给予酸分泌刺激药后，亦不见胃液和胃酸分泌。

2. 胃蛋白酶原（PG）测定　胃体黏膜萎缩时血清 PG Ⅰ 水平及 PG Ⅰ／Ⅱ 比例下降，严重时可伴餐后血清 G-17 水平升高；胃窦黏膜萎缩时餐后血清 G-17 水平下降，严重时可伴 PGI 水平及 PG Ⅰ／Ⅱ 比例下降。

日本学者发现无症状胃癌患者，本法 85% 阳性，PGI 或比值降低者，推荐进一步胃镜检查，以检出伴有萎缩性胃炎的胃癌。

3. 血清胃泌素测定　如果以放射免疫法检测血清胃泌素，则正常值应 < 100 pg/mL。慢性萎缩性胃炎胃体为主者，因壁细胞分泌胃酸缺乏、反馈性地 G 细胞分泌胃泌素增多，致胃泌素中度升高。特别是当伴有恶性贫血时，该值可达 1 000 pg/mL 或更高。注意此时要与胃泌素瘤相鉴别，后者是高胃酸分泌。慢性萎缩性胃炎以胃窦为主时，空腹血清胃泌素正常或降低。

4. 自身抗体　血清 PCA 和 IFA 阳性对诊断慢性胃体萎缩性胃炎有帮助，尽管血清 IFA 阳性率较低，但胃液中 IFA 的阳性，则十分有助于恶性贫血的诊断。

5. 血清维生素 B_{12} 浓度和维生素 B_{12} 吸收试验　慢性胃体萎缩性胃炎时，维生素 B_{12} 缺乏，常低于 200 ng/L。维生素 B_{12} 吸收试验（Schilling 试验）能检测维生素 B_{12} 在末端回肠吸收情况且可与回盲部疾病和严重肾功能障碍相鉴别。同时服用 ^{58}Co 和 ^{57}Co（加有内因子）标记的氰钴素胶囊。此后收集 24 小时尿液。如两者排出率均大于 10% 则正常；若尿中 ^{58}Co 排出率低于 10%，而 ^{57}Co 的排出率正常则提示恶性贫血；而二者均降低的常常是回盲部疾病或者肾功能衰竭者。

六、诊断和鉴别诊断

（一）诊断

鉴于多数慢性胃炎患者无任何症状，或即使有症状也缺乏特异性，且缺乏特异性体征，因此，根据症状和体征难以作出慢性胃炎的正确诊断。慢性胃炎的确诊主要依赖于内镜检查和胃黏膜活检组织学检查，尤其是后者的诊断价值更大。

按照悉尼胃炎标准要求，完整的诊断应包括病因、部位和形态学 3 方面。例如，诊断为"胃窦为主慢性活动性 Hp 胃炎""NSAID 相关性胃炎"。当胃窦和胃体炎症程度相差 2 级或以上时，加上"为主"作修饰词，如"慢性（活动性）胃炎，胃窦为主"。当然这些诊断结论最好是在病理报告后给出，实际的临床工作中，胃镜医生可根据胃镜下表现给予初步诊断。病理诊断则主要根据新悉尼胃炎系统如下图（图 2-1）。

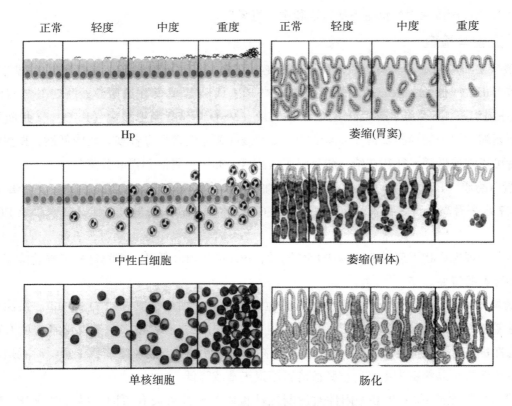

图 2-1　新悉尼胃炎系统直观摸拟评分图

对于自身免疫性胃炎诊断，要予以足够的重视。因为胃体活检者甚少，或者很少开展 PCA 和 IFA 的检测，诊断该病者很少。为此，如果遇到以全身衰弱和贫血为主要表现，而上消化道症状往往不明显者，应做血清胃泌素测定和（或）胃液分析，异常者进一步做维生素 B_{12} 吸收试验，血清维生素 B_{12} 浓度测定可获确诊。注意不能仅仅凭活检组织学诊断本病，特别是标本数少时，这是因为 Hp 感染性胃炎后期，胃窦肠化，Hp 上移，胃体炎症变得显著，可与自身免疫性胃炎表现相重叠，但后者胃窦黏膜的变化很轻微。另外，淋巴细胞性胃炎也可出现类似情况，而其并无泌酸腺萎缩。

A 型、B 型萎缩性胃炎特点如下表 2-2。

表 2-2　A 型和 B 型慢性萎缩性胃炎的鉴别

项目		A 型慢性萎缩性胃炎	B 型慢性萎缩性胃炎
部位	胃窦	正常	萎缩
	胃体	弥漫性萎缩	多灶性
血清胃泌素		明显升高	不定，可以降低或不变
胃酸分泌		降低	降低或正常
自身免疫抗体（内因子抗体和壁细胞抗体）阳性率		90%	10%
恶性贫血发生率		90%	10%
可能的病因		自身免疫，遗传因素	幽门螺杆菌、化学损伤

（二）鉴别诊断

1. 功能性消化不良　一方面慢性胃炎患者可有消化不良的各种症状，另一方面，一部分有消化不良症状者如果胃镜和病理检查无明显阳性发现，可能仅仅为功能性消化不良。当然，少数功能性消化不良患者可同时伴有慢性胃炎。这样，慢性胃炎、消化不良症状、功能性消化不良之间便形成较为错综复杂的关系。但一般说来，消化不良症状的有无和严重程度与慢性胃炎的内镜所见或组织学分级并无明显相关性。

2. 早期胃癌和胃溃疡　几种疾病的症状有重叠或类似，但胃镜及病理检查可鉴别。重要的是，如遇到黏膜糜烂，尤其是隆起性糜烂，要多取活检和及时复查，以排除早期胃癌。这是因为即使是病理组织学诊断，也有一定局限性。主要原因：①胃黏膜组织学变化易受胃镜检查前夜的食物（如某些刺激性食物加重黏膜充血）性质、被检查者近日是否吸烟、胃镜操作者手法的熟练程度、患者恶心反应等诸种因素影响。②活检是点的调查，而慢性胃炎病变程度在整个黏膜面上并非一致，要多点活检才能作出全面估计，判断治疗效果时，尽量在黏膜病变较重的区域或部位活检。如系治疗前后比较，则应在相同或相近部位活检。③病理诊断易受病理医师主观经验的影响。

3. 慢性胆囊炎与胆石症　其与慢性胃炎症状十分相似，同时并存者亦较多。对于中年女性诊断慢性胃炎时，要仔细询问病史，必要时行胆囊 B 超检查，以了解胆囊情况。

4. 其他　慢性肝炎和慢性胰腺疾病等，也可出现与慢性胃炎类似的症状，在详询病史后，行必要的影像学检查和特异的实验室检查。

七、预后

慢性萎缩性胃炎常合并肠上皮化生。慢性萎缩性胃炎绝大多数预后良好，少数可癌变，其癌变率为 1%~3%。目前认为慢性萎缩性胃炎若早期发现，及时积极治疗，病变部位萎缩的腺体是可以恢复的，其可转化为非萎缩性胃炎或被治愈，改变了以往人们对慢性萎缩性胃炎不可逆转的认识。萎缩性胃炎每年的癌变率为 0.5%~1%，那么，胃镜和病理检查的随访间期定位多长才既提高早期胃癌的诊断率，又方便患者且符合医药经济学要求？这也一直是不同地区和不同学者分歧较大的问题。在我国，城市和乡村有不同胃癌发生率和医疗条件差异。如果纯粹从疾病进展和预防角度考虑，一般认为，不伴有肠化和异型增生的萎缩性胃炎可 1~2 年做内镜和病理随访 1 次；活检有中—重度萎缩伴有肠化的萎缩性胃炎 1 年左右随访 1 次。伴有轻度异型增生并剔除取于癌旁者，根据内镜和临床情况缩短至 6~12 个月随访 1 次；而重度异型增生者需立即复查胃镜和病理，必要时手术治疗或内镜下局部治疗。

八、治疗

慢性非萎缩性胃炎的治疗目的是缓解消化不良症状和改善胃黏膜炎症。治疗应尽可能针对病因，遵循个体化原则。消化不良症状的处理与功能性消化不良相同。无症状、Hp 阴性的非萎缩性胃炎无须特殊治疗。

（一）一般治疗

慢性萎缩性胃炎患者，不论其病因如何，均应戒烟、忌酒，避免使用损害胃黏膜的药物如 NSAID 等，以及避免对胃黏膜有刺激性的食物和饮品，如过于酸、甜、咸、辛辣和过热、过冷食物，浓茶、咖啡等，饮食宜规律，少吃油炸、烟熏、腌制食物，不食腐烂变质的食物，多吃新鲜蔬菜和水果，所食食品要新鲜且富于营养，保证有足够的蛋白质、维生素（如维生素 C 和叶酸等）及铁质摄入，精神上乐观，生活要规律。

（二）针对病因或发病机制的治疗

1. 根除 Hp　慢性非萎缩性胃炎的主要症状为消化不良，其症状应归属于功能性消化不良范畴。目前国内外均推荐对 Hp 阳性的功能性消化不良行根除治疗。因此，有消化不良症状的 Hp 阳性慢性非萎缩性胃炎患者均应根除 Hp。另外，如果伴有胃黏膜糜烂，也该根除 Hp。大量研究结果表明，根除 Hp 可使胃黏膜组织学得到改善；对预防消化性溃疡和胃癌等有重要意义；对改善或消除消化不良症状具有费用-疗效比优势。

2. 保护胃黏膜　关于胃黏膜屏障功能的研究由来已久。1964 年美国密歇根大学 Horace Willard Davenport 博士首次提出"胃黏膜具有阻止 H^+ 自胃腔向黏膜内扩散的屏障作用"。1975 年，美国密歇根州 Upjohn 公司的 A. Robert 博士发现前列腺素可明显防止或减轻 NSAID 和应激等对胃黏膜的损伤，其效果呈剂量依赖性。从而提出细胞保护的概念。1996 年加拿大的 Wallace 教授较全面阐述胃黏膜屏障，根据解剖和功能将胃黏膜的防御修复分为五个层次：黏液-HCO_3^- 屏障、单层柱状上皮屏障、胃黏膜血流量、免疫细胞-炎症反应和修复重建因子作用等。至关重要的上皮屏障主要包括胃上皮细胞顶膜能抵御高浓度酸、胃上皮细胞之间紧密连接、胃上皮抗原呈递，免疫系统探及并限制潜在有害物质，并且它们大约每 72 小时完全更新一次。这说明它起着关键作用。

近年来，有关前列腺素和胃黏膜血流量等成为胃黏膜保护领域的研究热点。这与 NSAID 的广泛应用带来的不良反应日益引起学者的重视有关。美国加州大学戴维斯分校的 Tarnawski 教授的研究显示，前列腺素保护胃黏膜抵抗致溃疡及致坏死因素损害的机制不仅是抑制胃酸分泌。当然表皮生长因子（EGF）、成纤维细胞生长因子（bFGF）和血管内皮生长因子（VEGF）及热休克蛋白等都是重要的黏膜保护因子，在抵御黏膜损害中起重要作用。

然而，当机体遇到有害因素强烈攻击时，仅依靠自身的防御修复能力是不够的，强化黏膜防卫能力，促进黏膜的修复是治疗胃黏膜损伤的重要环节之一。具有保护和增强胃黏膜防御功能或者防止胃黏膜屏障受到损害的一类药物统称为胃黏膜保护药。包括铝碳酸镁、硫糖铝、胶体铋剂、地诺前列酮（喜克溃）、替普瑞酮（施维舒）、吉法酯（又名惠加强-G）、谷氨酰胺类（麦滋林-S）、瑞巴派特（膜固思达）等药物。另外，吉法酯能增加胃黏膜更新，提高细胞再生能力，增强胃黏膜对胃酸的抵抗能力，达到保护胃黏膜作用。

3. 抑制胆汁反流　促动力药如多潘立酮可防止或减少胆汁反流；胃黏膜保护药，特别是有结合胆酸作用的铝碳酸镁制剂，可增强胃黏膜屏障、结合胆酸，从而减轻或消除胆汁反流所致的胃黏膜损害。考来烯胺可络合反流至胃内的胆盐，防止胆汁酸破坏胃黏膜屏障，方法为每次 3~4 g，1 日 3~4 次。

（三）对症处理

消化不良症状的治疗由于临床症状与慢性非萎缩性胃炎之间并不存在明确关系，因此症状治疗事实上属于功能性消化不良的经验性治疗。慢性胃炎伴胆汁反流者可应用促动力药（如多潘立酮）和（或）有结合胆酸作用的胃黏膜保护药（如铝碳酸镁制剂）。

1. 有胃黏膜糜烂和（或）以反酸、上腹痛等症状为主者，可根据病情或症状严重程度选用抗酸药、H_2 受体拮抗药或质子泵抑制药（PPI）。

2. 促动力药如多潘立酮、马来酸曲美布汀、莫沙必利、盐酸伊托必利主要用于上腹饱胀、恶心或呕吐等为主要症状者。

3. 胃黏膜保护药如硫糖铝、瑞巴派特、替普瑞酮、吉法酯、依卡倍特适用于有胆汁反流、胃黏膜损害和（或）症状明显者。

4. 抗抑郁药或抗焦虑治疗　可用于有明显精神因素的慢性胃炎伴消化不良症状患者，同时应予耐心解释或心理治疗。

5. 助消化治疗　对于伴有腹胀、食欲缺乏等消化不良症而无明显上述胃灼热、反酸、上腹饥饿痛症状者，可选用含有胃酶、胰酶和肠酶等复合酶制剂治疗。

6. 其他对症治疗　包括解痉止痛、止吐、改善贫血等。

7. 对于贫血，若为缺铁，应补充铁剂。大细胞贫血者根据维生素 B_{12} 或叶酸缺乏分别给予补充。

（四）中成药治疗

可拓宽慢性胃炎的治疗途径。常用的中成药有温胃舒胶囊、阴虚胃痛冲剂、养胃舒胶囊、虚寒胃痛冲剂、三九胃泰、猴菇菌片、胃乃安胶囊、胃康灵胶囊、养胃冲剂、复方胃乐舒口服液。上述药物除具对症治疗作用外，对胃黏膜上皮修复及炎症也可能具有一定作用。

（五）治疗慢性萎缩性胃炎而预防其癌变

诚然，迄今为止尚缺乏公认的、十分有效的逆转萎缩、肠化和异型增生的药物，但是一些饮食方法或药物已经显示具有诱人的前景。

1. 根除 Hp 是否可逆转胃黏膜萎缩和肠化根除 Hp 治疗后萎缩可逆性的临床报告结果很不一致，萎缩可逆和无好转的基本各占一半，主要是萎缩诊断标准、随访时间和间隔长短、活检取材部位和数量不统一所造成的。但是，根除 Hp 后炎症的消除、萎缩甚至肠化的好转却是不争的事实。

2. COX-2 抑制药的化学预防　环氧化酶（COX）是前列腺素（PGs）合成过程中的限速酶，它将花生四烯酸代谢成各种前列腺素产物，后者参与维持机体的各种生理和病理功能。COX 是膜结合蛋白，存在于核膜和微粒体膜。胃上皮壁细胞、肠黏膜细胞、单核/巨噬细胞、平滑肌细胞、血管内皮细胞、滑膜细胞和成纤维细胞可表达 COX-2。COX-2 与炎症及肿瘤的发生、发展有密切关系，并且可作为预防、治疗炎症和肿瘤的靶分子，因而具有重要的临床意义。

3. 生物活性食物成分　除了满足人体必需的营养成分外，同时具有预防疾病、增强体质或延缓衰老等生理功能的食物与膳食成分称为生物活性食物成分。近年来的研究显示饮食中的一些天然食物成分有一定的预防胃癌作用。

（1）叶酸：一种 B 族维生素。主要存在于蔬菜和水果，人体自身不能合成叶酸，必须从膳食获取，若蔬菜和水果摄入不足，极易造成叶酸缺乏，而叶酸缺乏将导致 DNA 甲基化紊乱和 DNA 修复机制减弱，并与人类肿瘤的发生有关。具有较高叶酸水平者发生贲门癌和非贲门胃癌的概率是低叶酸含量人群的 27% 和 33%。Mayne 等在美国进行的一项关于饮食营养素摄入与食管癌及胃癌发病风险的研究中发现，叶酸摄入量最低的人群患食管腺癌、食管鳞癌、贲门癌及胃癌的相对危险度比叶酸摄入量最高的人群分别高出 2.08 倍、1.72 倍、1.37 倍和 1.49 倍。萎缩性胃炎和胃癌发生中不仅有叶酸水平的降低，更有总基因组 DNA 和癌基因低甲基化的发生。动物实验表明叶酸可预防犬胃癌的发生率。叶酸预防慢性萎缩性胃炎癌变的随机对照的临床研究，显示叶酸具有预防胃癌等消化道肿瘤的作用。也有研究者提出在肿瘤发展的不同阶段，叶酸可能具有双重调节作用：在正常上皮组织，叶酸缺乏可使其向肿瘤发展；适当补充叶酸则抑制其转变为肿瘤；而对进展期的肿瘤，补充叶酸则有可能促进其发展。因此，补充叶酸需严格控制其干预剂量及时间，以便提供安全有效的肿瘤预防而不是盲目补充叶酸。

（2）维生素 C：传统的亚硝胺致癌假说和其他的研究结果提示，维生素 C 具有预防胃癌的作用，机制之一可能与纠正由 Hp 引起的高胺环境有关。维生素 C 是一种较好的抗氧化剂，能清除体内的自由基，提高机体的免疫力，对抗多种致癌物质，此外，维生素 C 也具有抗炎和恢复细胞间交通的作用。

有人曾给胃癌高发区居民补充足够的维生素 C，一定时间后发现这些居民体内及尿中致癌物亚硝胺类含量明显降低。胃病患者进行血清学检测和胃液分析，发现萎缩性胃炎和胃癌患者的胃液内维生素 C 水平都普遍低于其他胃病患者，并伴有 pH 和亚硝酸盐水平异常升高。当然，该方面也有一些矛盾之处：对 51 例多病灶萎缩性胃炎患者进行抗 Hp 及大剂量维生素 C（1 g/d）治疗 3 个月后，发现鸟氨酸脱羧酶（ODC）和 COX-2 的表达明显减弱，并抑制了致炎细胞因子（IL-1beta，IL-8，TNF-alpha）的释放，同时增加了表皮生长因子和转化生长因子的产物，明显改善了胃黏膜内外分泌活性。该研究显示维生素 C 不具备抗 Hp 的作用。但胃液维生素 C 预防胃癌的疗效在 Hp 感染时显著降低。如果 Hp 感染患者的维生素 C 浓度降低，则对胃癌细胞的抑制作用消失。值得注意的是，维生素 C 对胃癌的保护作用主要发生在肿瘤形成的起始阶段，这种保护作用在吸烟或酗酒者中无效。

（3）维生素 E：预防胃癌的作用目前仍有争议，且多认为无效。

（4）维生素 A 类衍生物：对胃癌可能有一定预防作用。不同的维生素 A 衍生物对胃癌的影响不同，其最佳剂量与肿瘤抑制的相关性还需进一步实验证明。

（5）茶多酚：富含茶多酚（如表没食子儿茶素没食子酸酯，又简称 EGCG）的绿茶有降低萎缩性胃炎发展为胃癌的危险性。饮茶可以减缓胃黏膜炎症的发生，从而降低慢性胃炎的发病。目前认为茶叶对胃癌的保护作用主要发生在那些大量饮茶者中。在一项国内的报道中，每年饮茶 3 kg 以上者的胃癌发病率呈显著下降趋势。绿茶和红茶中的儿茶素可以诱导胃癌细胞凋亡，而对正常细胞影响较小。其中高分子量成分可以引起 G_2/M 期阻滞，并伴随 P^{21Wafl} 的上调。

（6）大蒜素：可减少 Hp 引起的萎缩性胃炎的胃癌发病率，可能与其影响代谢酶的活性及抑制肿瘤细胞增殖和诱导凋亡有关。研究显示大蒜素具有极强和广泛的杀菌能力，从而阻止 Hp 引起的胃炎，最终降低胃癌的发生。流行病学研究显示种大蒜以及素有吃大蒜习惯的地区和人群，胃癌的发病率较低，并且长期吃生大蒜者胃内亚硝酸盐的含量远低于其他人群。最近研究还发现大蒜的主要成分大蒜素可以抑制胃癌细胞 BGC823 的增殖，诱导其发生分化和凋亡。大蒜素可以在胃癌细胞中激发一系列与细胞凋亡通路相关蛋白质的表达响应，进一步抑制胃癌细胞。

（7）微量元素硒：对胃癌的预防有一定的作用，但过量应用（如 3 200 μg/d，1 年）却有一定的肝、肾毒性。其合适的剂量与疗程，尚待研究。

一般认为，无机硒（亚硒酸钠）毒性大，其吸收前必须先与肠道中的有机配体结合才能被机体吸收利用，而肠道中存在着多种元素与硒竞争有限配体，从而大大影响无机硒的吸收。有机硒以主动运输机制通过肠壁被机体吸收利用，其吸收率高于无机硒；被人体吸收后可迅速地被人体利用，且安全较高。近年，有学者认为纳米硒的生物活性比有机硒、无机硒高且具有更高的安全性。以上问题值得重视和深入研究。

（张丽丽）

第四节　消化性溃疡

 一、概述　　　　　　　　　　　　　　　　　　　　　　　　　　　

消化性溃疡或消化性溃疡病泛指胃肠道黏膜在某种情况下被胃酸/胃蛋白酶消化而造成的溃疡，因溃疡形成与胃酸/胃蛋白酶的消化作用有关而得名。可发生于食管、胃或十二指肠，也可发生于胃-空肠吻合口附近或含有胃黏膜的 Meckel 憩室内。因为胃溃疡（GU）和十二指肠溃疡（DU）最常见，故一般所谓的消化性溃疡，是指 GU 和 DU。溃疡的黏膜缺损超过黏膜肌层，不同于糜烂。幽门螺杆菌感染和非甾体抗炎药摄入，特别是前者，是消化性溃疡最主要的病因。

（一）流行病学

消化性溃疡是全球性常见病。但在不同国家、不同地区，其患病率存在很大差异。西方国家资料显示，自 20 世纪 50 年代以后，消化性溃疡发病率呈下降趋势。本病可发生于任何年龄，但中年最为常见，DU 多见于青壮年，而 GU 多见于中老年，后者发病高峰比前者迟 10～20 年。绝大多数西方国家也以 DU 多见；但日本的调查报告表明，GU 多于 DU。消化性溃疡的发生与季节有一定关系，秋末至春初的发病率远比夏季为高。

（二）病因和发病机制

1. 幽门螺杆菌（Hp）　现已确认幽门螺杆菌为消化性溃疡的重要病因。主要基于两方面的证据：①消化性溃疡患者的幽门螺杆菌检出率显著高于对照组的普通人群。在 DU 的检出率约为 90%，GU 为 70%～80%，而幽门螺杆菌阴性的消化性溃疡患者往往能找到 NSAID 服用史等其他原因。②Hp 不但在消化性溃疡患者中有很高的感染率，在非溃疡性消化不良患者中的感染率亦达 50%～80%。因此，单凭消化性溃疡患者中 Hp 高感染率不足以证明 Hp 是消化性溃疡的主要病因。根除 Hp 治疗后观察溃疡的转归，可能是证明其作用的更有力证据，现已明确，根除 Hp 感染可促进溃疡愈合、降低复发率和并发症。大量临床研究肯定，成功根除幽门螺杆菌后溃疡复发率明显下降，用常规抑酸治疗后愈合的溃疡年复发率为 50%～70%，而根除幽门螺杆菌可使溃疡复发率降至 5% 以下，这就表明去除病因后消化性溃疡可获治愈。

2. 非甾体抗炎药（NSAID）　NSAID 是引起消化性溃疡的另一个常见病因。大量研究资料显示，服用 NSAID 患者发生消化性溃疡及其并发症的危险性显著高于普通人群。长期摄入 NSAID 可诱发消化性溃疡、妨碍溃疡愈合、增加溃疡复发率和出血、穿孔等并发症的发生率。临床研究报道，在长期服用 NSAID 患者中，10%～25% 可发现胃或十二指肠溃疡，1%～4% 发生出血、穿孔等溃疡并发症。NSAID 引起的溃疡以 GU 较 DU 多见。溃疡形成及其并发症发生的危险性除与服用 NSAID 种类、剂量、疗程有关外，尚与高龄、同时服用抗凝血药、糖皮质激素等因素有关。

NSAID 通过削弱黏膜的防御和修复功能而导致消化性溃疡发病，损害作用包括局部作用和系统作用两方面，阿司匹林和绝大多数 NSAID 在酸性胃液中呈非离子状态，可透过黏膜上皮细胞膜弥散入细胞内；细胞内较高的 pH 环境使药物离子化而在细胞内积聚；细胞内高浓度 NSAID 产生毒性作用损伤细胞膜，增加氢离子逆扩散，后者进一步损伤细胞，使更多的药物进入细胞内，从而造成恶性循环。NSAID 的肠溶制剂可在很大程度上克服药物的局部作用；提示局部作用不是其主要的致溃疡机制。系统作用致溃疡机制，主要是通过抑制环氧合酶（COX）起作用。COX 是花生四烯酸合成前列腺素的关键限速酶，COX 有两种异构体，即结构型 COX-1 和诱生型 COX-2。COX-1 在组织细胞中恒量表达，催化生理性前列腺素合成而参与机体生理功能调节；COX-2 主要在病理情况下由炎症刺激诱导产生，促进炎症部位前列腺素的合成。传统的 NSAID 如阿司匹林、吲哚美辛等旨在抑制 COX-2 而减轻炎症反应，但特异性差，同时抑制了 COX-1，导致胃肠黏膜生理性前列腺素 E 合成不足。前列腺素 E 通过增加黏液和碳酸氢盐分泌、促进黏膜血流增加、细胞保护等作用在维持黏膜防御和修复功能中起重要作用。同时服用合成的 PGE_1 类似物米索前列醇可预防 NSAID 引发溃疡是有力的佐证。

目前国人中长期服用 NSAID 的比例不高，因而这一因素在消化性溃疡的病因作用可能远较西方国家为小。NSAID 和幽门螺杆菌是引起消化性溃疡发病的两个独立因素，至于两者是否有协同作用则尚无定论。

3. 胃酸和胃蛋白酶　消化性溃疡的最终形成是胃酸/胃蛋白酶对黏膜自身消化所致。消化性溃疡发生的这一概念在"H. pylori 时代"仍未改变。胃蛋白酶是主细胞分泌的胃蛋白酶原经 H^+ 激活转变而来的，它能降解蛋白质分子，所以对黏膜有侵袭作用。因胃蛋白酶活性具有 pH 依赖性，其生物活性取决于胃液的 pH，在 pH>4 时便失去活性，所以在探讨消化性溃疡发病机制和治疗措施时主要考虑胃酸。无酸情况下罕有溃疡发生，以及抑制胃酸分泌药物能促进溃疡愈合的事实均确证胃酸在溃疡形成过程中的决定性作用，是溃疡形成的直接原因。胃酸的这一损害作用一般只有在正常黏膜防御和修复功能遭受破坏时才能发生。在"H. pylori 时代"提出的"无酸、无 H. pylori，便无溃疡"的观点，也未否定胃酸的作用。

GU 患者基础酸排量（BAO）及 MAO 多属正常或偏低，对此，可能解释为 GU 患者伴多灶萎缩性胃炎，因而胃体壁细胞泌酸功能已受影响，而 DU 患者多为慢性胃窦炎，胃体黏膜未受损或受损轻微因而仍能保持旺盛的泌酸能力。近年来非幽门螺杆菌、非 NSAID（也非胃泌素瘤）相关的消化性溃疡报道有所增加，这类患者病因未明，是否与高酸分泌有关尚有待研究。

DU 患者胃酸分泌增多，主要与以下因素有关：

（1）壁细胞数量增多：正常人胃黏膜内平均大约有 10 亿个壁细胞，而 DU 患者的壁细胞数量平均约 19 亿，比正常人高出约一倍。然而，个体间的壁细胞数量有很大差异，DU 患者与正常人之间有显著的重叠。壁细胞数量的增加可能是遗传因素和（或）胃泌素长期作用的结果。

（2）壁细胞对刺激物质的敏感性增强：DU 患者对食物或五肽胃泌素刺激后的胃酸分泌反应多大于正常人，这可能是患者壁细胞上胃泌素受体的亲和力增加或患者体内对胃泌素刺激胃酸分泌有抑制作用的物质如生长抑素减少所致。

（3）胃酸分泌的正常反馈抑制机制发生缺陷：正常人胃窦部 G 细胞分泌胃泌素的功能受到胃液 pH 的负反馈调节，当胃窦部的 pH 降至 2.5 以下时，G 细胞分泌胃泌素的功能就受到明显的抑制。此外，当食糜进入十二指肠后，胃酸和食糜刺激十二指肠和小肠黏膜释放胰泌素、缩胆囊肽、肠抑胃肽和血管活性肠肽等，这些激素具有抑制胃酸分泌的作用。所以正常情况下，胃酸分泌具有自身调节作用。Hp 感染后通过多种机制影响胃泌素和胃酸分泌的生理调节。

（4）迷走神经张力增高：迷走神经释放乙酰胆碱，后者兼有直接刺激壁细胞分泌盐酸和刺激 G 细胞分泌胃泌素的作用。部分 BAO/PAO 比值增加的十二指肠溃疡患者对假食所致的胃酸分泌几无反应，提示这些患者已处于最大的迷走张力之下。

4. 其他因素

（1）吸烟：吸烟者消化性溃疡发生率比不吸烟者高，且与吸烟量成比例；吸烟影响溃疡的愈合，促进溃疡复发和增加溃疡并发症的发生率。吸烟影响溃疡形成和愈合的确切机制未明，可能与吸烟增加胃酸分泌、减少十二指肠及胰腺碳酸氢盐分泌、影响胃十二指肠协调运动、降低幽门括约肌张力和黏膜损害性氧自由基增加等因素有关。

（2）遗传：遗传因素曾一度被认为是消化性溃疡发病的重要因素，但随着幽门螺杆菌在消化性溃疡发病中的重要作用得到认识，遗传因素的重要性受到挑战。因此，遗传因素的作用有待进一步研究。

（3）胃、十二指肠运动异常：研究发现部分 DU 患者胃排空增快，这可使十二指肠球部对酸的负荷增大；部分 GU 患者有胃排空延迟，这可增加十二指肠液反流入胃，加重胃黏膜屏障损害。但目前认为，胃肠运动障碍不大可能是原发病因，但可加重幽门螺杆菌或 NSAID 对黏膜的损害。

（4）饮食：饮食与消化性溃疡的关系不十分明确。酒、浓茶、咖啡和某些饮料能刺激胃酸分泌，摄入后易产生消化不良症状，但尚无充分证据表明长期应用会增加溃疡发生的危险性。据称，脂肪酸摄入增多与消化性溃疡发病率下降有关，脂肪酸通过增加胃、十二指肠黏膜中前列腺素前体成分而促进前列腺素合成。高盐饮食被认为可增加 GU 发生的危险性，这与高浓度盐损伤胃黏膜有关。

5. 与消化性溃疡相关的疾病　消化性溃疡，特别是 DU 的发病率在一些疾病患者中明显升高（表 2-3），对其机制的研究或许有助于阐明消化性溃疡的发病机制。

表 2-3　几种与消化性溃疡相关的疾病

病名	溃疡发生率（%）	可能机制
慢性肺部疾病	最高达 30	黏膜缺氧、吸烟
肝硬化	8~14	胃酸分泌刺激物不能被肝脏灭活，胃、十二指肠黏膜血流改变
慢性肾衰竭或肾移植	升高	高胃泌素血症，病毒感染

综上所述，消化性溃疡的发生是一种多因素作用的结果，其中幽门螺杆菌感染和服用 NSAID 是已知的主要病因，由于黏膜侵袭因素和防御因素失衡导致溃疡的发生，而胃酸在溃疡形成中起到关键作用。

二、临床表现与诊断

（一）临床表现

本病患者临床表现不一，多数表现为中上腹反复发作性节律性疼痛，少数患者无症状，或以出血、穿孔等并发症的发生作为首发症状。

1. 疼痛

（1）部位：大多数患者以中上腹疼痛为主要症状。少部分患者无疼痛表现，特别是老年人溃疡、维持治疗中复发性溃疡和 NSAID 相关性溃疡。疼痛的机制尚不十分清楚，食物或制酸药能稀释或中和胃酸，呕吐或抽出胃液均可使疼痛缓解，提示疼痛的发生与胃酸有关。DU 的疼痛多位于中上腹部，或在脐上方，或在脐上方偏右处；GU 疼痛多位于中上腹稍偏高处，或在剑突下和剑突下偏左处。胃或十二指肠后壁溃疡，特别是穿透性溃疡可放射至背部。

（2）疼痛程度和性质：多呈隐痛、钝痛、刺痛、灼痛或饥饿样痛，一般较轻而能耐受，偶尔也有疼痛较重者。持续性剧痛提示溃疡穿孔或穿透。

（3）疼痛节律性：溃疡疼痛与饮食之间可有明显的相关性和节律性。十二指肠溃疡疼痛好发于两餐之间，持续不减直至下餐进食或服制酸药物后缓解。一部分 DU 患者，由于夜间的胃酸较多，可发生半夜疼痛。GU 疼痛的发生较不规则，常在餐后 1 小时内发生，经 1~2 小时后逐渐缓解，直至下餐进食后再次出现。

（4）疼痛周期性：反复周期性发作是消化性溃疡的特征之一，尤以 DU 更为突出。上腹疼痛发作可持续几天、几周或更长，继以较长时间的缓解。以秋末至春初较冷的季节更为常见。有些患者经过反复发作进入慢性病程后，可失去疼痛的节律性和周期性特征。

（5）影响因素：疼痛常因精神刺激、过度疲劳、饮食不慎、药物影响、气候变化等因素诱发或加重；可因休息、进食、服制酸药、以手按压疼痛部位、呕吐等方法而使疼痛得到减轻或缓解。

2. **其他症状** 本病除中上腹疼痛外，尚可有唾液分泌增多、胃灼热、反胃、嗳酸、嗳气、恶心、呕吐等其他胃肠道症状。但这些症状均缺乏特异性。部分症状可能与伴随的慢性胃炎有关。病程较长者可因疼痛或其他消化不良症状影响摄食而出现体重减轻；但亦有少数十二指肠球部溃疡患者可因进食使疼痛暂时减轻，频繁进食而致体重增加。

3. **体征** 消化性溃疡缺乏特异性体征。溃疡发作期，中上腹部可有局限性压痛，DU 压痛点常偏右。程度不同，其压痛部位多与溃疡的位置基本相符。有消化道出血者可有贫血和营养不良的体征。部分 GU 患者的体质较瘦弱。

（二）特殊类型的消化性溃疡

1. **胃、十二指肠复合溃疡** 指胃和十二指肠同时发生的溃疡，这两个解剖部位溃疡的病期可以相同，但亦可不同。DU 往往先于 GU 出现，本病约占消化性溃疡的 7%，多见于男性。复合性溃疡幽门梗阻发生率较单独 GU 或 DU 为高。一般认为，GU 如伴随 DU，则其恶性的机会较少，但这只是相对而言。

2. **幽门管溃疡** 幽门管位于胃远端，与十二指肠交界，长约 2 cm。幽门管溃疡与 DU 相似，胃酸分泌一般较高，餐后可立即出现中上腹疼痛，其程度较为剧烈而无节律性，制酸治疗疗效不如 DU。由于幽门管易痉挛和形成瘢痕，易引起梗阻而呕吐，也可出现出血和穿孔等并发症。

3. **十二指肠球后溃疡** DU 大多发生在十二指肠球部，发生在球部远端十二指肠的溃疡称球后溃疡。多发生在十二指肠乳头的近端，约占消化性溃疡的 5%。常为慢性，穿孔时易穿透至浆膜腔进入胰腺及周围脏器。其午夜痛及背部放射痛多见，对药物治疗反应较差，较易并发出血。

4. **巨大溃疡** 指直径大于 2 cm 的溃疡，并非都属于恶性，但应与胃癌相鉴别。疼痛常不典型，可出现呕吐与体重减轻，并发致命性出血。对药物治疗反应较差、愈合时间较慢，易发生慢性穿透或穿孔。病程长的巨大溃疡往往需要外科手术治疗。

5. **老年人消化性溃疡** 近年老年人发生消化性溃疡的报道增多。GU 多见，也可发生 DU。临床表现多不典型，GU 多位于胃体上部甚至胃底部，溃疡常较大，易误诊为胃癌。

6. **无症状性溃疡** 指无明显症状的消化性溃疡者，因其他疾病做胃镜或 X 线钡餐检查时偶然被发现；或以出血、穿孔等并发症为首发症状，甚至于尸体解剖时始被发现。这类消化性溃疡可见于任何年龄，但以老年人尤为多见。NSAID 引起的溃疡近半数无症状。

7. **食管溃疡** 是食管与酸性胃液接触的结果。溃疡常发生于食管下段，多为单发，约为 10% 为多发，大小不一。本病多发生于伴有反流性食管炎和滑动性食管裂孔疝的患者。也可发生于食管胃吻合术或食管空肠吻合术以后，是胆汁和胰腺分泌物反流的结果。主要症状是胸骨下段后方或高位上腹部疼痛，常在进食或饮水后出现，卧位时加重。

8. **难治性溃疡** 难治性溃疡诊断尚无统一标准，通常指经正规治疗无效，仍有腹痛、呕吐和体重减轻等症状的消化性溃疡。因素可能有：①穿透性溃疡，有幽门梗阻等并发。②特殊部位的溃疡，如球后、幽门管溃疡等。③病因未去除（如焦虑、紧张等精神因素）以及饮食不洁、治疗不当等。④引起难治性溃疡的疾病，如胃泌素瘤、甲状腺功能亢进引起胃酸高分泌状态。随着质子泵抑制剂的问世及对消化性溃疡发病机制的不断认识，难治性溃疡已减少。

（三）实验室和特殊检查

1. 胃镜检查　是确诊消化性溃疡首选的检查方法。胃镜检查不仅可对胃、十二黏膜直接观察、摄像，还可在直视下取活组织作病理学检查及幽门螺杆菌检测，因此，胃镜检查对消化性溃疡的诊断及胃良、恶性溃疡鉴别诊断的准确性高于 X 线钡餐检查。例如，在溃疡较小或较浅时钡餐检查有可能漏诊；钡餐检查发现十二指肠球部畸形可有多种解释；活动性上消化道出血是钡餐检查的禁忌证；胃的良、恶性溃疡鉴别必须由活组织检查来确定；另外，胃镜还可以根据内镜表现判断溃疡的分期。

2. X 线钡餐检查　适用于对胃镜检查有禁忌或不愿接受胃镜检查者。溃疡的 X 线征象有直接和间接两种：钡剂填充溃疡的凹陷部分所造成的龛影是诊断溃疡的直接征象，对溃疡有确诊价值。在正面观，龛影呈圆形或椭圆形，边缘整齐。因溃疡纤维组织的收缩，四周黏膜皱襞呈放射状向壁龛集中，直达壁龛边缘。在切面观，壁龛突出胃壁轮廓以外，呈半圆形或长方形，四壁一般光滑完整。胃溃疡的龛影多见于胃小弯。十二指肠溃疡的龛影常见于球部；局部压痛、十二指肠球部激惹和球部畸形、胃大弯侧痉挛性切迹均为间接征象，仅提示可能有溃疡。

3. 幽门螺杆菌检测　检测并治疗幽门螺杆菌感染的明确适应证是经证实的慢性胃炎、胃或十二指肠溃疡以及胃 MALT 淋巴瘤。在早期胃癌切除术后，检测幽门螺杆菌感染以及随后进行治疗也常被推荐。

应当注意，近期应用抗生素、质子泵抑制剂、铋剂等药物，因有暂时抑制幽门螺杆菌的作用，会使上述检查（血清学检查除外）呈假阴性。

4. 胃液分析和血清胃泌素测定　一般仅在疑有胃泌素瘤时作鉴别诊断之用。

（四）诊断和鉴别诊断

慢性病程、周期性发作的节律性上腹疼痛，且上腹痛可为进食或抗酸药所缓解的临床表现是诊断消化性溃疡的重要临床线索。但应注意，一方面，有典型溃疡样上腹痛症状者不一定是消化性溃疡，另一方面，部分消化性溃疡患者症状可不典型甚至无症状，因此，单纯依靠病史难以做出可靠诊断。确诊有赖于胃镜检查。X 线钡餐检查发现龛影亦有确诊价值。

1. 内镜检查　内镜下溃疡可分为三个病期，即 A 期、H 期和 S 期。

2. X 线钡餐检查　①胃溃疡的钡餐造影表现：良性溃疡的直接表现为良性龛影（胃腔轮廓外、边界清楚），龛影口部的黏膜水肿带（黏膜线、项圈征、狭颈征）、无明显中断的黏膜纠集和其他间接征象（痉挛切迹、空腹潴留液、胃排空加快或减慢和溃疡瘢痕收缩所致的胃变形或狭窄）。②胃溃疡恶变的 X 线征象：溃疡周围出现小结节状充盈缺损，指压征或尖角征；龛影周围黏膜皱襞杵状增粗、中断、破坏；治疗中龛影增大，变得不规则；出现溃疡型胃癌的 X 线表现（如半月综合征、指压征）。③十二指肠溃疡的钡餐造影表现：球部的良性龛影，在充盈加压相可见龛影周围的水肿带或见放射状黏膜纠集；由瘢痕收缩、黏膜水肿、痉挛所致的球部变形（三叶草、花瓣状、葫芦状、山字形等）；间接征象（激惹征、钡剂反流征、球部固定压痛，并发出血、穿孔、梗阻或形成瘘管）。

3. 鉴别诊断　胃镜检查如见胃、十二指肠溃疡，应注意与引起胃、十二指肠溃疡的少见特殊病因或以溃疡为主要表现的胃、十二指肠肿瘤鉴别。本病与下列疾病的鉴别要点如下。

（1）胃癌：内镜或 X 线检查见到胃的溃疡，必须进行良性溃疡（胃溃疡）与恶性溃疡（胃癌）的鉴别。Ⅲ型（溃疡型）早期胃癌单凭内镜所见与良性溃疡鉴别有困难，放大内镜和染色内镜对鉴别有帮助，但最终必须依靠直视下取活组织检查进行鉴别。恶性溃疡的内镜特点：①溃疡形状不规则，一般较大。②底凹凸不平、苔污秽。③边缘呈结节状隆起。④周围皱襞中断。⑤胃壁僵硬、蠕动减弱（X线钡餐检查亦可见上述相应的X线征）。活组织检查可以确诊，但必须强调，对于怀疑胃癌而一次活检阴性者，必须在短期内复查胃镜进行再次活检；即使内镜下诊断为良性溃疡且活检阴性，仍有漏诊胃癌的可能，因此，对初诊为胃溃疡者，必须在完成正规治疗的疗程后进行胃镜复查，胃镜复查溃疡缩小或愈合不是鉴别良、恶性溃疡的最终依据，必须重复活检加以证实，尽可能地不把胃癌漏诊。

（2）胃泌素瘤：亦称 Zollinger-Ellison 综合征，是胰腺非 β 细胞瘤分泌大量胃泌素所致。肿瘤往往很小（<1 cm），生长缓慢，半数为恶性。大量胃泌素可刺激壁细胞增生，分泌大量胃酸，使上消化道经常处于高酸环境，导致胃、十二指肠球部和不典型部位（十二指肠降段、横段，甚或空肠近端）发生多发性溃疡。胃泌素瘤与普通消化性溃疡的鉴别要点是该病溃疡发生于不典型部位，具难治性特点，有过高胃酸分泌（BAO 和 MAO 均明显升高，且 BAO/MAO>60%）及高空腹血清胃泌素（>200 pg/mL，常>500 pg/mL）。

（3）功能性消化不良：患者常表现为上腹疼痛、反酸、嗳气、胃灼热、上腹饱胀、恶心、呕吐、食欲减退等，部分患者症状可酷似消化性溃疡，易与消化性溃疡诊断相混淆。内镜检查则示完全正常或仅有轻度胃炎。

（4）慢性胆囊炎和胆石症：对疼痛与进食油腻有关，位于右上腹，并放射至背部，伴发热、黄疸的典型病例不难与消化性溃疡相鉴别。对不典型的患者，鉴别需借助腹部超声或内镜下逆行行胆管造影检查方能确诊。

（五）并发症

1. 上消化道出血　溃疡侵蚀周围血管可引起出血。上消化道出血是消化性溃疡最常见的并发症，也是上消化道大出血最常见的病因（占所有病因的30%~50%）。DU 并发出血的发生率比 GU 高，十二指肠球部后壁溃疡和球后溃疡更易发生出血。有10%~20%的消化性溃疡患者以出血为首发症状，在 NSAID 相关溃疡患者中这一比率更高。出血量的多少与被溃疡侵蚀的血管的大小有关。溃疡出血的临床表现取决于出血的速度和量的多少。消化性溃疡患者在发生出血前常有上腹痛加重的现象，但一旦出血后，上腹疼痛多随之缓解。部分患者，尤其是老年患者，并发出血前可无症状。根据消化性溃疡患者的病史和上消化道出血的临床表现，诊断一般不难确立。但需与急性糜烂性胃炎、食管或胃底静脉曲张破裂出血、食管贲门黏膜撕裂症和胃癌等所致的出血鉴别。对既往无溃疡病史者，临床表现不典型而诊断困难者，应争取在出血24~48小时进行急诊内镜检查。内镜检查的确诊率高，不仅能观察到出血的部位，而且能见到出血的状态。此外，还可在内镜下采用激光、微波、热电极、注射或喷洒止血药物、止血夹钳夹等方法止血。

2. 穿孔　溃疡病灶向深部发展穿透浆膜层则称并发穿孔。溃疡穿孔在临床上可分为急性、亚急性和慢性三种类型，其中以第一种常见。急性穿孔的溃疡常位于十二指肠前壁或胃前壁，发生穿孔后胃肠的内容物漏入腹腔而引起急性腹膜炎。穿孔时胃肠内容物不流入腹腔，称为慢性穿孔，又称为穿透性溃疡。这种穿透性溃疡改变了腹痛规律，变得顽固而持续，疼痛常放射至背部。邻近后壁的穿孔或穿孔较小，只引起局限性腹膜炎时称亚急性穿孔，症状较急性穿孔轻而体征较局限，且易于漏诊。溃疡急性穿孔主要出现急性腹膜炎的表现。临床上突然出现剧烈腹痛，腹痛常起始于中上腹或右上腹，呈持续性，可蔓延到全腹。GU 穿孔，尤其是餐后穿孔，漏入腹腔的内容物量往往比 DU 穿孔者多，所以腹膜炎常较重。消化性溃疡穿孔需与急性阑尾炎、急性胰腺炎、宫外孕破裂、缺血性肠病等急腹症相鉴别。

3. 幽门梗阻　主要是由 DU 或幽门管溃疡引起。溃疡急性发作时可因炎症水肿和幽门部痉挛而引起暂时性梗阻，可随炎症的好转而缓解；慢性梗阻主要由于瘢痕收缩而呈持久性。幽门梗阻引起胃滞留，临床表现主要为餐后上腹饱胀、上腹疼痛加重，伴有恶心、呕吐，大量呕吐后症状可以改善，呕吐物含发酵酸性宿食。严重呕吐可致失水和低氯低钾性碱中毒。久病后可发生营养不良和体重减轻。体检时可见胃型和胃逆蠕动波，清晨空腹时检查胃内有振水声，胃管抽液量>200 mL，即提示有胃滞留。进一步做胃镜或 X 线钡剂检查可确诊。

4. 癌变　少数 GU 可发生癌变，DU 则不发生癌变。GU 癌变发生于溃疡边缘，据报道癌变率在 1% 左右。长期慢性 GU 病史、年龄在 45 岁以上、溃疡顽固不愈者应提高警惕。对可疑癌变者，在胃镜下取多点活检做病理检查；在积极治疗后复查胃镜，直到溃疡完全愈合；必要时定期随访复查。

三、治疗

治疗的目的是消除病因、缓解症状、愈合溃疡、防止复发和防治并发症发生。消化性溃疡在不同患者的病因不尽相同，发病机制亦各异，所以对每一病例应分析其可能涉及的致病因素及病理生理，给予恰当的处理。针对病因的治疗如根除幽门螺杆菌，有可能彻底治愈溃疡病，是近年消化性溃疡治疗的一大进展。

（一）一般治疗

生活要有规律，工作宜劳逸结合，避免过度劳累和精神紧张，如有焦虑不安，应予开导，必要时给予镇静剂。原则上需强调进餐要定时，注意饮食规律，避免辛辣、过咸食物及浓茶、咖啡等饮料，如有烟酒嗜好而确认与溃疡的发病有关者应戒烟、酒。牛乳和豆浆能稀释胃酸于一时，但其所含钙和蛋白质能刺激胃酸分泌，故不宜多饮。服用 NSAID 者尽可能停用，即使未用亦要告诫患者今后慎用。

（二）治疗消化性溃疡的药物及其应用

治疗消化性溃疡的药物可分为抑制胃酸分泌的药物和保护胃黏膜的药物两大类，主要起缓解症状和促进溃疡愈合的作用，常与根除幽门螺杆菌治疗配合使用。现就这些药物的作用机制及临床应用分别简述如下。

1. 抑制胃酸药物　溃疡的愈合特别是 DU 的愈合与抑酸治疗的强度和时间成正比，药物治疗中 24 小时胃内 pH>3 总时间可预测溃疡愈合率。碱性抗酸药物（如氢氧化铝、氢氧化镁和其他复方制剂）具有中和胃酸作用，可迅速缓解疼痛症状，但一般剂量难以促进溃疡愈合，目前已很少单一应用碱性抗酸剂来治疗溃疡，仅作为加强止痛的辅助治疗。常用的抗酸分泌药有 H_2 受体拮抗剂（H_2RAs）和 PPIs 两大类（表 2-4）。壁细胞通过受体（M_1、H_2、胃泌素受体）、第二信使和 H^+-K^+-ATP 酶三个环节分泌胃酸。H^+-K^+-ATP 酶（H^+ 泵、质子泵）位于壁细胞小管膜上，它能将 H^+ 从壁细胞内转运到胃腔中，将 K^+ 从胃腔中转运到壁细胞内进行 H^+-K^+ 交换。胃腔中的 H^+ 与 Cl^- 结合，形成盐酸。抑制 H^+-K^+-ATP 酶，就能抑制胃酸形成的最后环节，发挥治疗作用。PPIs 作用于壁细胞胃酸分泌终末步骤中的关键酶 H^+-K^+-ATP 酶，抑制胃酸分泌作用比 H_2 受体拮抗剂更强，且作用持久。一般疗程为 DU 治疗 4~6 周，GU 治疗 6~8 周，溃疡愈合率用 H_2 受体拮抗剂为 65%~85%，PPIs 为 80%~100%。

质子泵抑制剂（PPIs）作用于壁细胞胃酸分泌终末步骤中的关键酶 H^+-K^+-ATP 酶，使其不可逆失活，因此，抑酸作用比 H_2RAs 更强且作用持久。与 H_2RAs 相比，PPIs 促进溃疡愈合的速度较快、溃疡愈合率较高，特别适用于难治性溃疡或 NSAID 溃疡患者不能停用 NSAID 时的治疗。对根除幽门螺杆菌治疗，PPIs 与抗生素的协同作用较 H_2RAs 好，因此是根除幽门螺杆菌治疗方案中最常用的基础药物。使用推荐剂量的各种 PPIs，对消化性溃疡的疗效相仿，不良反应较少，不良反应率为 1.1%~2.8%。主要有头痛、头昏、口干、恶心、腹胀、失眠。偶有皮疹、外周神经炎、血清氨基转移酶或胆红素增高等。长期持续抑制胃酸分泌，可致胃内细菌滋长。早期研究曾发现，长期应用奥美拉唑可使大鼠产生高胃泌素血症，并引起胃肠嗜铬样细胞增生或类癌。现认为这是种属特异现象，也可见于 H_2 受体阻断剂等基础胃酸抑制后。在临床应用 6 年以上的患者，血清胃泌素升高 1.5 倍，但未见壁细胞密度增加。

研究表明，PPIs 常规剂量（奥美拉唑 20 mg/d、兰索拉唑 30 mg/d、泮托拉唑 40 mg/d，雷贝拉唑 20 mg/d）治疗 DU 和 GU 均能取得满意的效果，明显优于 H_2 受体拮抗剂，且 5 种 PPI 的疗效相当。对于 DU，疗程一般为 2~4 周，2 周愈合率平均为 70% 左右，4 周愈合率平均为 90% 左右；对于 GU，疗程一般为 4~8 周，4 周愈合率平均为 70% 左右，8 周愈合率平均为 90% 左右。其中雷贝拉唑在减轻消化性溃疡疼痛方面优于奥美拉唑且耐受性好。雷贝拉唑在第 4 周对 DU 和第 8 周对 GU 的治愈率与奥美拉唑相同，但雷贝拉唑对 24 小时胃内 pH>3 的时间明显长于奥美拉唑 20 mg/d 治疗的患者，能够更快、更明显地改善症状，6 周时疼痛频率和夜间疼痛完全缓解更持久且有很好的耐受性。埃索美拉唑是奥美拉唑的 S-异构体，相对于奥美拉唑，具有更高的生物利用度，给药后吸收迅速，1~2 小时即可达血药峰值，5 天胃内 pH>4 的平均时间为 14 小时，较奥美拉唑、兰索拉唑、泮托拉唑、雷贝拉唑明显增加。且持续抑酸作用时间更长，因此能够快速、持久缓解症状。研究表明，与奥美拉唑相比，埃索美拉唑治疗 DU 4 周的愈合率相当，但在缓解胃肠道症状方面（如上腹痛、反酸、胃灼热感）明显优于奥美拉唑。最新上市的艾普拉唑与其他 5 种 PPIs 相比在结构上新添了一个吡咯环，吸电子能力强，与酶结合容易。相对于前 5 种 PPIs，艾普拉唑经 CYP3A4 代谢而不是经 CYP2C19 代谢，因此完全避免了 CYP2C19 基因多态性对其疗效的影响。PPIs 可抑制胃酸分泌，提高胃内 pH 值，有助于上消化道出血的预防和治疗。奥美拉唑可广泛用于胃、十二指肠病变所致的上消化道出血，泮托拉唑静脉滴注也常用于急性上消化道出血。消化性溃疡合并出血时，迅速有效地提高胃内 pH 值是治疗成功的关键。血小板在低 pH 值时不能聚集，血凝块可被胃蛋白酶溶解，其他凝血机制在低 pH 值时也受损，而 pH 值为 7.0 时胃蛋白酶不能溶解血凝块，故胃内 pH 值 7.0 时最佳。另外，静脉内使用 PPI 可使胃内 pH 值达到 6.0 以上，能有效改善上消化道出血的预后，并使再出血率、输血需要量和紧急手术率下降，质子泵抑制剂可以降低消化性溃疡再出血的风险，并可减少接受手术治疗的概率，但对于总死亡率的降低并无多少意义。消化性溃疡合并出血时静脉注射 PPIs 制剂的选择：推荐大剂量 PPIs 治疗，如埃索美拉唑 80 mg 静脉推注后，以 8 mg/h 速度持续输注 72 小时，适用于大量出血患者；常规剂量 PPIs 治疗，如埃索美拉唑 40 mg 静脉输注，每 12 小时 1 次，实用性强，适于基层医院开展。

目前国内上市的 PPIs 有奥美拉唑、兰索拉唑、泮托拉唑、雷贝拉唑、埃索美拉唑，以及最近上市的艾普拉唑。第一代 PPIs（奥美拉唑、泮托拉唑和兰索拉唑）依赖肝细胞色素 P450 同工酶（CYP2C19 和 CYP3A4）进行代谢和清除，因此，与其他经该同工酶进行代谢和清除的药物有明显的相互作用。由于 CYP2C19 的基因多态性，导致该同工酶的活性及第一代 PPIs 的代谢表型发生了变异，使不同个体间的 CYP2C19 表现型存在着强代谢型（EM）和弱代谢型（PM）之分。另外，抑酸的不稳定性、发挥作用需要浓聚和酶的活性、半衰期短等局限性影响了临床的应用；影响疗效因素多（如易受进餐和给药时间、给药途径的影响）；起效慢、治愈率和缓解率不稳定，甚至一些患者出现奥美拉唑耐药或失败；不能克服夜间酸突破等，由此可见，第一代 PPIs 的药效发挥受代谢影响极大，使疗效存在显著的个体差异。第二代 PPIs（雷贝拉唑、埃索美拉唑、艾普拉唑）则有共同的优点，起效更快，抑酸效果更好，能 24 小时持续抑酸，个体差异少，与其他药物相互作用少。新一代 PPIs 的进步首先是药效更强，这和化学结构改变有关，如埃索美拉唑是奥美拉唑中作用强的 S-异构体，把药效差的 L-异构体剔除后，其抑酸作用大大增强。而艾普拉唑结构上新添的吡咯环吸电子能力强，与酶结合容易，艾普拉唑对质子泵的抑制活性是奥美拉唑的 16 倍，雷贝拉唑的 2 倍；其次，新一代 PPI 有药代动力学方面优势，如雷贝拉唑的解离常数（pKa）值较高，因此在壁细胞中能更快聚积，更快和更好地发挥作用。再次，新一代 PPIs 较少依赖肝 P450 酶系列中的 CYP2C19 酶代谢。另外，第二代 PPIs 半衰期相对较长，因此保持有效血药浓度时间较长，抑酸作用更持久，尤其是新上市的艾普拉唑，半衰期为 3.0~4.0 小时，为所有 PPIs 中最长的，因而作用也最持久（表 2-4）。

表 2-4　常用抗酸分泌药物（剂量 mg）

药物	每次剂量	治疗溃疡标准剂量	根除 Hp 标准剂量
PPIs			
奥美拉唑	20	20 每日一次	20 每日两次
兰索拉唑	30	30 每日一次	30 每日两次
泮托拉唑	40	40 每日一次	40 每日两次
雷贝拉唑	10	10 每日一次	10 每日两次
埃索美拉唑	20	20 每日一次	20 每日两次
H₂RAs			
西咪替丁	400 或 800	400 每日两次或 800 每晚一次	
雷尼替丁	150	150 每日两次或 300 每晚一次	
法莫替丁	20	20 每日两次或 40 每晚一次	

2. 保护胃黏膜药物　替普瑞酮、铝碳酸镁、硫糖铝、胶体枸橼酸铋、马来酸伊索拉定（盖世龙）、蒙托石、L-谷氨酰胺呱仑酸钠颗粒（麦滋林）、谷氨酰胺胶囊等均有不同程度制酸、促进溃疡愈合作用。

（三）根除幽门螺杆菌治疗

对幽门螺杆菌感染引起的消化性溃疡，根除幽门螺杆菌不但可促进溃疡愈合，而且可以预防溃疡复发，从而彻底治愈溃疡。因此，凡有幽门螺杆菌感染的消化性溃疡，无论初发或复发、活动或静止、有无并发症，均应予以根除幽门螺杆菌治疗。

在根除幽门螺杆菌疗程结束后，继续给予一个常规疗程的抗溃疡治疗，如 DU 患者予 PPIs 常规剂量、每日 1 次、总疗程 2~4 周，GU 患者 PPIs 常规剂量、每日 1 次、总疗程 4~6 周，是最理想的。这在有并发症或溃疡面积大的患者尤为必要，但对无并发症且根除治疗结束时症状已得到完全缓解者，也可考虑停药。

（四）NSAID 溃疡的治疗、复发预防及初始预防

对服用 NSAID 后出现的溃疡，如情况允许应立即停用 NSAID，如病情不允许可换用对黏膜损伤少的 NSAID 如特异性 COX-2 抑制剂（如塞来昔布）。对停用 NSAID 者，可予常规剂量常规疗程的 H₂-RA 或 PPIs 治疗；对不能停用 NSAID 者，应选用 PPIs 治疗运载能力（H₂RA 疗效差）。因幽门螺杆菌和 NSAID 是引起溃疡的两个独立因素，故应同时检测幽门螺杆菌，如有幽门螺杆菌感染应同时根除幽门螺杆菌。溃疡愈合后，如不能停用 NSAID，无论幽门螺杆菌阳性还是阴性都必须继续 PPIs 或米索前列醇长程维持治疗以预防溃疡复发。对初始使用 NSAID 的患者是否应常规给药预防溃疡的发生仍有

争论。已明确的是，对于发生 NSAID 溃疡并发症的高危患者，如既往有溃疡病史、高龄、同时应用抗凝血药（包括低剂量的阿司匹林）或糖皮质激素者，应常规给予抗溃疡药物预防，目前认为 PPIs 或米索前列醇预防效果较好。

（五）难治性溃疡的治疗

首先须做临床和内镜评估，证实溃疡未愈，明确是否 Hp 感染、服用 NSAID 和胃泌素瘤的可能性，排除类似消化性溃疡的恶性溃疡及其他病因如克罗恩病等所致的良性溃疡。明确原因者应做相应处理，如根除 Hp、停用 NSAID。加倍剂量的 PPIs 可使多数非 Hp、非 NSAID 相关的难治性溃疡愈合。对少数疗效差者，可做胃内 24 小时 pH 检测，如 24 小时中半数以上时间的 pH 小于 2，则需调整抗酸药分泌治疗药物的剂量。

（六）溃疡复发的预防

有效根除幽门螺杆菌及彻底停服 NSAID，可消除消化性溃疡的两大常见病因，因而能大大减少溃疡复发。对溃疡复发的同时伴有幽门螺杆菌感染复发（再感染或复燃）者，可予根除幽门螺杆菌再治疗。下列情况则需用长程维持治疗来预防溃疡复发：①不能停用 NSAID 的溃疡患者，无论幽门螺杆菌阳性还是阴性（如前述）。②幽门螺杆菌相关溃疡，幽门螺杆菌感染未能被根除。③幽门螺杆菌阴性的溃疡（非幽门螺杆菌、非 NSAID 溃疡）。④幽门螺杆菌相关溃疡，幽门螺杆菌虽已被根除，但曾有严重并发症的高龄或有严重伴随病的患者。长程维持治疗一般以 PPIs 常规剂量的半量维持，而 NSAID 溃疡复发的预防多用 PPIs 或米索前列醇，已如前述。半量维持疗效差者或有多项危险因素共存者，也可采用全量分两次口服维持。也可用奥美拉唑 10 mg/d 或 20 mg 每周 2~3 次口服维持。对维持治疗中复发的溃疡应积极寻找可除去的病因，半量维持者应改为全量，全量维持者则需改换成 PPI 治疗。维持治疗的时间长短，需根据具体病情决定，短者 3~6 月，长者 1~2 年，甚至更长时间。无并发症且溃疡复发率低的患者也可用间歇维持疗法，有间歇全量治疗和症状性自我疗法两种疗法，前者指出现典型溃疡症状时给予 4~8 周全量 PPIs 治疗，后者指出现典型溃疡症状时立即自我服药，症状消失后停药。

（七）消化性溃疡治疗的策略

对内镜或 X 线检查诊断明确的 DU 或 GU，首先要区分有无 Hp 感染。Hp 感染阳性者应首先抗 Hp 治疗，必要时在抗 Hp 治疗结束后再给予 2~4 周抗酸分泌治疗。对 Hp 感染阴性者包括 NSAID 相关性溃疡，可按过去的常规治疗，即服用任何一种 PPIs，DU 疗程为 4~6 周，GU 为 6~8 周。也可用胃黏膜保护剂替代抗酸分泌剂治疗 GU。至于是否进行维持治疗，应根据溃疡复发频率，患者年龄，服用 NSAID、吸烟、合并其他严重疾病、溃疡并发症等危险因素的有无，综合考虑后决定。由于内科治疗的进展，目前外科手术主要限于少数有并发症者，包括：①大量出血经内科治疗无效。②急性穿孔。③瘢痕性幽门梗阻。④胃溃疡癌变。⑤严格内科治疗无效的顽固性溃疡。

（八）预后

由于内科有效治疗的发展，预后远较过去为佳，死亡率显著下降。死亡主要见于高龄患者，死亡的主要原因是并发症，特别是大出血和急性穿孔。

（马士朝）

第五节 胃癌

一、概述

胃癌是最常见的恶性肿瘤之一。我国是胃癌的高发区，据 2023 年国家癌症中心公布的数据，我国胃癌发病率和死亡率均居恶性肿瘤的第三位，远高于世界平均水平。在广大医务工作者的不懈努力下，胃癌的理论基础、临床诊断和治疗研究等方面均取得了长足的进步，推动胃癌生存率提高主要依赖于各种诊断技术的进步和治疗方法的改进，包括诊断、系统治疗、手术、放疗以及各种局部治疗手段的提升。

二、诊断要点

胃癌起病隐匿，早期诊断困难，待出现明显的临床症状时，大多已为进展期，胃癌的早期诊断是提高疗效的关键。因为早期胃癌无特异性临床症状，所以临床医师应高度重视患者的非特异性症状，对于有以下情况应及早进行相关检查：慢性胃炎患者的症状近期内加重，体重下降，40 岁以上无胃病史，近期内出现上腹疼痛不适、呕血、黑便、消瘦等症状，患有慢性萎缩性胃炎伴肠上皮化生、胃息肉、胃溃疡、糜烂性胃炎以及手术后残胃，有胃癌家族史。

（一）临床症状

大多数早期胃癌患者无症状，少数可有饱胀不适、消化不良等轻微不适，或者仅有一些非特异性的消化道症状，因此，仅凭临床症状，诊断早期胃癌十分困难。

进展期胃癌最早出现的症状是上腹痛，常同时伴有食欲缺乏、厌食、体重减轻。腹痛可急可缓，开始仅为上腹饱胀不适，餐后更甚，继之有隐痛不适，偶呈节律性溃疡样疼痛，但这种疼痛不能被进食或服用抑酸药缓解。患者常有早饱感及软弱无力。早饱感或呕吐是胃壁受累的表现，皮革胃或部分梗阻时这种症状尤为突出。

胃癌发生并发症或转移时可出现一些特殊症状。根据转移部位不同临床症状也不同，贲门癌累及食管下段时可出现吞咽困难，并发幽门梗阻时可有恶心呕吐，溃疡型胃癌出血时可引起呕血或黑便，继之出现贫血。胃癌转移至肝可引起右上腹痛、黄疸和（或）发热，转移至肺可引起咳嗽、呃逆、咯血，累及胸膜可产生胸腔积液而发生呼吸困难、胸痛、气喘，侵及胰腺时，可出现背部放射性疼痛。

（二）体征

早期胃癌无明显体征，进展期在上腹部可扪及肿块，有压痛。肿块多位于上腹偏右相当于胃窦处。如肿瘤转移至肝，可使肝大及出现黄疸，甚至出现腹腔积液。腹膜转移时也可引起腹腔积液，移动性浊音阳性。侵犯门静脉或脾静脉时有脾大。有远处淋巴结转移时可扪及 Virchow 淋巴结，质硬不活动。盆腔种植转移时肛门指检在直肠膀胱凹陷可扪及一板样肿块。一些胃癌患者可以出现伴癌综合征，包括反复发作的表浅性血栓静脉炎及过度色素沉着、黑棘皮病、皮肌炎、膜性肾病，累及感觉和运动通路的神经肌肉病变等。

（三）实验检查

1. 早期胃癌三项

主要包括胃部腺体分泌的三种物质：血清胃蛋白酶原Ⅰ（PGⅠ）、Ⅱ（PGⅡ）和血清胃泌素 17（G-17），它们在一定程度上可以反映尾部萎缩情况，有助于胃癌风险的分层管理，便于早期防治胃癌。

2. 血清肿瘤标志物

常用的有癌胚抗原（CEA）、癌抗原 CA19-9、CA724、CA125 等，对胃癌的诊断及术后病情监测有一定的临床意义。但根据多年的临床实践，上述肿瘤标志物检查阳性常见于肿瘤较大或有远处转移的进展期胃癌。为提高检测的临床价值，尤其强调联合检测、动态检测。对早期胃癌的诊断阳性率<5%，在可切除的病例中其阳性率也不超过 23%。

3. 血常规、粪常规

胃癌患者常可见贫血，若伴有黑便或大便潜血阳性，提示可能当前伴有活动性出血。

（四）胃癌的 X 线诊断

1. 胃钡餐造影 X 线征象主要有龛影、充盈缺损、黏膜皱襞的改变、蠕动异常及梗阻性改变。

2. 胃双重造影法 早期胃癌可见表面不光滑、边缘清晰，小的充盈缺损。龛影底部呈结节状，周边黏膜集中或仅表现为胃小区融合。

（五）胃癌的内镜诊断

1962 年日本内镜学会提示早期胃癌的概念，后被国际公认，其定义指癌组织浸润深度仅限于黏膜层或黏膜下层，而不论有无淋巴结转移，也不论癌灶面积大小。如符合上述条件伴癌灶直径 5.1～10 mm 称为小胃癌（SGC），直径小于 5 mm 者为微小胃癌（MGC）。原位癌系指癌灶仅限于腺管内，未突破腺管基底膜。如内镜活检证实为胃癌，但手术切除标本病理连续切片未发现癌则为"一点癌"。内镜下确诊胃癌有赖于病理诊断，因此，内镜下取活检显得尤为重要。

（六）胃癌的超声波诊断

Yasudak 于 1995 年报道 641 例胃癌用超声内镜作为术前检查的经验。经术后标本病理检查复核，对浸润深度诊断的正确率为 79.6%。其中对早期胃癌的诊断准确率达 84.9%，而对转移的区域淋巴结的检出率为 55%，所以认为应用超声内镜检查有助于决定是否对早期胃癌施行内镜下切除术，并可协助临床分期。

（七）胃癌的 CT 诊断

胃癌在 CT 的表现与胃癌各型的大体病理形态改变基本上是一致的。与钡餐和胃镜相比较，CT 既能显示肿瘤腔内生长情况，又能显示肿瘤向腔外生长侵犯周围器官和远处转移的情况。胃癌的 CT 分期见表 2-5。

表 2-5 MOSS 参照临床分期提出如下 CT 分期

分期	CT 表现
Ⅰ期	腔内肿块，胃壁增厚小于 1 cm，无转移
Ⅱ期	胃壁增厚超过 1 cm，无周围脏器侵犯和转移
Ⅲ期	胃壁增厚超过 1 cm，伴有邻近器官直接侵犯，但无远处转移
Ⅳ期	胃壁增厚伴远处转移，有或无邻近脏器侵犯

上述 CT 分期对胃癌术前手术切除性评估有重要的指导作用，凡 CT 发现有远处淋巴结转移和脏器转移或多脏器侵犯等，即认为是不可切除的，其可靠性大，可避免不必要的外科剖腹探查。

三、病理学分型及临床分期

（一）大体类型

根据胃癌大体形态，临床上可分为早期胃癌和进展期胃癌。

1. 早期胃癌（early gastric carcinoma，EGC）　凡是病变仅侵及黏膜或黏膜下层，不论病灶大小和有无淋巴结转移均称为早期胃癌。癌灶直径 5.1~10 mm 的早期胃癌称为小胃癌，约占早期胃癌的 15%，癌灶直径在 5 mm 以下的早期胃癌称为微小胃癌，约占早期胃癌的 10%，一点癌（或称为超微小胃癌）是指胃镜检查黏膜活检证实为癌，而在手术后切除的胃标本上未能找到癌。直径大于 40 mm 的早期胃癌称为浅表广泛型早期胃癌，此型胃癌的定性诊断与病变范围的确定同等重要，因为稍有疏忽则容易造成手术切缘的癌残留。早期胃癌的肉眼形态可分为 3 型（表 2-6）。

表 2-6　早期胃癌肉眼分型

Ⅰ型　隆起型	
Ⅱ型　浅表型	Ⅱa　病变平坦
	Ⅱb　病变稍凹陷
	Ⅱc　病变稍隆起
Ⅲ型　凹陷型	
混合型	Ⅱa+Ⅱc
	Ⅱc+Ⅱa
	Ⅱc+Ⅲ
	Ⅱc+Ⅱa+Ⅲ
	Ⅲ+Ⅱa
	Ⅲ+Ⅱc

2. 进展期胃癌（advanced gastric carcinoma，AGC）　又称中晚期胃癌，是指病变超过黏膜下层，侵犯肌层甚至更远。进展期胃癌常伴有淋巴结转移、邻近组织器官的浸润或远隔脏器的转移，分期较晚。Borrmann 分型法将 AGC 分为 4 型。

（1）Borrmann Ⅰ型（结节型或巨块型）：较为少见，为进展期胃癌的 6%~8%。突入胃腔的癌肿外形呈结节状、巨块状、蕈伞状或菜花状，亦为隆起型进展期胃癌。癌肿边界清楚，癌周胃壁浸润范围亦较小，具有明显的局限性，镜检观察，一般在 10 mm 以内。

（2）Borrmann Ⅱ型（溃疡局限型）：本型占进展期胃癌的 30%~40%。癌肿呈略隆起的溃疡型，癌周为环堤，呈局限型。癌肿基底与健胃界限亦很清楚。镜检观察，癌周胃癌浸润范围不超过 20 mm。

（3）Borrmann Ⅲ型（溃疡浸润型）：此型最常见，占进展期胃癌的 45%~48%。癌中心为溃疡，癌周环堤有明显的癌组织向周围浸润，环堤为边缘不清楚的斜坡状。环堤基底与健胃界限不清楚。

（4）Borrmann Ⅳ型（弥漫浸润型）：约占进展期胃癌的 15%。癌细胞与胃壁各层弥漫性浸润生长，胃壁增厚，不向胃腔内隆起亦不形成溃疡。肿瘤组织与健胃界限不清楚。临床上很难确定，当肿瘤组织浸润累及全胃时，整个胃壁肥厚，胃腔缩小而僵硬，呈皮革状，称为皮革状胃癌（皮革胃）。本型胃癌恶性程度高，较早发生淋巴转移。

（5）Borrmann Ⅴ型：不能分型的胃癌，少见。主要包括两种类型的肿瘤：其一为不能列入 Borrmann Ⅰ~Ⅳ型中的任何一型的胃癌，形态特征为癌腔向胃腔内突出，呈结节型，但其基底部有浸润，顶部可有浅表溃疡。其二为类似早期胃癌的进展期胃癌，即在术前胃镜、术后大体标本观察时，均诊断为早期胃癌。但病理组织学检查确诊为进展期胃癌，另外极其罕见的向胃外生长的胃癌亦应列入此型。

（二）组织学类型

在组织学上，有若干不同的分类方法，主要有以下几种：

1. 世界卫生组织分类（WHO）分类法

（1）乳头状腺癌。

（2）管状腺癌。

（3）低分化腺癌。

（4）黏液腺癌。

（5）印戒细胞癌。

（6）未分化癌。

（7）特殊型癌，包括类癌、腺鳞癌、鳞状细胞癌、小细胞癌等。

目前我国胃癌的组织学分型也多采用上述分类方法。

2. 芬兰 Lauren 分类法

肠型胃癌和弥漫性胃癌的比较见表 2-7。

表 2-7　肠型胃癌和弥漫性胃癌的比较

项目	肠型胃癌	弥漫性胃癌
组织发生学	肠上皮化生上皮	正常胃黏膜上皮
流行病学	胃癌高发区多见，与环境因素有关	胃癌低发区多见，与遗传因素有关
性别	男性多见	女性多见
年龄	多发于老年	多发于中、青年
好发部位	胃窦、贲门	胃体
大体类型	结节型多见，其次为溃疡局限型和溃疡浸润型	溃疡浸润型多见，其次为结节型和溃疡局限型
浸润范围	局限	广泛
癌旁黏膜	广泛萎缩性胃炎伴肠上皮化生	无或小片萎缩性胃炎伴肠上皮化生
预后	较好	较差

（1）肠型胃癌。

（2）弥漫性胃癌。

（3）混合型胃癌。

（三）临床分期

评估胃癌各种治疗的临床效果必须以胃癌的病理分期为临床基础。目前为止胃癌的分期仍未完全一致，较常使用的是美国胃癌分期系统、日本胃癌分期系统和国际抗癌联合会胃癌分期三种。中华人民共和国卫生部（现国家卫生健康委员会）发布的自 2010 年 11 月 01 日开始实施的《胃癌诊断标准》中指出胃癌的病理分期诊断标准应参照美国癌症联合委员会（AJCC）颁布的国际分期标准（最新版）。TNM 分期标准中，原发肿瘤状况（T）依据肿瘤浸润深度划分，淋巴结转移状况（N）按照转移淋巴结的数目划分，远处转移状况（M）以是否有远处脏器转移而定。

胃癌 TNM 分期（AJCC 2017 年版）标准：

T——原发肿瘤

T_x——原发肿瘤无法评价；

T_0——未发现肿瘤；

T_{is}——原位癌：肿瘤位于上皮内，未侵犯黏膜固有层；高度发育不良；

T_1——肿瘤侵犯固有层、黏膜肌层或黏膜下层；

T_{1a}——肿瘤侵犯固有层、黏膜肌层；

T_{1b}——肿瘤侵犯黏膜下层；

T_2——肿瘤侵犯固有肌层，肿瘤侵犯浆膜下层，未穿透脏腹膜（肿瘤可穿透固有肌层并延伸至胃绞痛或肝胃韧带，或进入大网膜或小网膜，但未穿透覆盖这些结构的内脏腹膜为 T_3；如覆盖胃韧带或大网膜的内脏腹膜穿孔为 T_4）；

T_3——肿瘤穿透浆膜下结缔组织而不侵犯内脏腹膜或邻近结构（胃的邻近结构包括脾脏、横结肠、肝脏、膈肌、胰腺、腹壁、肾上腺、肾脏、小肠和后腹膜。壁内延伸至十二指肠或食道不被认为侵犯了邻近的结构，但可根据这些部位侵犯程度的大小进行分类）；

T_4——肿瘤侵犯浆膜（内脏腹膜）或邻近结构；

T_{4a}——肿瘤侵犯浆膜（内脏腹膜）；

T_{4b}——肿瘤侵犯邻近结构。

N——区域淋巴结

N_x——区域淋巴结无法评价；

N_0——区域淋巴结无转移；

N_1——区域淋巴结转移数量为 1~2 枚；

N_2——区域淋巴结转移数量为 3~6 枚；

N_3——区域淋巴结转移数量>7 枚；

N_{3a}——区域淋巴结转移数量为 7~15 枚；

N_{3b}——区域淋巴结转移数量>16 枚。

M——远处转移

M_x——无法评价是否有远处转移；

M_0——无远处转移；

M_1——存在远处转移。

G——分化程度

G_x——分化程度不能评估；

G_1——高分化；

G_2——中分化；

G_3——低分化。

4. 临床分期

0 期	T_{is}	N_0	M_0
Ⅰ 期	T_{1-2}	N_0	M_0
Ⅱa 期	T_{1-2}	N_{1-3}	M_0

Ⅱb 期	T_3	N_0	M_0
	T_{4a}	N_0	M_0
Ⅲ 期	T_3	N_{1-3}	M_0
	T_{4a}	N_{1-3}	M_0
Ⅳa 期	T_{4b}	N_{1-3}	M_0
Ⅳb 期	任何 T	任何 N	M_1

四、治疗原则、程序与方法选择

(一) 可手术切除的胃癌

目前治疗胃癌的手术方法有内镜黏膜切除术 (EMR)、腹腔镜胃切除术、胃癌改良根治术 A 和 B (MG-A、MG-B)、标准胃癌根治术 (D_2)、扩大胃癌根治术 (D_3 或 D_4)。对于各期的胃癌治疗应利用个体化治疗原则,遵循一定的程序,选择正确的手术方式方法 (表 2-8~表 2-13)。

表 2-8 胃切除类型

术式	切除范围	淋巴结清扫范围
MG-A	小于 2/3	D_1+NO.7
MG-B	小于 2/3	D_1+NO.7, 8a, 9
标准根治术	大于或等于 2/3	D_2
扩大根治术	大于或等于 2/3 联合切除	D_2 或 D_3

表 2-9 Ⅰa 期胃癌的术式选择

浸润深度	组织学分型	大小	推荐术式
黏膜层 (M)	分化好	小于 2 cm	EMR
黏膜层 (M)	其他		
黏膜下层 (SM)	分化好	小于 1.5 cm	MG-A
黏膜下层 (SM)	其他		MG-B

表 2-10 Ⅰb 期 (T_1N_1、T_2N_0) 治疗方案

浸润深度	大小	淋巴结	推荐术式
T_1 (M、SM)	小于 2 cm	N_1	MG-B
T_1 (M、SM)	大于或等于 2.1 cm	N_1	标准根治术
T_2 (MP、SS*)		N_0	标准根治术

注: *MP 为肌层,SS 为浆膜下层。

表 2-11 Ⅱ期 (T_1N_2、T_2N_1、T_3N_0) 治疗方案

浸润深度	淋巴结	推荐术式
T_1	N_2	标准根治术
T_2	N_1	标准根治术
T_3	N_0	标准根治术

表 2-12　Ⅲa 期（T_2N_2、T_3N_1、T_4N_0）治疗方案

浸润深度	淋巴结	推荐术式
T_2	N_2	标准根治术
T_3	N_3	标准根治术
T_4	N_0	扩大根治术

表 2-13　Ⅲb 期治疗方案

浸润深度	淋巴结	推荐术式
T_3	N_2	标准胃癌根治术
T_4	N_1	扩大胃癌根治术

（二）不可切除局部进展期胃癌的综合治疗

胃癌手术不可切除原因主要有以下分类：①因肿瘤原因不可切除：原发肿瘤外侵严重，与周围正常组织无法分离或已包绕大血管；区域淋巴结转移固定、融合成团，或转移淋巴结不在手术可清扫范围内；肿瘤远处转移或腹腔种植（包括腹腔灌洗液细胞学阳性）等。②因存在手术禁忌证不可切除或拒绝手术者，包括全身情况差，严重的低蛋白血症和贫血、营养不良可能无法耐受手术，合并严重基础疾病不能耐受手术等。

（1）对于肿瘤不可切除且一般情况良好患者，若肿瘤尚局限，放疗科医生评估可行放疗者，建议先行同步放化疗。若放化疗后肿瘤退缩较好，再次评估手术的可能性，争取根治性切除。

（2）对于局部肿瘤或淋巴结侵犯范围过于广泛患者，无法耐受同步放化疗，可行单纯化疗或单纯放疗。放疗或化疗后评估手术可能，若无法手术可行序贯放化疗。

（三）晚期转移性胃癌的治疗

对于无法根治手术治疗的转移性患者，治疗目标为缓解症状，提高生活质量，相对延长生存期，治疗以全身药物治疗为主的综合治疗，包括姑息手术、放疗、射频消融等局部治疗以及腹腔灌注治疗等。

五、外科手术治疗

外科手术治疗是治疗胃癌的主要手段，也是目前能治愈胃癌的唯一方法。因此，胃癌一经诊断，即应按照胃癌分期及个体化原则治疗方案，争取及早手术治疗。进展期胃癌复发率、转移率高，仍以手术为主，辅以化疗、放疗及免疫、中医中药、营养支持、靶向治疗等综合治疗。

（一）适应证

（1）经内镜检查后确诊为胃癌。

（2）临床检查无锁骨上淋巴结肿大，无腹腔积液，直肠指诊直肠膀胱（子宫）窝未触及肿物。

（3）无严重的心、肺、肝、肾功能不全，血清蛋白 35 g/L 以上。

（4）术前 BUS 及 CT 检查无肝脏或肺部等远处转移。

（5）剖腹手术探查未发现肝转移，无腹膜淋巴结弥漫性种植转移，肿瘤未侵犯胰腺、肠系膜上动脉，无腹主动脉旁淋巴结转移。

（二）禁忌证

（1）临床证实有远处转移，如锁骨上淋巴结转移，直肠指诊直肠膀胱（子宫）窝有肿物，BUS、

CT 或胸片证实有肝或肺转移。

（2）剖腹手术探查发现腹壁已有弥漫性种植转移，肝脏有转移灶，肿瘤已侵犯胰腺实质或已累及肠系膜上动脉，盆腔有肿物种植，腹主动脉旁已有淋巴结转移。

出现以上情况的已属不可能行根治性切除范围，对于有梗阻或出血倾向的患者，可酌情行姑息性手术，包括姑息性胃部切除术或姑息性胃空肠吻合术。

（三）手术并发症及处理

1. 术后胃出血　根治性胃大部分切除术后 24 小时内，胃管内抽出少许暗红色或咖啡色胃液，一般不超过 300 mL，以后逐渐减少至自行停止，属正常现象。若术后不断自胃管吸出新鲜血液，尤其在 24 小时后仍继续出血，考虑有活动性出血，均可定为术后胃出血，引起出血的原因绝大多数为吻合口出血或十二指肠残端出血。

处理：多采用非手术治疗止血，出血多数可以控制，非手术治疗若不能止血或出血量大于 500 mL/h 时，应手术止血或行选择性血管造影，注入血管收缩剂或栓塞相关动脉止血。

2. 十二指肠残端破裂　原因：①胃癌患者贫血、体质差等原因致十二指肠残端难以愈合。②胃空肠吻合口输入襻梗阻，使十二指肠内压力升高可致残端破裂，十二指肠残端破裂一般发生在 24~48 小时，应立即手术。若局部情况允许则进行残端再缝合，并在十二指肠腔内置 "T" 管引流加腹腔引流。若不允许再缝合则应经十二指肠残端放 "T" 管引流，并行空肠造瘘术。

3. 吻合口瘘　原因：患者贫血、低蛋白血症、营养差、手术时吻合口张力较大等，术后可能出现吻合口瘘，一般在术后 5~7 天出现。如腹腔引流管尚未拔除，可由引流管引流出胃内容物，有局限性腹膜炎现象，吞咽亚甲蓝可进一步证实。

处理：禁食，用全肠外营养支持治疗，将腹腔引流管改为双套管冲洗吸引，绝大多数病例经上述治疗后可在 3~4 周内愈合。

4. 术后呕吐　原因：①术后残胃蠕动无力或胃排空延迟。②术后输入段梗阻，输出段梗阻和吻合口梗阻。

处理：术后胃蠕动无力或胃排空延迟属功能性呕吐，予禁食、胃肠减压、洗胃、维持水盐平衡、营养支持、使用促进胃动力药物，连用 1~2 周，耐心非手术治疗，一般均可治愈。术后梗阻所致的呕吐，一般都须再次手术治疗。

5. 倾倒综合征

（1）早期倾倒综合征发生在餐后 30 分钟以内，原因与胃的快速排空有关，食物快速进入十二指肠、空肠，刺激嗜铬细胞分泌血管活性膜物质，血管活性物质致全身无力、头晕、晕厥、面色苍白、大汗淋漓、心动过速、呼吸深大。

（2）晚期倾倒综合征发生在餐后 2~4 小时，原因是糖过快进入空肠，刺激胰岛素大量分泌致低血糖。

处理：早期倾倒综合征主要以饮食治疗为主，主要采用低糖饮食，少量多餐，进食脂肪、蛋白质含量较高的膳食，选用较干的饮食，极少数患者需手术治疗。手术可将毕 II 式改为毕 I 式或 Roux-en-Y 术式，晚期倾倒综合征治疗主要靠饮食控制，症状明显者可用 "生长抑素" 等改善症状。

6. 腹腔内残留感染　原因是术后放置引流不畅，引流拔除过早使部分渗液积存于局部，可能导致腹腔局部感染，表现为腹痛、腹部压痛、体温升高、白细胞升高。

处理：多次用 B 超扫描腹部，可能发现局部有积液的暗区，一旦确诊，可通过 B 超引导穿刺，证实后加以引流，全身抗感染。

7. 术后营养并发症　如体重减轻、贫血、腹泻与脂肪泻、骨病等。

处理：通过饮食调节及药物治疗均可改善上述并发症。

六、放射治疗

以往一直认为胃癌不适合放射治疗，理由是胃癌大多数为腺癌，而腺癌具有对放射不敏感及容易远处转移的特点，胃蠕动靶区不易固定，同时正常胃黏膜及周围重要器官难以耐受杀灭癌细胞的根治剂量，故对胃癌很少采用放射治疗。虽然随着放射生物学的进展和放射治疗设备技术的改进，人们对放射治疗胃癌的效果进行了重新评价，并逐步开展了术前、术中和术后放射治疗的探索，收到了积极的效果，但迄今为止尚无研究证明放射治疗在胃癌治疗中的好处。胃癌放射治疗的作用仍只是姑息性的和辅助性的。

1. 放射治疗在胃癌治疗中的应用　胃癌对放射治疗不敏感，在综合治疗中主要作为一种补救措施。尤其是对于中晚期胃癌的放射治疗具有一定的价值。提高手术切除率可行术前放射治疗，术中放射治疗有助于控制不能切除的癌灶或残留亚临床灶，术后放射治疗是姑息切除术及术后残存癌灶的重要辅助肿瘤。

2. 放射治疗技术　如下所述。

（1）晚期胃癌：手术探查或姑息手术，胃未切除者，设前、后 2 野加左侧野照射。

1）野界

上界：平 T_{10} 椎体（约相当于贲门上 2 cm）。

右侧界：过中线右侧 3~4 cm。

左侧界：胃大弯外 2 cm（包括脾门淋巴结）。

下界：L_2~L_3 之界。

后界：椎体前缘。

前界：胃充盈影前 2 cm。

缩野追加的靶区：主要针对 GTV0。

2）剂量：45 Gy/5 周，每次 1.8 Gy，每周 5 次；缩野追加 10~15 Gy。

（2）术前放射治疗

1）适应证：适用于估计手术切除困难，而且病理组织学相对敏感的Ⅱ期、Ⅲ期患者。

2）设野：原则同上。

3）剂量：35~40 Gy/4 周，放射治疗后 2~3 周手术为宜。

放疗后可否获得手术机会。一般放疗后 2~4 周立即手术。

（3）术中放射治疗

1）适应证：术中放射治疗是一种有效清除腹腔内手术野亚临床转移灶的方法，适用于Ⅰ期以外的胃癌患者，其原发灶已被切除且无远处转移。术中放疗具有容易设放射野，方便保护周围正常组织的优点，但因为术中放疗只能给予一次剂量、对医务人员辐射、剂量过大担心伤口愈合问题等原因，临床很少应用。

2）设野：胃癌已被切除，尚未吻合前，在保护腹内重要脏器的情况下，对手术野进行一次大剂量照射。

3）剂量：一次性用电子线照射 15~20 Gy。

（4）术后放射治疗

1）适应证：术后病变残留或残端有癌的患者。

2）设野：原则上应该参考术前情况（如 X 线钡餐、CT 及超声检查等），充分包括瘤床及相应淋巴引流区。应当在术中对残留病变区域留置银夹标志。

3）剂量：50~60 Gy/（5~6）周，术后 3 周开始放射治疗。

3. 放射治疗不良反应及处理　放射性肾损伤，常规分次照射发生放射性肾病的 $TD_{5/5}$ 为 20 Gy，表现为高血压肾病。放射性肾损伤目前尚无特效办法，主要是对症处理。临床上肾被放射治疗时至少要保护一侧全肾。其他较常见的并发症还有疼痛、出血和放射性肠炎等。采用高能 X 射线，各野每天照射，以及增加分割次数可进一步降低并发症发生率。

七、化学药物治疗

目前临床收治的大部分为进展期胃癌，单纯手术疗效甚微。作为肿瘤综合治疗的重要组成部分，化疗是除手术以外治疗胃癌重要的手段。20 世纪 50 年代初，国内已开始用氟尿嘧啶、亚硝胺等药物治疗晚期胃癌，取得了一定的成效。70 年代初，随着对细胞动力学理论研究的深入，进一步了解了各类抗癌药物对细胞增殖周期的不同作用，而且同一增殖群细胞并非处于相同的增殖周期，同时应用不同作用时相的抗癌药物可发生协同作用，增强了疗效，减少了癌细胞耐药性的产生，故联合化疗逐渐替代了单药化疗。

（一）单药化疗

（1）氟尿嘧啶（5-FU）是单一药物治疗胃癌研究最多的一种药物，是胃癌治疗的基础药物，有效率在 20% 左右，主要不良反应有黏膜炎、腹泻、骨髓抑制、手足综合征。5-FU 衍生物通过改善剂型而增效。优氟啶（UFD）是 FT 207 和尿嘧啶 1：4 混合物，后者在细胞内抑制 5-FU 降解而增效；S-1 是新一代 UFT 类药物的代表，配方中 CDHP 可抑制 5-FU 降解。去氧氟尿苷（5′-DFUR）疗效指数大于 5-FU 的 7~10 倍。卡培他滨经酶作用后生成活性 5-FU，在肿瘤中浓度是正常组织的 3~10 倍，不良反应较 5′-DFUR 少。

（2）丝裂霉素 C 是一种抗肿瘤抗生素，特别是在日本被广泛地应用于胃癌的治疗中，有效率 30%，主要毒性反应是延迟性、累积性骨髓抑制。

（3）阿霉素是一种蒽环类抗生素，是治疗胃癌的主要药物之一，该药单药有效率 17%，剂量限制性毒性是心肌损害。

（4）顺铂是近几年对胃癌治疗评价较高的药物之一，单药有效率 19%。奥沙利铂（Oxaliplatin）是第三代铂类抗癌药，细胞毒作用比顺铂更强，且与顺铂及卡铂无交叉耐药，于 20 世纪 90 年代末开始广泛应用于胃癌的治疗中，主要不良反应为末梢神经炎。

（5）紫杉醇（Paclitaxel）、多西他赛（Docetaxel）等紫杉类药物作用靶点是微管，通过抑制微管的聚集与拆散的平衡，抑制癌细胞分裂，单药有效率在 20% 以上。近几年已较多地应用于晚期胃癌的治疗。

（6）伊立替康（CPT-11）是拓扑异构酶Ⅰ抵制剂，治疗晚期胃癌单药有效率 20% 左右。联合化疗优于单药化疗；但单药化疗毒性较轻。因此，单药化疗主要适用于病症较轻或不适宜联合化疗者。目前常用单一药物有效率一般为 15%～20%，低于 10% 的药物不能参与联合方案（表 2-14）。

表 2-14　常用单一药物有效率

药物	例数	有效率/%	药物	例数	有效率/%
氟尿嘧啶	46	21	表柔比星	80	19
卡莫氟（口服）	31	19	顺铂	139	19
替加氟（口服）	19	27	卡铂	41	5
氨甲蝶呤	28	11	紫杉醇	98	17
优富啶	188	23	多西紫杉醇	123	21
三甲曲沙	26	19	依立替康	66	23
Gemcitabini	25	24	拓扑替康	33	6
S-1	51	49	足叶乙苷	25	12
丝裂霉素 C	211	30	阿霉素	41	17

（二）联合化疗

根据治疗目的的不同，化疗可分为 3 种形式：术前新辅助化疗，通过缩小原发灶，降低分期，增大根治性切除可能性；术后辅助化疗，旨在根治性切除术后，清除隐匿性微转移灶，防止复发；而对肿瘤播散者，则希望通过姑息化疗以控制症状，提高生活质量，延长生存。

（1）姑息化疗（挽救治疗）：晚期胃癌是不能治愈的。与最佳支持治疗相比较，化疗能明显改善患者生存率。在生存率方面，联合化疗疗效优于 5-FU 单药。联合化疗中，5-FU 和 DDP 联合加或不加蒽环类药物，以加蒽环类药物疗效较好。卡培他滨和奥沙利铂代替 5-FU 和 DDP 作为 I 类证据获得 NCCN 推荐。

而三药联合方案并未显示出较两药方案明显的优势。改良的多西他赛联合 5-FU 和 DDP 方案减少了毒性，可使身体状况好的患者获益。

2012 年 NCCN 推荐 DCF 及其改良方案、ECF 及其改良方案、5-FU 为基础的化疗方案、紫杉醇为基础的化疗方案为一线治疗方案；指南还增加了二线治疗推荐，包括伊立替康单药或联合 DDP、多西他赛单药或紫杉醇联合伊立替康方案。

胃癌常用全身治疗方案如下：

1）单药方案

①替吉奥（S-1）BSA：<1.25 m² 40 mg po bid。

BSA：≥1.25 <1.5 m² 50 mg po bid。

BSA：≥1.5 m² 60 mg po bid。

连续给药 14 天，休息 7 天，或连续给药 28 天，休 14 天。

②多西他赛 75-100 mg/m² ivdrip d1 每 21 天重复。

③紫杉醇 80 mg/m² ivdrip d1、8、15 每 28 天重复或 135-175 mg/m² ivdrip d1 每 21 天重复。

④伊立替康 150-180 mg/m² ivdrip d1 每 14 天重复或 125 mg/m² ivdrip d1、8 每 21 天重复。

2）两药联合

①PF 方案：顺铂 75-100 mg/m² ivdrip d1，5-FU 750-1 000 mg/m²/d civ 24 d1-4 每 21 天重复；顺铂 50 mg/m² ivdrip d1，亚叶酸钙 200 mg/m² ivdrip d1，5-FU 2000 mg/m²/d civ 24 d1 每 14 天重复。

②XP 方案：顺铂 80 mg/m² ivdrip d1，卡培他滨 1 000 mg/m² po bid d1-14 每 21 天重复。

③SP 方案：顺铂 60-80 mg/m² ivdrip d1，替吉奥 40-60 mg/m² po bid d1-14 每 21 天重复。

④奥沙利铂＋5-FU/CF：奥沙利铂 85 mg/m² ivdrip d1，亚叶酸钙 400 mg/m² ivdrip d1，5-FU 400 mg/m² iv d1，然后 2 400-3 600 mg/m²/d civ 46h 每 14 天重复。

⑤XELOX 方案：奥沙利铂 130 mg/m² ivdrip d1，卡培他滨 1 000 mg/m² po bid d1-14 每 21 天重复。

⑥SOX 方案：奥沙利铂 130 mg/m² ivdrip d1，替吉奥 40 mg/m² po bid d1-14 每 21 天重复。

3）三药联合

①ECF 方案：表柔比星 50 mg/m² ivdrip d1，顺铂 60 mg/m² ivdrip d1，5-FU 200 mg/m²/d civ 24 h d1-21 每 28 天重复。

②EOX 方案：表柔比星 50 mg/m² ivdrip d1，奥沙利铂 130 mg/m² ivdrip d1，卡培他滨 625 mg/m² po bid d1-14 每 21 天重复。

③DCF 方案：多西他赛 60 mg/m² ivdrip d1，顺铂 75 mg/m² ivdrip d1，5-FU 1 000 mg/m²/d civ 24 h d1-5 每 21 天重复。

④mDCF 方案：多西他赛 60 mg/m² ivdrip d1，顺铂 60 mg/m² ivdrip d1，5-FU 600 mg/m²/d civ 24 h d1-5 每 21 天重复。

⑤FLOT 方案：多西他赛 50 mg/m² ivdrip d1，奥沙利铂 85 mg/m² ivdrip d1，四氢叶酸 200 mg/m² ivdrip d1，5-FU 2600 mg/m² civ 46h 每 14 天重复。

目前中国肿瘤学会指南推荐晚期胃癌一线Ⅰ级推荐两药联合化疗，二线单药化疗，研究显示三药联合化疗并不能使患者总生存获益，且不良反应增加，但是对于体能状况好、肿瘤负荷大、需要短期缓解症状的患者，充分衡量治疗利弊后可考虑三药联合方案。研究显示三药联合 FOLFIRINOX 方案在 HER2 阴性及阳性患者中均展现了出色的 ORR；两组 mPFS 和 mOS 与目前标准两药或三药方案相当或更高。

（2）围手术期化疗

1）新辅助化疗（术前化疗）：新辅助化疗用于估计根治手术切除有困难或不可能，且有远处转移倾向的局部晚期的胃癌患者，通过全身化疗使肿瘤缩小，从而达到手术根治的目的。

2）术后辅助化疗：早期胃癌根治性手术，其中 T_1N_0 和 T_2N_0 中无不良预后因素的患者只需要随访；但 T_2N_0 中有不良预后因素的患者（肿瘤细胞分化差、分级高、淋巴管血管有侵犯，年龄<50 岁）和中晚期胃癌接受根治性或姑息性手术后都需接受辅助治疗。NCCN 指南推荐进展期胃癌（T_2 以上或 N^+），术后可行紫杉醇联合放疗的治疗方案（Ⅰ级证据）；术前新辅助治疗的患者，建议术后可沿用新辅助有效的方案。

对于局部晚期的胃癌患者术后需辅助化疗，在大多学者已达成共识，但化疗方案、辅助化疗持续的时间尚无规范。术后辅助化疗多以静脉全身化疗为主，也有同时进行术后早期腹腔内化疗。腹腔内化疗对清除腹腔内转移或复发的肿瘤有较好疗效，一般提倡大容量（2 L 左右）、大剂量（如 5-FU、MMC、DDP）给药，化疗药物灌注液加温至 42℃ 左右可提高疗效，低渗液在短时间内也有杀灭癌细胞的作用。

化疗药物的毒性作用主要为消化道反应、心脏、造血系统、肝肾功能损害、脱发与皮肤反应。用药期间应定期检查。此外，某些化疗药已制成多相脂质体，可增加其对肿瘤细胞的亲和性，增加疗效，减少不良反应。

（三）特殊形式化疗

1. 腹腔内化疗　胃癌腹膜和肝脏的转移十分常见，Kelsen 等报道，进展期胃癌根治术后有 50% 的患者 5 年内出现局部复发和（或）远处转移。常见的复发转移部位是切除部位、肝脏和腹膜表面、淋巴结转移。如果以上部位的复发减少或得到控制，胃癌患者的生存期和生存质量将会得到改善。有动物模型试验研究表明，剖腹术后，腹膜肿瘤种植或腹腔内立即扩散的危险性增加了，因此，手术后发生腹膜种植和腹腔内播散的危险性很高，术后早期进行腹腔内化疗（intraperitoneal chemotherapy，IPCT）是合理的。

腹腔内化疗直接作用于上述复发和转移部位，使腹膜表面与腹腔内药物充分接触，药物对腹膜表面微小转移灶的缓解率达到 100%。从肿瘤细胞增殖动力学方面看，此时肿瘤负荷最小，瘤细胞增殖迅速，对化疗药物治疗敏感性高。因此，腹腔内化疗对预防胃癌术后的腹腔内复发和转移有一定的疗效，且能增加局部疗效而不影响全身治疗。腹腔化疗最大的不良反应为腹腔粘连，导致消化道梗阻。

胃癌腹腔内化疗常用药物有氟尿嘧啶、MMC、DDP 等。Yu 等对 248 例患者术后进行前瞻性随机对照研究，试验组患者术后早期给予 MMC 和氟尿嘧啶腹腔灌注，对照组单做手术。结果显示，Ⅰ、Ⅱ期患者的 5 年生存率无显著差异，而Ⅲ期患者的 5 年生存率分别是 49.1% 和 18.4%，差异有显著性（P=0.011）。因此认为，Ⅲ期胃癌术后行腹腔内化疗可明显改善生存期。

2. 持续性腹腔温热灌注化疗　在胃癌术后转移的诸多部位中，腹膜种植性转移约占 50%，而且是患者致死的直接因素。许多国家开展了持续性腹腔内温热灌注化疗（continuous hyperthermic peritoneal perfusion，CHPP），或称腹腔热灌注化疗（intraperitoneal hyperthermic perfusion chemotherapy IHPC），以期能降低胃癌的腹腔内转移率。常用药物为氟尿嘧啶、DDP、MMC 等。围手术期 IHPC 联合全身静脉化疗，可一定程度上降低腹腔胃转移、腹腔种植，局部复发和远处已转移的发生率。日本 phoenix-GC 研究针对腹膜转移性胃癌患者的一线治疗，比较腹腔内紫杉醇灌注化疗联合 S-1/紫杉醇全身化疗与标准 SP 方案全身化疗，三期研究结果表明，与单纯化疗相比，中量腹水亚组患者可改善总生存，因此，可推荐胃癌腹腔转移伴腹水患者的治疗选择。然而需要说明的是，目前 IHPC 还有许多未解决的问题，如治疗方案的优化、疗程的确定、疗效的评价、给药装置和载体的改进等均需进一步探索。

八、分子靶向治疗

胃癌患者过度表达人类表皮生长因子受体（HER-2）、表皮生长因子受体（EGFR）和血管内皮生长因子受体（VEGFR）是不良预后因素。ToGA 研究证实对于 HER-2 阳性的晚期胃癌患者，曲妥珠单抗（抗 HER-2 抗体）联合化疗优于单用化疗，可明显提高患者的中位总生存。其他以 HER2 为靶点的药物有帕妥珠单抗（抗 HER2 单克隆抗体），拉帕替尼（小分子酪氨酸激酶抑制剂），TDM-1（药物偶联抗 HER2 单克隆抗体）等。目前中国临床肿瘤协会（CSCO）指南推荐晚期胃癌患者一线按照 HER-2 状态进行分层治疗，化疗联合或不联合曲妥珠单抗。并与中国抗癌协会胃癌专业委员会、肿瘤病理专业委员会共同牵头制定了《HER2 阳性晚期胃癌分子靶向治疗的中国专家共识》，从而对于 HER2 阳性晚期胃癌的治疗和诊断进行了规范。而一些新型抗 HER2 偶联药物的诞生，如 DS-8201，为 HER2 阳性晚期胃癌患者带来福音，

其他分子靶向治疗药物如西妥昔单抗（抗 EGFR 抗体）、贝伐单抗（抗 VEGFR 抗体）、舒尼替尼、索拉非尼等正在进行多项临床研究，以明确这些药物治疗晚期胃癌的疗效及安全性。REGARD 研究显示，雷莫芦单抗单药二线治疗相比安慰剂延长中位 OS（5.2 个月 vs 3.8 个月）；Rainbow 研究显示，雷莫芦单抗联合紫杉醇二线治疗相比紫杉醇，延长中位 OS（9.63 个月 vs 7.36 个月），因而雷莫芦单抗单药或联合紫杉醇已经被 FDA 批准用于晚期胃癌的二线治疗。阿帕替尼是高度选择 VEGFR-2 小分子酪氨

酸激酶抑制剂，Ⅲ期临床研究结果显示较安慰剂阿帕替尼延长了患者的中位 PFS（2.6 个月 vs 1.8 个月），提高了疾病控制率，因此被 NMPA 批准用于晚期胃癌的三线及以上治疗。

九、胃癌的免疫治疗

基于 ATTRACTION-02 和 KEYNOTE-059 研究，Nivoluma 和 Pembrolizumab 分别在美国和日本获批晚期胃癌的三线治疗。但是 KEYNOTE-061 结果显示与标准化疗紫杉醇相比，pernbrolizumab 单药二线治疗未显著改善 PD-Ll CPS 评分≥1 患者的总生存，KEYNOTE-062 研究显示 pernbrolizumab 联合化疗可以使 PD-Ll CPS 评分≥1 的患者无进展生存获益。胃癌免疫检查点抑制剂疗效相关标记物选择尚存争议，目前临床研究中初步显示 MMR 状态、EBV（+），PD Ll CPS（综合阳性评分，combined positive score）评分可能与免疫治疗获益相关，但仍需要扩大样本进一步探索。免疫联合治疗是目前主要研究方向，包括免疫联合化疗，免疫联合免疫以及免疫联合靶向治疗，有的已经取得了初步成效，伴随新药的开发和联合用药模式的不断改善，晚期胃癌患者的生存必将不断延长。

（张海男）

第六节　胃泌素瘤

一、概述

胃泌素瘤（gastrinoma）即卓-艾综合征（Zollinger-Ellison 综合征），是以难治性或非寻常性消化性溃疡、高胃酸分泌、非 β 胰岛细胞瘤为特征的临床综合征。最常见的临床表现是消化性溃疡，见于 90%~95% 的胃泌素瘤患者，其临床症状常与普通消化性溃疡患者类似。胃泌素瘤的病因不明，可能来源于胰腺的 α1 细胞。由于胃泌素瘤多见于胰腺组织，少见于胰腺外其他组织，且肿瘤较小，故有时肿瘤的准确定位较为困难，但近年来随着 B 超、CT 或 MRI 诊断技术的提高，为肿瘤的定位创造了良好的条件。如肿瘤无远处转移，肿瘤切除后可达到治愈。

二、临床表现

（1）消化性溃疡：是胃泌素瘤最常见的临床表现，见于 90%~95% 的患者，其临床症状常与普通消化性溃疡类似，但症状呈持续性和进行性，对治疗的反应较差。

有 1/2~2/3 的胃泌素瘤是恶性的，判断胃泌素瘤恶性程度最可靠指标是其生物学行为，即肿瘤是否有转移，而组织学改变与生物学活性则无明显联系。恶性胃泌素瘤通常为无痛性，生长缓慢。

（2）反流性食管炎、食管溃疡和食管狭窄：胃泌素瘤引起的消化性反流疾病较多见且严重。

（3）腹泻：可先于消化性溃疡症状出现。少数患者出现脂肪泻。

三、主要检查

（1）胃酸分泌测定：大多数（79%）胃泌素瘤患者基础胃酸分泌率>15 mmol/h，并可高达 150 mmol/h。

（2）血清胃泌素测定：是诊断胃泌素瘤的最灵敏和具有特异性的检测方法。在普通溃疡和正常人中，平均空腹血清胃泌素水平为 50~60 pg/mL（或更少），高限为 100~150 pg/mL，胃泌素瘤患者空腹血清胃泌素水平常>150 pg/mL，平均水平接近 1 000 pg/mL，有时可高至 4.5×10^5 pg/mL。

（3）X 线钡餐检查。

（4）促胰液素激发试验，钙剂激发试验，标准餐刺激试验。

（5）肿瘤定位超声，CT，选择性腹腔和肝动脉血管造影，磁共振成像技术。

四、诊断依据

胃泌素瘤尤其原发性胃泌素瘤的临床表现与普通溃疡难以区分，但有一些临床情况却可以高度提示胃泌素瘤的诊断：十二指肠第一段远端的溃疡；上消化道多发性溃疡；通常的溃疡治疗无效；溃疡手术后迅速复发；患者有消化性溃疡并腹泻或难以解释原因的腹泻；患者有典型的消化性溃疡家族史；患者有甲状旁腺或垂体肿瘤的病史或相关家族史；消化性溃疡患者合并泌尿系统结石；无服用非类固醇抗炎药病史的幽门螺杆菌阴性的消化性溃疡；伴高胃酸分泌或高促胃泌素血症或两者具备。

五、鉴别诊断

（1）消化性溃疡：消化性溃疡以单个溃疡或胃、十二指肠均有一个溃疡（复合性溃疡）多见，胃或十二指肠多发性溃疡相对少见。如出现下列情况应高度怀疑胃泌素瘤：①十二指肠壶腹后溃疡。②消化性溃疡经常规剂量的抗分泌药治疗和正规疗程治疗后仍无效。③溃疡手术治疗后溃疡迅速复发。④不能解释的腹泻。⑤有甲状旁腺或垂体肿瘤个人史或家族史。⑥显著的高胃酸分泌和高胃泌素血症。

（2）胃癌：与胃泌素瘤相似之处是内科治疗效果差以及腹腔内转移，但胃癌很少合并十二指肠溃疡，也无高胃酸和高胃泌素分泌特征，胃镜活检病理组织学检查有鉴别诊断价值。

六、治疗要点

（1）非手术：H_2 受体阻滞药；质子泵抑制剂。

（2）手术：全胃切除是唯一有效的解决方法。

H_2 受体阻滞药和质子泵抑制药的问世使胃泌素瘤合并消化性溃疡的发病率和病死率都大大降低，从而有效地规避了全胃切除术。

七、预后

本病应用一般的制酸和抗胆碱能药物只能取得暂时的疗效，很难完全治愈。经非手术治疗的患者死亡原因约半数是溃疡病的并发症而非死于恶性肿瘤。全胃切除作为择期手术时其手术死亡率为 5% 左右，作为急症手术时其死亡率可高达 50%，一般在 20% 左右。全胃切除术后患者 1 年生存率为 75%，5 年生存率为 55%，10 年生存率为 42%，死亡患者中约半数死于肿瘤。

（郭　钰）

第七节　胃平滑肌肉瘤

一、概述

（一）定义

胃平滑肌肉瘤多数原发于胃壁平滑肌组织，少数由良性平滑肌瘤恶变而来。

（二）发病情况

本病多见于中老年患者，好发年龄为 60~69 岁，男性略多于女性。病变可发生在胃壁任何部位，以胃底和胃体上部最多见，呈球形或半球形，质地坚韧，表面呈分叶状或结节状，可单发或多发。瘤体直径多>5 cm，可突向胃腔，或位于浆膜下或胃壁内，也可向胃内及胃外同时突出形成哑铃状。有研究表明，哑铃状肉瘤比其他类型的肉瘤更易转移，肿瘤的大小、部位与转移无关。主要转移途径为血行转移，最常转移到肝脏，其次为肺。病变也可向周围组织扩散，但很少通过淋巴转移。

（三）病因

与胃肠道其他间质肿瘤类似胃平滑肌肉瘤主要起源于平滑肌组织，少部分可能为神经起源，部分由良性胃平滑肌瘤恶变而来。

（四）病理

胃平滑肌肉瘤大体形态，可分为三型：①胃内型：肿瘤位于黏膜下，突向胃腔；②胃外型：肿瘤位于浆膜下，向胃壁外突出；③胃内和胃外型：肿瘤位于胃肌层，同时向黏膜下及浆膜下突出，形成哑铃状肿块。

组织学特征肿瘤细胞呈梭形，与正常的平滑肌有些相似，胞浆较丰富，细胞核位于中央，呈卵圆形或棒状，染色质粒粗，可见核仁。但肿瘤细胞数多而密集，明显异形性，核呈多形性，核巨大而浓染或大小形状不等，核仁粗大，可见多核巨细胞，核分裂象多见。瘤细胞呈束状及编织状排列。肿瘤间质较少，有玻璃样变及黏液变性。

二、临床表现

（一）症状

临床表现缺乏特异性，常见症状为上腹胀痛不适、上消化道出血、食欲减退、体重减轻。

（二）体征

体检可发现贫血、上腹部肿块并有压痛。症状出现的时间和程度取决于肿瘤的部位、大小、生长速度以及有无溃疡及出血，而上消化道出血是其最突出的临床表现，因此对于不明原因的上消化道出血应除外本病。

（三）检查

（1）实验室检查除贫血外，可有血沉增快和粪便隐血试验阳性。

（2）X 射线钡餐表现为胃内边缘整齐的圆形充盈缺损，中央可见典型的"脐样"溃疡龛影，如肿瘤向外生长则见胃受压和推移。

（3）由于肿瘤位于黏膜下层，胃镜活检阳性率低。典型胃镜表现胃壁有圆形或椭圆形的隆起，表面光滑或糜烂，周围黏膜可见桥形皱襞，质韧或硬，较固定，但黏膜常能推动，蠕动弱。肿块表面常有溃疡、糜烂、出血，底覆坏死组织，尤其形成穿凿样或脐孔样溃疡对诊断有意义。活检时宜选病变边缘坏死组织部位，或采用挖洞式活检，多处取材可提高活检阳性率。

（4）CT 检查对胃外型平滑肌肉瘤价值较高，因此当怀疑患者有肿块、而钡餐及内镜呈阴性时，应做 CT 检查。CT 检查不仅能显示肿瘤大小、形态和密度，还可判断肿瘤与周围组织脏器有无浸润转移。肿块呈圆形、椭圆形和不规则形，腔内型或较小的肿块一般境界清楚、表面光滑，平扫密度较均匀；腔外型肿块较大，若侵及邻近器官，则界限不清，肿块密度不均，中间可见不规则斑片状低密度灶。CT增强扫描见肿块周边明显强化，其内见不规则的无明显强化灶和不强化灶。

（5）彩超检查可发现肿瘤液化坏死和囊性变。超声内镜检查可明确胃壁占位病变形态及大小，内部出现点片状强回声反射是恶性肿瘤的标志。

三、诊断与鉴别诊断

（一）诊断

根据临床表现，X 射线钡餐表现、胃镜活检、CT 检查、彩超检查一般诊断。

（二）鉴别诊断

平滑肌瘤和平滑肌肉瘤的鉴别比较困难，除肉瘤肿块较大（>5 cm），可有出血坏死、周围浸润及转移外，主要取决于有丝分裂的程度，镜下每 10 个高倍视野见 5 个以上核分裂象，瘤细胞有异型性，提示为平滑肌肉瘤。有时良恶性的组织像还可共存于同一个肿瘤内，因此需要多层切片以提高阳性率。平滑肌瘤和平滑肌肉瘤的 CD34 常为阳性，常在 kit 基因外显子上产生突变。14 号染色体和 22 号染色体长臂缺失，尤其在恶性平滑肌肿瘤中多见。

四、治疗

手术切除是唯一有效的方法。胃平滑肌肉瘤恶性程度低，对化疗和放疗均不敏感，手术切除率高，如能彻底切除，术后复发率低。

五、预后

胃平滑肌肉瘤的手术治疗效果较好，术后 5 年生存率在 50%，有邻近脏器受累者亦有 16.7%，因此，即使有复发及转移者也应尽量手术切除。

（常　莎）

第八节　胃肠间质瘤

一、概述

胃肠间质瘤（gastrointestinal stromal tumors，GIST）是胃肠道最常见的间叶来源肿瘤，其发病率较低，为每年（1~2）/10万，男女发病率没有明显的差异，但小肠的 GIST 更多见于女性。GIST 多发于胃和小肠，恶性 GIST 约占胃肠道恶性肿瘤的 2%，传统化疗药物对其疗效不理想，病因也不清楚。

二、发病机制与病理

GIST 是一类潜在的恶性肿瘤，其恶性程度与肿瘤大小有密切关系。这类肿瘤的增殖与其细胞膜上 KIT 信号通路的激活有关。KIT 是一种酪氨酸激酶跨膜受体蛋白，由位于染色体 4q11~q12 的 KIT 前致癌基因编码，该基因与 Hardy-Zuckerman 肉瘤病毒的 v-kit 致癌基因属于同族体。激活后的 KIT 能从 ATP 上获取磷酸基团并将其转运给具有酪氨酸残基的目标蛋白，使细胞底物磷酸化，刺激细胞增殖。75%~85% 的 GIST 都存在原癌基因 c-kit 的突变，而且大部分突变的 kit 基因也保留了表达 KIT 蛋白的特性。与正常 KIT 不同的是，突变的 KIT 能引发连续不受抑制的 KIT 受体信号级联的激活，导致细胞无法控制的抗凋亡作用，促使肿瘤细胞快速生长。

（一）大体病理

肿瘤大小不一，通常起源于胃肠道壁固有肌层，可向腔内、腔外生长。由于发生在肌层，肿瘤体积较小时通常保持消化道黏膜完整。大多数肿瘤呈膨胀性生长，边界清楚，质硬易碎；部分病例则完全表现为肠系膜或大网膜肿块。肿物多呈圆形或椭圆形，有的包膜完整，有的无明显包膜。切面呈鱼肉状，灰白色或灰红色，中心可有出血、坏死、囊性变等继发性改变。

（二）组织病理

按照 WHO 的定义，GIST 为原发于消化道或腹部，表达 c-kit（CD117）、富有梭形细胞、上皮样细胞或多形性的间叶源性肿瘤。其组织学特点可分为上皮样细胞为主型（60%~70%）、梭形细胞为主型（30%~40%）和上述两种细胞混合型。光镜下不同的瘤细胞排列结构多样，梭形细胞往往呈编织状、栅栏状或漩涡状排列，上皮样细胞则多以弥漫片状、巢索状排列为主，肿瘤间质常出现黏液样基质及玻璃样变性，甚至可出现钙化，部分肿瘤组织可伴有或多或少的炎症细胞浸润。在高度危险性 GIST 中出血及坏死常见，部分可出现囊性变。

（三）免疫组化

GIST 的免疫组化分析是其区别其他间叶源性肿瘤的主要方法，CD117（c-kit）为其重要标志物。80%~100% 的 GIST 中 CD117 呈弥漫性表达，而平滑肌细胞和神经纤维不表达 CD117。大部分 GIST 也表达 CD34，其阳性率大多为 60%~80%，但是在平滑肌肿瘤中也有 10%~15% 表达，因此特异性不如 CD117。CD117、CD34 的表达与肿瘤位置、生物学行为、细胞分化及预后无明显关系。

（四）GIST 的分期及恶性程度

对 GIST 目前尚缺乏一个分期系统，对判断其良恶性的标准仍存在争议。目前认为所有的 GIST 都有恶性潜质，它是一类潜在恶性肿瘤，其恶性程度与肿瘤部位、大小和分裂象多少有密切关系，故采用危险度对其恶性程度进行分级见表 2-15。一般来说，胃、食管及直肠的 GIST 恶性程度较低，而小肠和结肠恶性程度较高。

表 2-15　GIST 危险度分类（AJCC，2010 年）

肿瘤大小/cm	核分裂数（每 50 个高倍视野）	危险度（胃来源）	危险度（非胃来源）
≤2	≤5	非常低	非常低
>2，≤5	≤5	低	低
>5，≤10	≤5	中度	中度
>10	≤5	高	高
≤2	6~10	中度	中度
	>10	高	高
>2，≤5	6~10	中度	中度
	>10	高	高
>5，≤10	>5	高	高
>10	>5	高	高

三、临床表现

（一）症状

GIST 的症状多样，与肿瘤部位、大小、生长方式、是否引起梗阻、良恶性等有关，常见症状为消化道梗阻或出血。食管间质瘤可表现为恶心、呕吐、食欲下降及吞咽困难。胃部间质瘤的常见症状为非特异性消化不良，如肿瘤增大、破溃，可伴有上腹部疼痛、黑便、呕血，继发性贫血和消瘦等。十二指肠乳头部间质瘤可引起胆汁淤积性黄疸。肠道间质瘤多以大便习惯改变为首要症状。以腹痛、消瘦、腹部肿块为主要症状，肿块常位于右下腹，包块大但少有梗阻，病程短、进展快。反复出现便血，可伴失血性休克、发热、乏力、贫血、体重下降等。恶性间质瘤晚期常可累及肝、脾。表现肝脾肿大、腹腔积液、恶病质。

约 1/3 的患者没有临床症状，这些患者多数是在进行常规体格检查、内镜检查、影像学检查，甚至是因其他疾病手术而发现。

（二）体征

GIST 的主要体征为腹部包块，以及因包块增大或出血导致的肠梗阻、便血、肠穿孔等非特异性相关体征，也可毫无任何体征而在体检中偶尔发现。低位直肠的 GIST 通过肛门指诊检查可触及。十二指肠乳头部的 GIST 常引起胆汁淤积性黄疸。

GIST 的淋巴道转移少见，可通过血行和种植转移到肝、肺、腹膜等。甚至有的患者以远处转移为首发症状。

（三）并发症

GIST 侵犯血管可导致出血，肿瘤组织增大阻塞肠道管腔可导致肠梗阻，肿瘤向黏膜下溃烂引起胃肠穿孔及腹膜炎。

四、诊断与鉴别诊断

根据患者消化道出血或不适的临床表现，结合内镜、CT 或超声内镜检查，可作出初步诊断。病理和免疫组化检查有利于确诊及鉴别诊断，如有出血、腹部包块等并发症时，可提供诊断线索。

（一）内镜检查

是诊断 GIST 最重要的方法，内镜下见黏膜下包块，多数肿瘤表面黏膜正常，少数顶部可呈中央凹陷或溃疡，覆盖白苔或血痂。由于 GIST 为黏膜下肿瘤，内镜活检时较难获取黏膜下的病变组织，故术前定性诊断比较困难。GIST 在超声内镜上呈低回声团块，良性肿瘤回声均匀，恶性者则多不均匀，坏死液化后可见液性暗区，伴斑块状高回声。超声内镜能清晰地显示病变与胃肠壁的各层结构的关系。对于尚未侵及浆膜、<3 cm 的胃 GIST 可通过内镜 ESD 等方式完整剜除肿瘤，获得组织学确诊。对于侵及浆膜、大的 GIST 主要通过手术获得标本确诊。胶囊内镜有助于发现小肠 GIST。

（二）影像学检查

CT 平扫发现肿瘤多呈圆形或类圆形，少数呈不规则形。增强 CT 可见密度均匀，多呈均匀中度或明显强化，螺旋 CT 尤以静脉期显示明显。这种强化方式多见于良性 GIST。坏死、囊变者常表现为肿瘤周边实体强化明显。MRI 检查发现，良性肿瘤 T1 加权像的信号与肌肉相似，T2 加权像呈均匀等信号或稍高信号，边界清晰。恶性 GIST，信号表现均不一致，可以是不均匀等低或高低混杂信号，这主要是由于瘤体内坏死、囊变和出血引起。对于小肠 GIST，当胶囊内镜发现病变后，可采用 DSA 为手术准确定位肿瘤部位及了解肿瘤血供状态。

五、治疗

完整切除 GIST 是该病治疗的最佳方式。由于 GIST 是一类潜在的恶性肿瘤，随着内镜治疗技术的发展和对器官保护需求的增加，关于手术时机已不严格按照肿瘤大小来决定。GIST 主要转移方式是腹腔种植和血行转移，淋巴结转移率小于 10%，即使是在有明确远处转移的胃 GIST 患者中淋巴结转移率亦仅有 5%。因而胃 GIST 手术的主要目的是彻底切除肿瘤，保证切缘无肿瘤残留，而不必行常规的淋巴结清扫。

对于胃 GIST，在内镜下黏膜剥离术（ESD）技术发达的医院，可采用 ESD 切除<3 cm 的黏膜下肿瘤，确诊和治疗同时并举，器官结构和功能没有因此受到影响；对于>3 cm 的黏膜下肿瘤，可视其是否累及浆膜，考虑腹腔镜或内镜 ESD 技术切除。

（一）内镜治疗

主要用于胃 GIST，采用 ESD 完整剜除<3 cm 的黏膜下肿瘤的成功率可高达 90%（图 2-2），这有利于黏膜下肿瘤组织病理的确定。

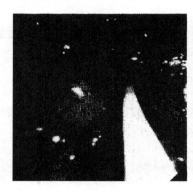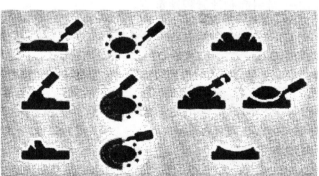

图 2-2　ESD 完整剜除胃黏膜下肿瘤经过

ESD 联合腹腔镜，也可完整剜除>3 cm 的不超过浆膜的黏膜下肿瘤，如果肿瘤已超过浆膜，可采用腹腔镜联合胃镜行胃楔形切除。

（二）外科手术治疗

手术治疗的原则是完整切除肿瘤，保证切缘阴性，且术中避免肿瘤破溃与播散，这是影响 GIST 预后最重要的因素。应根据肿瘤的部位、大小、性质和患者的全身情况确定手术切缘和范围，局限的胃和小肠原发 GIST 可行楔形切除及肠部分切除；位于食管、十二指肠和直肠的 GIST，楔形切除困难，可考虑扩大切除；网膜或肠系膜的 GIST 病灶应将可见病灶整块切除。

由于 GIST 往往质地脆，手术时应特别注意避免肿瘤破溃及挤压，以免发生腹膜种植转移或血行转移。GIST 与腺癌不同，很少发生周围淋巴结的转移，因此只有在明确淋巴结转移时才行淋巴结切除术，一般不必行广泛的淋巴结清扫或扩大根治术。

（三）介入治疗

对于 GIST，如有单个肝转移可做相应肝段切除，多处肝转移患者可行肝动脉栓塞术或肝动脉栓塞化疗术（TACE）。

（四）分子靶向治疗

靶向药物为治疗 GIST 的主要方法之一，伊马替尼（imatinib，商品名：格列卫）是选择性的酪氨酸激酶小分子抑制剂，它通过抑制 c-Kit 受体的酪氨酸激酶和血小板衍化生长因子受体，从而抑制肿瘤生长。伊马替尼对 GIST 的缓解率（部分缓解和完全缓解）达 54% 左右。传统的化疗药物如多柔比星、丝裂霉素以及顺铂等对 GIST 的疗效极其有限，有效率均在 10% 以下。

根据肿瘤部位，危险度分级（中国 GIST 共识 2017 修改版），有无肿瘤破裂、基因分型及术后恢复情况，将胃肠 GIST 分为低、中、高危，低危患者术后无须进行任何治疗，但是对于中危胃来源 GIST 患者术后推荐伊马替尼治疗 1 年，非胃来源推荐伊马替尼辅助治疗 3 年，高危患者均推荐伊马替尼治疗 3 年。

对不能切除和（或）转移的恶性 GIST 患者，伊马替尼的推荐剂量为 400 mg/d，终生服药，停药后极易复发。伊马替尼疗效和 KIT/PDGFRA 基因分型相关，PDGFRA 外显子 18 D842V 突变的 GIST，对伊马替尼原发耐药。KIT 外显子 9 突变 GIST 伊马替尼标准剂量治疗敏感性差，故在耐受的情况下，可将伊马替尼剂量增加到 600 mg/d 甚至 800 mg/d。治疗期间应定期复查 CT，评估治疗效果，部分患者肿瘤缩小，还可以再次手术完全切除肿瘤。

对于伊马替尼治疗后进展患者除了可以通过增加服用剂量来克服耐药外，也使用舒尼替尼（sunitinib）、达沙替尼（dasatinib）控制肿瘤进展，同时可联合局部治疗。瑞戈非尼（regorafenib）被推荐 GIST 的三线用药，虽然临床研究显示培唑帕尼（pazopanib）在三线治疗中，较安慰剂可部分延长患者肿瘤控制时间，但其在 GIST 中的治疗地位国内尚未达成广泛共识。阿泊替尼（avapritinib，BLU-285）治疗包括 D842V 突变在内的 PDGFRA 外显子 18 突变转移性 GIST 客观缓解率高，瑞普替尼（ripretinib）是针对 KIT 与 PDGFRA 基因的广谱抑制剂，研究显示，在四线治疗转移性 GIST 较安慰剂明显延长了无进展生存期，故阿泊替尼、瑞普替尼均可作为瑞戈非尼治疗进展后的四线选择药物。

六、预后

GIST 总的 5 年生存率为 35%，肿瘤完全切除后 5 年生存率为 50%～65%，不能切除者平均生存期 <12 个月。肿瘤位置、大小、核分裂数和年龄均与预后有关。分子靶向药物治疗的出现极大地改变了

GIST 的治疗策略和预后。

（杨　新）

第九节　胃下垂

胃下垂是指由于膈肌悬力不足，支持内脏器官韧带松弛，或腹内压降低，腹肌松弛，导致站立位时，胃位置下降，胃小弯最低点在髂嵴水平连线以下。本症是内脏下垂的一部分，多见于瘦长无力体型者、久病体弱者、经产妇、多次腹部手术有切口疝者和长期卧床少动者。

一、发病机制

正常腹腔内脏位置的固定主要靠三个因素：①横膈的位置和膈肌的活动力；②腹肌力量，腹壁脂肪层厚度的作用；③邻近器官或某些相关韧带的固定作用。凡能造成膈肌位置下降的因素，如膈肌活动力降低，腹腔压力降低，腹肌收缩力减弱，胃膈韧带、胃肝韧带、胃脾韧带、胃结肠韧带过于松弛等，均可导致下垂。由于病因及原发性疾病和体质的不同，其肌力低下的程度、韧带松弛的程度存有一定的差异，其下垂程度不同，临床表现也不同。如无力型者往往伴全身器官下垂，其悬吊、固定器官的组织韧带全部为低张力，而慢性消耗性疾病或久卧少动者，往往是腹肌张力下降，膈肌悬吊力不足和胃肝韧带松弛为主，常不合并全身器官下垂。

二、临床表现

轻度胃下垂多无症状，中度以上者常出现胃肠动力差、消化不良的症状。

1. 腹胀及上腹不适　患者多自述腹部有不同程度胀满感、沉重感、压迫感。

2. 腹痛　多为持续性隐痛，常于餐后发生，与食量有关。进食量愈大，其疼痛时间愈长，且疼痛亦较重。同时疼痛与活动有关，饭后活动往往使疼痛加重。

3. 恶心、呕吐　常于饭后活动时发作，尤其进食过多时更易出现。这是因为一次进入较大量食物，加重了胃壁韧带之牵引力而致疼痛，随之出现恶心、呕吐。

4. 便秘　便秘多为顽固性，其主要原因可能由于同时有横结肠下垂，使结肠肝曲与脾曲呈锐角，而致通过缓慢。

5. 神经精神症状　由于胃下垂的多种症状长期折磨患者，使其精神负担过重，因而产生失眠、头痛、头昏、迟钝、忧郁等神经精神症状。还可有低血压、心悸及站立性昏厥等表现。

6. 体检　可见瘦长体型，上腹部压痛点因立卧位变动而不固定，有时用冲击触诊法，或患者急速变换体位时，可听到脐下振水声。上腹部易扪到主动脉搏动，常同时伴有肝下垂、肾下垂及结肠下垂的体征。

三、辅助检查

1. X 线检查　胃肠钡剂造影可见：①胃体明显向下、向左移位，重者几乎完全位于脊柱中线的左侧。②胃小弯弧线最低点在髂嵴连线以下。③无张力型胃其胃体呈垂直方向，体部较底部宽大，胃窦部低于幽门水平以下，蠕动无力，紧张力减退，钡剂滞留，4~6 小时后胃内仍有残留。④十二指肠球部受牵引，拉长，其上角尖锐，十二指肠第二段常位于幽门管后面，即向左偏移。⑤十二指肠第三段可因肠系膜动脉压迫而呈十二指肠淤滞。

2. 饮水超声波检查　饮水后测知胃下缘移入盆腔内。

3. 胃镜　对胃窦动力学的观察有助于为临床诊断提供依据，表现为胃窦腔扩大，张力减低，蠕动减弱，幽门口持续开大等。通过胃镜计算（门齿－幽门间距）/身高比值，对判断胃下垂有帮助，若（门齿－幽门间距）/身高比值>0.52 即可诊断为胃下垂。胃镜对胃动力学的观察，有助于为临床诊断提供依据。胃镜测量幽门/身高比例可作为判定胃下垂的客观指标。胃动力减低内镜下表现为胃窦腔增大，蠕动波<2 次/分，蠕动幅度减弱，幽门口持续开大等。

四、诊断

依据患者病史及临床表现结合饮水超声波试验、胃镜检查，X 线检查表现较易确诊。胃下垂的程度一般以小弯切迹低于两髂嵴连线水平 1~5 cm 为轻度，5~10 cm 为中度，10 cm 以上为重度。

五、鉴别诊断

1. 急性胃扩张　急性胃扩张常发生于创伤、麻醉和外科手术后数小时至一两天内或饱餐后不久出现，患者感上腹胀满或持续性胀痛，继而出现呕吐，主要为胃内容物，量小，但发作频繁，虽吐而腹胀不减，患者可迅速出现水电解质紊乱，甚至休克，X 线腹部平片可见扩大的胃饱和致密的食物残渣阴影，服少量的钡剂可见扩张的胃型，询问病史有助鉴别。

2. 胃潴留　功能性胃潴留多由于胃张力缺乏所致。此外，胃部或其他腹部手术引起的胃运动障碍、中枢神经系统疾病、糖尿病所致的神经病变，以及迷走神经切断术等均可引起本病。尿毒症、酸中毒、低钾血症、低钠血症、全身或腹腔内感染、剧烈疼痛、严重贫血，以及抗精神病药物和抗胆碱能药物的应用也可致本病。呕吐为本病的主要表现。日夜均可发生，呕吐物常为宿食，一般不含胆汁，上腹饱胀和疼痛亦多见。如有呕吐宿食，空腹时腹部有振水音，即提示胃潴留。进食 4 小时后，仍可从胃反出或自胃腔内抽出食物则可获证实。胃肠钡剂造影检查时，钡剂在 4 小时后存留 50%，或 6 小时后仍未排空。胃镜可见潴留液，有大量未消化食物残渣，均为本症之佐证。

六、治疗

1. 一般治疗　积极地治疗各种慢性消耗性疾病，纠正不良的习惯性体位，加强体质锻炼和腹肌锻炼，增加腹肌力量，其有利于腹部肌肉力量的增加和胃肠肌肉紧张度的加强。

2. 饮食　要少吃多餐，主食宜少。蔬菜应多，细嚼慢咽以利消化吸收，避免吃刺激性及不易消化性食物，不暴饮暴食及偏食，食后可做短时间的平卧休息。保持稳定乐观的情绪，劳逸适度。

3. 放置胃托　可防止后天性胃下垂，胃托在佩戴好后形成向上向内的合力，压迫腹肌将胃托起，减轻胃内容物重力对胃肌和韧带的牵拉作用，促进胃肌和韧带张力的恢复。壮胃药垫中含有多种胃动力作用显著和健胃和中作用的中草药，通过透皮吸收、局部穴位刺激和经络传导，促进胃蠕动，改善胃张力，起辅助治疗作用。对经产妇及腹压改变者有效。

4. 对症治疗

（1）可服用助消化药，增加营养，对腹胀者少量用促进蠕动排空药如甲氧氯普胺、多潘立酮、莫沙必利等。

（2）便秘者可给予酚酞、麻仁丸、乳果糖等缓泻剂。

（3）有神经精神症状者选用艾司唑仑（舒乐安定）、氟哌噻吨美利曲辛片（黛力新）等。

（4）食欲不振、消瘦者，可选用普通胰岛素，目的是造成人工饥饿，以增加食欲，剂量为 4~8 U，每日饭前半小时皮下注射或试用肌内注射苯丙酸诺龙，第 1 个月每周 2 次，每次 25 mg，以后每 2 个月每周注射 1 次，每次 25 mg，连续 3 个月为 1 个疗程。

（5）可试用平滑肌兴奋药物，如加兰他敏 25 mg，每日注射 1 次。

5. 其他治疗　祖国医学对胃下垂有较深刻的认识，积累了丰富的经验。从病证上看，胃下垂亦属脾胃涉及肝、肾和肠等脏腑，常见临床论型辩证主要有：脾虚气陷证，肝胃不和证，脾虚水停证，胃阴不足证，肝胃不和证，胃络瘀阻证等型。除辨证施治，祖国医学还有针灸、按摩、埋线及气功疗法，也取得较好效果。

6. 手术治疗　适用于症状严重，内科治疗无效的重度胃下垂者。可以采用毕Ⅱ式胃部分切除术，可以：①缩小胃体积，减少胃内容物潴留。②消除了钩形胃，减少胃的游离度，恢复正常胃的体积和位置，消除了坠胀感。③术后胃内容物减少，胃排空时间缩短，减少胃壁施加牵引的张力，以利于胃肠道功能的恢复。

七、预后

一般来说，胃下垂预后较好，但也受患者的体质，慢性疾病等因素影响。治疗不及时可发生慢性扩张、胃扭转、直立性晕厥、心悸、低血压等。

（刘　娇）

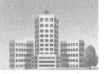

第三章 肠道疾病

第一节 十二指肠憩室

十二指肠憩室为十二指肠肠壁局限性向外突出的圆形、椭圆形或管形的袋状物。

十二指肠憩室最早于 1710 年由 Chomel 在尸体解剖时发现。本病多发生于 40~60 岁的患者，30 岁以下较罕见，发病率随着年龄的增长而增加，男女发病无明显统计学差异。90% 以上的憩室并不产生症状而于检查时发现，仅少数患者可出现梗阻、穿孔、出血等症状或继发胆管炎、胰腺炎、胆石症等出现相应症状。

因为很多憩室不产生临床症状，不易及时发现，故十二指肠憩室的确切发病率难以统计。既往按胃肠 X 线钡餐检查十二指肠憩室的平均发现率为 2%，但内镜及尸体解剖对十二指肠憩室的发现率可高达 10%~22%。十二指肠憩室发病率仅次于结肠憩室，是小肠憩室的常见类型，占全部小肠憩室的 45%~79%。

二、病因

不同类型的憩室，其产生原因不同。

1. 先天性憩室 少见，是先天性发育异常，出生时即存在。此类型憩室壁的结构包括肠黏膜、黏膜下层及肌层，与正常肠壁完全相同，故又称为真性憩室。

2. 原发性憩室 形成的基本原因是十二指肠肠壁局限性薄弱和肠腔内压增高。从胚胎发生学来看，十二指肠乳头部是前肠和后肠的接合部，为先天性薄弱区，另外，在 Vater 壶腹周围，因为有胆管、胰管、血管穿过，该处缺乏结缔组织支撑，故十二指肠憩室在此处多发。肠腔压力增高的机制不甚明确，通常认为是在肠道肌层节段性痉挛的基础上发生的近年有学者提出，随着年龄的增大肠壁肌肉及迷走神经发生退行性变，导致肠壁肌层内在肌肉紧张力逐渐缺乏和肠道平滑肌功能失调也是憩室发生的重要原因。总之，多种原因导致的肠腔压力长期持续或反复增高的情况下，肠黏膜及黏膜下层组织从肠道肌层最薄弱点被挤出最终形成憩室，所以此类憩室壁的肌层组织多是缺如或薄弱。

3. 继发性憩室 多为十二指肠溃疡或慢性胆囊炎等肠壁外炎症组织所形成的粘连瘢痕牵拉所致，常位于十二指肠球部，故又称为假性憩室。

三、病理

十二指肠憩室90%是单发的，多发憩室约为10%，患者同时存在两个以上憩室或胃肠道其他部位也同时存在憩室。60%~70%憩室发生在十二指肠降部，20%的憩室位于十二指肠的水平部，10%位于上升部。继发性憩室则多在十二指肠的球部。

根据憩室突出方向与十二指肠腔的关系，可分为腔内型憩室和腔外型憩室。临床前者常见，而腔内憩室罕见。腔内型憩室的憩室壁是由两层肠黏膜和其间少许黏膜下结缔组织构成，呈息肉状或囊袋状附着于十二指肠乳头附近，于肠腔外触之如似肠腔内息肉，此类病例常伴有其他器官的先天性畸形。

位于十二指肠降部的憩室中约85%位于肠道内侧壁，其中绝大部分又位于十二指肠乳头附近，常在胆总管开口处2.5 cm的范围内，亦称为Vater壶腹周围憩室或乳头旁憩室（PAD）。根据憩室与乳头的解剖关系，乳头旁憩室又分为A、B两型，十二指肠乳头位于憩室旁为A型，乳头位于憩室内为B型。乳头旁憩室常位于胰腺表面或胰腺后面，甚至嵌入胰腺组织中。憩室膨胀可压迫胆总管下段或胰管，常因此可引起梗阻，妨碍胆汁或胰液引流，破坏Oddi括约肌功能，继发产生胆管炎及胰腺炎等并发症。另外，十二指肠降部的憩室也可压迫十二指肠形成十二指肠不全性梗阻。

憩室大小不一，直径0.5~10 cm均有报道，形状可呈圆形、分叶状或管状等。其大小、形态与解剖位置、肠内压力影响及憩室形成时间的长短有关。憩室颈部大小与症状的产生有关，颈部开口较宽者，憩室的内容物容易引流出来，可以长时间无症状发生；如开口狭小，或因炎症反应导致开口狭小、憩室增大，则肠内容或食物进入憩室后滞留其中，致食物残渣腐败，从而导致憩室炎、憩室内结石形成、憩室溃疡大出血、穿孔、恶变、憩室胆总管瘘及继发胆管炎、胰腺炎、梗阻性黄疸等多种并发症。

四、临床表现

（一）临床症状

90%的十二指肠憩室通常无任何症状，仅于X线十二指肠钡餐检查、内镜检查或剖腹探查时偶然发现。憩室本身也没有特殊体征。临床上仅10%左右的十二指肠憩室患者出现症状，其症状的出现与憩室开口大小、发生部位及憩室与周围脏器的关系等都有关，包括憩室本身的症状和并发症引起的症状，两者往往难以区分。

十二指肠憩室常见症状为上腹部不适、隐痛，常伴有嗳气，但定位常不准确，腹痛程度和持续时间不定，抑酸药物也不能使之缓解，饱食后加重，但无确切的规律，可伴有饱胀、嗳气、恶心等非特异性表现，有时体位姿势的改变也可缓解症状。

憩室大小与症状的出现或轻重不一定有明显关系，产生症状的憩室未必很大，有时候小憩室反而会引起严重的症状。憩室是否出现症状还与憩室开口的大小有密切关系，产生症状有两种原因，一是食物进入憩室，不易排出，使憩室膨胀而引起间歇性的临床症状；二是憩室并发炎症、溃疡或结石等并发症，症状较重且较为持续。

（二）并发症

1. 憩室炎与憩室出血　由于十二指肠憩室内容物潴留、细菌繁殖、炎性感染，可引起憩室炎，继之憩室黏膜糜烂出血。也可因憩室内异位胃黏膜、异位胰腺组织引起出血，或憩室炎症侵蚀或穿破附近血管发生大出血，憩室内黏膜恶变导致的出血非常少见。临床常表现为类似溃疡病的症状或便血。

2. 憩室穿孔 憩室内容物大量潴留、黏膜炎性糜烂、溃疡也会并发憩室穿孔。这种穿孔多位于腹膜后，因此，穿孔后腹膜炎症状常不典型，甚至剖腹探查仍不能发现，通常出现腹膜后脓肿、胰腺坏死、胰瘘。若剖腹探查时发现十二指肠旁蜂窝织炎或有胆汁、胰液渗出，应考虑憩室穿孔可能，需切开侧腹膜仔细探查。

3. 十二指肠梗阻 憩室引起十二指肠梗阻多见于腔内型憩室，因憩室内充满食物形成息肉样囊袋而堵塞肠腔，较大的腔外型憩室也常因憩室内容物潴留压迫十二指肠而出现不全肠梗阻症状。呕吐物初为胃内容物，其后为胆汁，甚至可混有血液，呕吐后症状可缓解。

（三）伴发疾病

十二指肠憩室的患者中常伴有胆管疾病、胃炎、消化性溃疡、胰腺炎、胆管结石、寄生虫等，疾病之间互为影响，并发或伴发者达 10%～50%，其中胆管疾病为最常见的伴发病。

1. 胆、胰管梗阻 是乳头旁憩室患者经常伴发疾病。患者出现梗阻性黄疸、发热、腹痛等急、慢性胰胆系感染症状。主要原因：因胆总管、胰管开口于憩室下方或两侧，甚至于憩室边缘或憩室内，致使 Oddi 括约肌功能障碍；憩室机械性压迫胆总管、胰管，致胆汁、胰液滞留或引流不畅，管腔内压力增高，十二指肠乳头水肿，胆总管末端水肿，增加逆行感染机会并发胆管感染或急、慢性胰腺炎。Lemmel 曾将十二指肠憩室并发有肝、胆、胰腺疾病时所表现的症状群称为 Lemmel 综合征，亦有人称之为十二指肠憩室综合征。

2. 胆管结石 十二指肠憩室常可反复引起胆总管逆行性感染，细菌斑块粘于胆管壁、胆汁引流不畅造成胆总管下段结石形成。

Kimura 等对 362 例尸检病例进行分析，发现十二指肠憩室和胆囊结石随年龄增高而发病率增多，且有憩室者胆囊结石及肝外胆管结石的发病率明显高于无憩室患者（49% vs 20%，$P<0.01$），分析显示十二指肠憩室在胆系结石的发病机制中起着重要作用，尤其是对胆红素结石的形成。消化内镜治疗胆管结石的过程中，经常意外发现十二指肠乳头开口在憩室内或憩室旁，这种情况常会增加 ERCP 取石的难度。

五、辅助检查

1. X 线钡餐检查 十二指肠憩室 X 线钡餐表现为突出于肠壁的袋状龛影，轮廓整齐清晰，边缘光滑。加压后可见龛影中有黏膜纹理延续到十二指肠，有的龛影在钡剂排空后，见到为憩室腔内残留的钡剂阴影较大的憩室，颈部较宽，在憩室内有时可见气液面。一些较小而隐蔽的憩室，尚需在低张十二指肠造影时才能发现。

2. 消化内镜检查 十二指肠镜为斜视镜，常可发现十二指肠憩室的开口，另外，可了解憩室与十二指肠乳头的关系，为确定手术方案提供依据。胃镜检查时偶尔也能发现开口较大的十二指肠降段大憩室。

3. 胆管造影 可用静脉胆管造影、经皮经肝穿刺胆管造影（PTC）、经十二指肠镜逆行胆管造影（ERCP）等方法检查，以了解憩室与胆管胰管之间的关系，对外科治疗方法的选择有参考意义。文献报道 ERCP 检出乳头旁憩室旁为 18.25%（326/1 786 例），其中并发黄疸者占 22.39%（73/326 例），并发胆结石者占 19.63%（64/326 例）。

4. CT 检查 憩室通常表现为突出于十二指肠肠壁之外的圆形或卵圆形囊袋状影，浆膜面轮廓光滑。由于憩室多由窄颈与肠腔相连，CT 除可显示进入其内的阳性造影剂影外，常可见其内含有气体影。需要注意的是，当位于十二指肠降段内侧憩室内进入阳性造影剂时，有可能被误为胆总管下端结石。

六、治疗

治疗原则：无症状者无须治疗，有一定的临床症状而无其他的病变存在时首选内科治疗，十二指肠憩室需要手术治疗者仅1%。

包括饮食的调节、抑酸剂、解痉药及抗生素类药物治疗多半能使症状缓解；有的采取侧卧位或换各种不同的姿势加以上腹部按摩，帮助憩室内积食的排空，也可促使症状减轻或消失。

（靳　瑾）

第二节　十二指肠淤积

一、概述

十二指肠淤滞症（十二指肠壅积症）是指各种原因引起的十二指肠阻塞，十二指肠内容物经常性或间歇性停滞，导致十二指肠阻塞部位的近端扩张、食糜壅积而产生的临床综合征。主要为上腹部疼痛和饱胀症状，多在进食过程中或进食后发生，恶心、呕吐胆汁样物。该疾病较少见，多发于体形瘦长的青中年女性。

二、病因

引起本症的原因很多，以肠系膜上动脉压迫十二指肠形成壅积者居多（占50%），该情况也称为肠系膜上动脉综合征，是指十二指肠水平部受肠系膜上动脉（或其分支结肠中动脉）压迫导致肠腔梗阻。

其他导致十二指肠阻塞的常见原因：①胆囊和胃手术后发生粘连牵拉十二指肠，或术后功能性十二指肠梗阻；胃空肠吻合术后粘连、溃疡、狭窄或输入袢综合征。②肿瘤。十二指肠良、恶性肿瘤；腹膜后肿瘤如肾脏肿瘤、胰腺癌、淋巴瘤；十二指肠的转移癌，邻近肿大的淋巴结（癌转移）、肠系膜囊肿或腹主动脉瘤压迫十二指肠。③十二指肠远端或近端空肠浸润性疾病和炎症，如进行性系统性硬化症、Crohn病以及憩室炎性粘连或压迫引起缩窄等。④先天异常。如先天性腹膜束带压迫牵拉而阻断十二指肠；十二指肠远端先天性狭窄或闭塞，环状胰腺压迫十二指肠降段；十二指肠发育不良产生的巨十二指肠，以及十二指肠因先天性变异而严重下垂，压迫折叠十二指肠空肠角而使之关闭，从而产生壅积症。其他导致该病的先天性畸形还有十二指肠倒位、胆囊十二指肠结肠索带所致十二指肠梗阻，十二指肠前门静脉，Vater壶腹位置异常（胆总管开口于十二指肠水平部）。

三、病理

先天性解剖变异和（或）后天性因素引起局部解剖的改变，使肠系膜上动脉压迫十二指肠水平部，导致十二指肠淤滞和扩张。

（一）先天解剖变异

1. 肠系膜上动脉和腹主动脉之间的角度过小　肠系膜动脉正好在胰腺颈部下缘从腹主动脉发出，十二指肠水平部位于腹膜后，从右至左横跨第三腰椎，其前方被肠系膜根部内的肠系膜上血管神经束所横跨（图3-1）。肠系膜上动脉一般在第一腰椎水平处分出，与主动脉呈30°~42°夹角。当肠系膜上动脉过长、过短或肠系膜上动脉变异，从腹主动脉分出的部位过低或分出时角度狭窄等原因，造成肠系膜上动脉与腹主动脉之间形成的夹角变小，肠系膜上动脉将十二指肠水平部压向椎体或腹主动脉造成肠腔狭窄和梗阻。

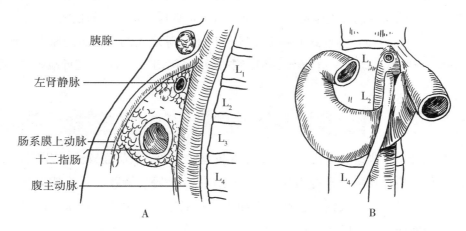

图3-1　十二指肠水平段与肠系膜血管解剖位置示意图

A. 十二指肠水平段与腹主动脉、肠系膜上动脉之间的关系；B. 屈氏韧带过短，肠系膜上动脉压迫十二指肠水平段

2. **十二指肠位置高**　十二指肠悬韧带过短或增厚，致使十二指肠位置较高，引起肠系膜上动脉对十二指肠压迫症状。

3. **脊柱前凸**　脊柱前凸畸形使十二指肠占有的空隙减少，导致肠系膜上动脉和腹主动脉之间的角度过小。

（二）其他导致肠系膜上动脉压迫十二指肠的情况

1. **瘦长体型**　瘦长体型及各种原因的消瘦可以削弱肠系膜对十二指肠水平部的支撑作用，内脏下垂牵拉肠系膜根部常为本病的重要病因。

2. **手术后粘连**　腹腔内手术后粘连牵拉肠系膜可造成肠系膜上动脉对十二指肠水平部的明显压迫。

四、临床表现

突出症状为长期反复发作的餐后上腹慢性绞痛，伴有上腹饱胀，间有隐痛、钝痛的感觉，以及嗳气、恶心和呕吐。呕吐常发生在餐后数小时或夜间，呕吐物为隔餐食物并含有胆汁，吐后症状可缓解，患者为缓解症状可自行设法呕吐。症状可因体位改变而减轻，如俯卧位或左侧卧位、胸膝位、前倾坐位将双膝放在颌下等。以上症状常呈周期性间歇发作，长期反复发作者可出现消瘦、营养不良、贫血和水电解质代谢紊乱。

症状发作时查体，可见胃型及蠕动波，上腹振水音阳性，可闻及腹内拍水声和肠鸣音高亢。

五、辅助检查

1. **钡餐检查**　可见以下征象：近端胃扩张及十二指肠淤滞；钡剂在十二指肠水平部脊柱中线处中断，有整齐的类似笔杆压迫的斜行切迹，即笔杆征；受阻近端肠管强有力的逆蠕动构成钟摆运动；切迹远端肠腔瘪陷，钡剂在2~4小时内不能排空；侧卧或俯卧时钡剂可迅速通过十二指肠水平部进入空肠，逆蠕动消失。

2. 胃镜检查　可发现十二指肠腔内的梗阻原因及在梗阻部位胃镜行进受阻。

3. 空腹抽取十二指肠液　常可发现有食物残渣等。

4. CT 结合肠系膜上动脉造影　可显示肠系膜上动脉与十二指肠在解剖角度上的关系，血管造影常显示患者的肠系膜上动脉与主动脉夹角通常小于 30°，CT 可见这一水平上的梗阻。

5. 腹部血管超声　超声检查测量肠系膜上动脉与腹主动脉之间的夹角，正常为 30°~50°，有淤滞者小于 13°；夹角内肠系膜上动脉压迫处十二指肠腔前后径多小于 1.0 cm，而近端十二指肠腔前后径多大于 3.0 cm。

六、诊断及鉴别诊断

诊断依据主要包括：①典型的症状是诊断的主要依据，患者一般病程较长，周期性反复发作，临床表现与幽门梗阻相似，但呕吐物中含有胆汁。②改变体位（俯卧、胸膝位）可使症状减轻或缓解，有时可触及扩张的十二指肠。③X 线钡餐检查见胃和十二指肠第一、第二段扩张，钡剂在十二指肠内徘徊，改变体位，钡剂即能进入空肠。

鉴别诊断方面，需要注意鉴别引起十二指肠横段或上升段排空障碍的其他病变，如环状胰腺、十二指肠癌肿、结核、克罗恩病等，这些病的影像学征象与肠系膜上动脉压迫明显不同，相对容易鉴别。也有报道因为腹主动脉瘤压迫十二指肠引起本症的。另外，本病也需与十二指肠内的结石、肠石、蛔虫团、异物所致十二指肠梗阻相区别。另需注意鉴别先天性巨十二指肠症及硬皮病伴有的十二指肠扩张，此类疾病的排空障碍是动力性的，也要注意区别。

七、治疗

无明显症状者可不必处理。平时宜少量多餐，进少渣而富营养的饮食，餐后腹部轻柔按摩，采取左侧卧位、俯卧位或胸膝位半小时，加强腹肌锻炼。

急性发作期十二指肠梗阻时给予禁食、胃肠减压、纠正水电解质平衡和肠外营养支持。如内科保守治疗不明显，可采用手术治疗，手术方式可选用：①十二指肠空肠吻合术，适用于十二指肠水平段梗阻，手术要求空肠距屈氏韧带 10~15 cm，与胀大的十二指肠水平段吻合，吻合口直径至少为 5 cm，以防肠内容物通过不畅。②胃空肠吻合术，十二指肠周围粘连多、暴露困难时方可使用，以免发生肠瘘。③十二指肠悬韧带松解术，适用于十二指肠悬韧带过短者。④十二指肠复位术。

（王志超）

第三节　肠梗阻

一、概述

肠梗阻是指任何原因引起的肠内容物通过障碍，是外科常见急腹症之一，严重时可危及病人的生命。

（一）病因与发病机制

肠梗阻的病因复杂，临床上按以下几方面进行分类。

1. 按梗阻原因分类

（1）机械性肠梗阻：由各种原因引起的肠腔狭小或不通，致使肠内容物不能通过，是临床上最常见的类型。其主要病因：①肠管受压，如粘连带压迫、肠管扭转、肿瘤压迫或疝嵌顿等。②肠腔堵塞，如蛔虫梗阻、粪块、较大胆石、柿石和异物等。③肠壁病变，如肿瘤、先天性畸形、炎症性狭窄、肠套叠等。

（2）动力性肠梗阻：动力性肠梗阻属功能性肠梗阻，分为麻痹性和痉挛性两类。在神经反射或毒素刺激的作用下，肠壁肌肉可被抑制而出现麻痹性肠梗阻，亦可因兴奋而发生痉挛性肠梗阻，但肠管本身并无器质性病变。麻痹性肠梗阻较为常见，多继发于腹腔手术、腹部创伤、弥漫性腹膜炎、感染、电解质代谢紊乱以及使用某些药物（麻醉剂、抗抑郁药和抗癌药）后。痉挛性肠梗阻较少见，可见于肠道功能紊乱、急性肠炎或慢性铅中毒病人。

（3）血运性肠梗阻：继发于急性肠系膜血管缺血性疾病，由于肠管血运障碍致使肠蠕动功能丧失，不能正常转运肠内容物。肠系膜血管的闭塞一般是由于血管栓塞或血栓形成而引起，罕见情况下由动脉夹层造成。随着人口老龄化和动脉硬化等疾病的发病率上升，血运性肠梗阻的发病率已有明显上升趋势，此种肠梗阻可迅速继发肠壁血运障碍和肠坏死，临床上应予以重视。

2. 按肠壁血运有无障碍分类

（1）单纯性肠梗阻：仅有肠内容物通过受阻，而无肠壁血运障碍。

（2）绞窄性肠梗阻：在肠梗阻发生过程中同时出现肠壁血运障碍，继而可引起肠坏死、穿孔。主要是由于肠系膜血管或肠壁小血管受压、血管腔栓塞或血栓形成而使相应肠段血运障碍等原因引起。

3. 按梗阻部位分类　分为高位小肠、低位小肠和结肠梗阻，后两种肠梗阻也可统称低位肠梗阻。

（1）高位小肠梗阻：一般发生在十二指肠及空肠。

（2）低位小肠梗阻：一般发生在远端回肠。

（3）结肠梗阻：大多发生在左半结肠，以乙状结肠或乙状结肠与直肠交界处好发。

4. 按发病过程的快慢分类　分为急性和慢性肠梗阻。

5. 按梗阻的程度分类　分为不完全性和完全性肠梗阻。不完全性肠梗阻时，部分肠内容物仍可通过梗阻部；完全性肠梗阻时，肠内容物已完全不能通过梗阻部，两者在一定条件下可以互相转化。若有一段肠袢两端完全阻塞，如肠扭转，则称闭袢性肠梗阻，也属完全性肠梗阻。而结肠肿瘤引起的肠梗阻，即使在发病早期仅有一端肠腔发生完全阻塞，但由于回盲瓣致使肠内容物不能向小肠反流，使得结肠成为闭袢，发展成闭袢性肠梗阻。

肠梗阻的发生发展是一个不断变化的动态过程，不同类型的肠梗阻之间可以互相转化：如机械性肠梗阻在早期大多是单纯性和不完全性肠梗阻，当肠管内压力持续增高、肠腔过度扩张，则可转变为麻痹性肠梗阻。在此阶段，若能积极治疗，尚有逆转可能，若病情进一步加重，则可发展为完全性肠梗阻甚至绞窄性肠梗阻。而一旦发生绞窄性肠梗阻，则进入了不可逆转的病理阶段。特别要注意的是，单纯性肠梗阻进展到了一定的程度，就有可能在短时内迅速演变成不可逆的绞窄性肠梗阻，产生严重的后果。血运性肠梗阻继发于肠系膜血管闭塞，早期即存在肠管血运障碍，若不迅速恢复血供，容易迅速发展为绞窄性肠梗阻。

（二）病理生理

肠梗阻发生后，由于肠内容物通过障碍，肠管局部和机体全身相继发生一系列的病理和病理生理变化。此种变化可因肠梗阻的类型不同而有所差异，其中以机械性肠梗阻的演变发展过程较为典型。

1. 局部变化　机械性肠梗阻发生后，梗阻部位以上肠段的蠕动增强，以克服梗阻障碍；梗阻部以上肠腔内因大量气体和液体的积聚而膨胀，梗阻以下肠管则瘪陷、空虚，扩张、塌陷的肠管交界处即为梗阻所在，这对于术中寻找梗阻部位至关重要。肠管内气体来源主要为吞咽的气体，其余大部分是细菌分解所产生的气体。肠管内的液体大部分是积存在肠腔的消化液。由于强烈的肠蠕动，病人出现程度不同的肠绞痛。肠内压增高会造成肠壁肌肉的麻痹，肠蠕动逐渐减弱；当肠管内压力继续增高，可造成肠壁的血液循环障碍，最终引起肠壁坏死。

2. 全身变化

（1）水、电解质代谢紊乱和酸碱平衡失调：体液丧失和体液失调是肠梗阻的重要病理生理改变，肠梗阻往往导致体液丧失并由此而引起水、电解质代谢紊乱与酸碱平衡失调。急性肠梗阻病人，由于不能进食及频繁呕吐，从而大量丢失胃肠液；由于肠管内压力增高和肠管水肿，影响肠黏膜的吸收功能，而梗阻部位以上的肠壁静脉回流受阻，黏膜分泌及渗出增多，更加重体液的丢失。若有肠绞窄发生，还会发生肠壁通透性增加和腹腔渗液，甚至丢失血液，直接导致血容量减少。

伴随着胃肠液的丢失，会发生电解质和酸碱平衡失调，其性质和程度可因梗阻部位的不同而有所差别。若十二指肠第一段发生梗阻，丢失的消化液主要是含高浓度氢离子和氯离子的胃液，从而产生代谢性低氯碱中毒。多数的小肠梗阻，丢失的主要为碱性或中性肠液，钠离子和钾离子的丢失较氯离子为多，容易产生代谢性酸中毒和低钾血症，严重缺钾可引起肠麻痹，加重肠腔膨胀，并可出现肌无力和心律失常。

（2）感染和毒素吸收：在梗阻以上的肠道内容积聚，造成细菌过度繁殖和菌群失调，并产生多种强烈的毒素。由于肠壁的血运障碍，肠黏膜屏障受到破坏，发生肠道细菌移位和毒素吸收，并有可能发生假膜性肠炎。当发展到绞窄性肠梗阻时，更会因为肠管坏死或穿孔，导致严重的腹膜炎和全身感染中毒。

（3）休克和多器官功能障碍：在肠梗阻发展的后期，因严重的脱水、血容量减少、电解质代谢紊乱、酸碱平衡失调、感染中毒等情况，可引起休克。由于肠腔膨胀和腹水使腹内压持续增高，可以造成腹腔间隔室合征（abdominal compartment syndrome，ACS）。而肠坏死穿孔，可继发急性弥漫性腹膜炎，全身中毒症状尤为严重，最终导致多器官功能障碍综合征（multiple organ dysfunction syndrome，MODS）和死亡。

（三）临床表现

1. 症状

（1）腹痛：机械性肠梗阻发生时，由于梗阻以上肠管强烈的肠蠕动，即发生腹痛。肠管肌过度疲劳而呈暂时性弛缓状态，腹痛随之缓解，即为典型的阵发性腹部绞痛；如果腹痛的间歇期不断缩短甚至发展为持续性剧烈腹痛，则应该警惕绞窄性肠梗阻的可能。麻痹性肠梗阻可表现为腹部胀痛不适，听诊时肠鸣音减弱或消失。

（2）呕吐：呕吐可因梗阻部位高低而有所不同。通常高位梗阻呕吐出现较早、较频繁，呕吐物主要为胃及十二指肠内容物，可含有胆汁。低位肠梗阻时，呕吐出现迟而次数少，呕吐物量小但可呈粪样。结肠梗阻时，呕吐到晚期才出现。麻痹性肠梗阻时，呕吐多呈溢出性。若呕吐物呈棕褐色或血性，是肠管血运障碍的表现。

（3）腹胀：腹胀一般在腹痛后出现，其程度与梗阻部位有关。高位肠梗阻腹胀一般不明显；低位肠梗阻腹胀显著，遍及全腹。结肠梗阻时，由于回盲瓣的存在，梗阻以上结肠形成闭袢，腹周膨胀表现显著。

（4）停止排气排便：完全性肠梗阻发生后，病人停止肛门排气排便。但在梗阻早期，尤其是高位肠梗阻，梗阻以下肠腔内尚有残存粪便和气体，病人仍有可能排便。在绞窄性肠梗阻、肠套叠和肠系膜血管闭塞性疾病时，则可排出血性或黏液样粪便。

2. 体征

（1）一般情况：单纯性肠梗阻，在早期脱水不严重时，心率可正常；心率加快与低血容量及脱水严重程度正相关。绞窄性肠梗阻时，心率可明显加快。在肠梗阻早期，体温可正常或略有升高，而在肠绞窄和肠坏死时体温则明显升高。肠梗阻腹部膨胀严重时或在绞窄性肠梗阻感染中毒情况下，病人出现呼吸急促等反应。

（2）腹部体征：单纯性肠梗阻时，因肠管膨胀可有轻度压痛，但无腹膜刺激征。绞窄性肠梗阻时，出现固定压痛和腹膜刺激征，具有压痛的包块常为发生绞窄的肠袢。肿瘤性肠梗阻时，有时可在腹部触及包块。因肠腔膨胀积气，叩诊常为鼓音。

（四）辅助检查

1. 实验室检查　单纯性肠梗阻随着病情发展，因体液丧失和中毒，出现血液浓缩现象：红细胞计数、血红蛋白值及血细胞比容升高，尿比重也可增高。当病情发展出现肠绞窄时，白细胞计数和中性粒细胞计数明显增加。血气分析、血电解质和尿素氮、肌酐测定可反映相关的酸碱平衡失调、电解质代谢紊乱和肾功能状况。呕吐物和粪便检查，有大量红细胞或隐血阳性时，应考虑存在肠管血运障碍。

2. 影像学检查

（1）X线：肠梗阻后 4~6 小时，X 线检查即可见肠腔内积气，伴胀气肠袢及气液平面。不同部位肠梗阻的 X 线表现：①十二指肠梗阻，可见胃和十二指肠充气扩张，立位可见较大的液平面，余肠内无液平面。②空肠梗阻，左上腹或中上腹偏左可见扩张肠曲，液平面数量少，肠曲黏膜皱襞排列较密集（图 3-2A）。③回肠梗阻，大部腹腔可见积气扩张的空回肠，肠曲横贯或斜贯腹腔，平行排列，立位可见位置高低不平、呈阶梯状排列的液平面（图 3-2B）。④结肠梗阻，梗阻近侧的结肠积气扩张，根据回盲瓣关闭情况，小肠可以扩大或不扩大（图 3-2C）。

（2）CT：CT 检查对于明确梗阻病因、部位以及判断肠绞窄等方面均有较大价值，可显示扩张的肠曲，并可见多个肠腔内气液平面（图 3-3）。

（3）超声：超声作为肠梗阻的辅助检查，可以发现肠管扩张和积气积液，彩色多普勒超声检查可直接显示肠系膜血管血栓等病变，可为诊断提供可靠依据。

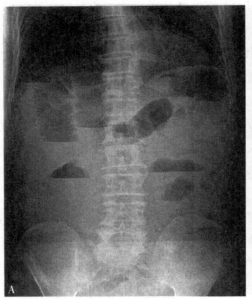
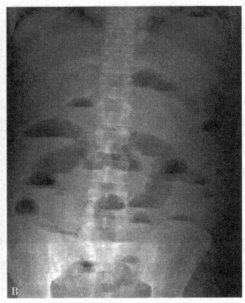

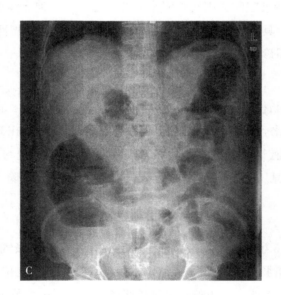

图 3-2　肠梗阻 X 线表现

A. 高位空肠梗阻；B. 低位小肠梗阻；C. 结肠梗阻

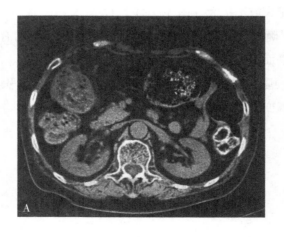

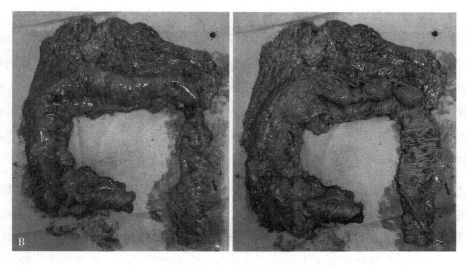

图 3-3　肠梗阻 CT 表现及手术切除标本

A. 肠梗阻 CT 表现，系粪块堵塞肠腔所致；B. 术后全结肠标本

（五）诊断

根据临床表现和辅助检查常可做出相应的诊断。但肠梗阻往往临床表现复杂，变化迅速，在诊断过程中，需密切观察病情变化及时确定和修正诊断，特别是注意明确下列有关肠梗阻的类型、性质和程度等问题以指导和调整治疗方案。

1. 有无肠梗阻　典型肠梗阻具有腹痛、呕吐、腹胀、停止肛门排气排便四大症状以及腹部可见肠型或蠕动波，肠鸣音亢进等。但需注意，肠梗阻有时可不完全具备这些典型表现，特别是某些绞窄性肠梗阻的早期，可能与输尿管结石、急性胃肠炎、急性胰腺炎等混淆，X 线等检查对诊断有较大帮助。

2. 判定肠梗阻类型　临床上机械性肠梗阻最多见，大多数病人症状典型，但在肠梗阻的早期腹胀可不显著。麻痹性肠梗阻无阵发性绞痛和肠蠕动亢进等表现，常有肠蠕动减弱或消失，腹胀显著，X 线检查可显示大肠和小肠全部充气扩张，而机械性肠梗阻引起的腹胀仅限于梗阻以上的部分肠管。粘连性肠梗阻多有既往手术史，在病程上常有慢性反复发作情况。绞窄性肠梗阻大多发病急骤凶险，常有心血管基础疾病。

3. 明确有无绞窄发生　由于绞窄性肠梗阻必须及早进行手术治疗，所以判定是否存在绞窄极为重要。有下列表现者，应考虑绞窄性肠梗阻的可能：①发病急骤，起始即为持续性剧烈疼痛，或在阵发性加重之间仍有持续性疼痛。②病情发展迅速，早期出现休克，抗休克治疗后改善不显著。③有明显腹膜炎的表现，体温上升、脉率增快、白细胞计数增高。④腹胀不均匀对称，腹部有局部隆起或触及有压痛的肿块（孤立胀大的肠袢）。⑤呕吐出现早而频繁，呕吐物、胃肠减压抽出液、肛门排出物为血性，腹腔穿刺液抽出血性液体。⑥X 线检查见孤立而胀大肠袢、假肿瘤状阴影或肠间隙增宽和腹水。⑦CT 检查发现肠壁积气，肠系膜静脉与门静脉内出现气体影，增强扫描时发现肠系膜动、静脉血栓形成。⑧经过积极的非手术治疗症状体征无明显改善。

4. 了解梗阻位置　高位小肠梗阻的特点是呕吐发生早而频繁，腹胀不明显。低位小肠梗阻的特点是腹胀明显，呕吐出现晚而次数少，并可呕吐粪样物。X 线和 CT 检查常对于肠梗阻定位有很大帮助。

5. 判断梗阻程度　不完全性梗阻呕吐与腹胀都比较轻或无呕吐，X 线所见肠袢充气扩张不明显，而结肠内仍有气体存在。完全性梗阻呕吐频繁，可伴有停止排便排气。腹部 X 线检查见梗阻以上肠袢明显充气扩张，梗阻以下结肠内无气体。

6. 分析梗阻原因　临床上引起肠梗阻的原因众多，应根据病人年龄、病史、体征、影像学检查等综合分析。在临床上粘连性肠梗阻最为常见，多发生在既往有腹部手术、损伤或炎症史的病人。嵌顿性或绞窄性腹外疝也是较常见的肠梗阻原因，所以机械性肠梗阻的病人应仔细检查可能发生腹外疝的各个部位。结肠梗阻多系肿瘤所致，需特别提高警惕。新生儿则以肠道先天性畸形为主。老年病人，有高血压和动脉硬化病史，特别是出现与体征不符的剧烈腹痛时，应考虑急性肠系膜血管缺血性疾病的可能。

（六）治疗

肠梗阻的治疗原则是纠正肠梗阻引起的全身生理紊乱和解除梗阻，包括非手术治疗和手术治疗，具体治疗方法需根据肠梗阻的病因、类型、部位、病人的全身情况和病情严重程度而制定。

1. 非手术治疗　非手术治疗包括基础治疗和缓解梗阻的各种措施。非手术治疗期间应密切观察病情，发现有疾病恶化征象应及时转为手术治疗。对于急性完全性肠梗阻，保守治疗一般不宜超过 24～48 小时，若不能有效解除梗阻，往往需要手术治疗。但在确认无绞窄和腹膜炎情况下，尚有可能再恰当延长保守治疗的时间。

（1）基础治疗：对于肠梗阻病人，无论后续采用非手术或手术治疗，均需首先进行基础的处理。对于非手术治疗的病人，基础治疗已属主要的治疗措施，可以有效地帮助病人度过急性发作期而获得缓解的机会。对于最终需手术治疗的病人，基础治疗也是一种必不可少的术前准备内容。

1）胃肠减压：是治疗肠梗阻的重要方法之一。通过胃肠减压吸出胃肠道内的气体和液体，可以减轻腹胀，降低肠腔内压力，改善肠壁血液循环，有利于改善局部病变和全身状况。一般情况下，可使用鼻胃管减压引流。对于低位肠梗阻，在减压效果不佳时，可选用较长的鼻肠管，其长度达到 3 m，头端带有薄膜囊可注入气体或液体。目前临床上使用较多的是肠梗阻导管，在胃镜或 X 线引导下操作，将导管通过幽门而插入十二指肠或更远端，随后借助水囊重力和肠蠕动的动力下行至接近梗阻部位的肠管，这样可以有效地吸引肠道内容物，降低肠腔压力。对部分病人可达到避免手术或充分术前准备的目的，其确切的疗效尚有待进一步的循证医学研究结果来证实。

2）解痉止痛和镇静等对症治疗：应用山莨菪碱等抗胆碱药可使平滑肌松弛，解除痉挛和梗阻。对于肠梗阻引起的腹痛，并不禁忌使用止痛剂，但应遵循急腹症治疗的原则，在达到止痛效果的同时，避免掩盖对肠绞窄和腹膜炎的判断。如果手术指征已确立，术前准备期间使用止痛药物，可以有效地减轻病人痛苦。

3）纠正水、电解质代谢紊乱和酸碱平衡失调：在肠梗阻治疗中，纠正水、电解质代谢紊乱和酸碱平衡失调是十分重要的措施。补液量和种类需根据呕吐情况、缺水体征、血液浓缩程度、尿量和尿比重，并结合血清钾、钠、氯和血气分析监测结果而定。在单纯性肠梗阻晚期和绞窄性肠梗阻，尚需输给血浆、全血或血浆代用品，以补偿丧失至肠腔或腹腔内的血浆和血液。

4）防治感染：应用抗肠道细菌包括抗厌氧菌的抗生素。一般单纯性肠梗阻并不需使用，但对肠梗阻时间较长，特别是绞窄性肠梗阻以及手术治疗的病人，应该使用足量的抗生素。

（2）其他治疗：非手术方法解除梗阻，主要适用于一些单纯性肠梗阻、粘连性肠梗阻、麻痹性或痉挛性肠梗阻、粪块或蛔虫等堵塞引起的肠梗阻、肠结核等炎症性疾病引起的不完全性肠梗阻、早期肠套叠等。除了前述胃肠减压之外，针对不同的病因尚有采用低压空气或钡灌肠、经乙状结肠镜插管和腹部按摩等多种复位方法，在临床实践中已有成功的经验。在药物方面，生长抑素可显著减少胃肠道分泌，减轻梗阻近端肠腔内消化液的淤积，从而减轻肠腔的扩张，有利于肠壁水肿的消退和肠梗阻的缓解。口服或胃肠道灌注植物油能起到治疗作用。近年来，水溶性造影剂的应用受到了重视，此类造影剂进行消化道造影不但可以帮助诊断肠梗阻，高渗性的造影剂本身也能够促进不全性小肠梗阻和麻痹性肠梗阻的缓解。在非手术治疗期间，必须严密观察，若症状和体征不见好转或反有加重，特别是出现腹膜刺激征和发热、心动过速、白细胞升高等中毒症状，即应转为手术治疗。

2. 手术治疗　手术治疗主要用于解除梗阻、去除病因。手术适应证：各种绞窄性肠梗阻、各种肿瘤、重度粘连、严重的炎症性疾病和先天性肠道畸形引起的肠梗阻，以及非手术治疗无效的肠梗阻。根据梗阻的病因、性质、部位及病人全身情况，肠梗阻手术大体上可归纳为下述 4 种类型。

（1）单纯解除梗阻的手术：如粘连松解术，肠切开取除肠石、蛔虫等，肠套叠或肠扭转复位术等。

（2）肠切除肠吻合术：当肠梗阻是由肠管肿瘤和炎症性狭窄等原因引起，或局部肠段已经失活坏死，为解除肠梗阻、去除梗阻病因和控制病情，应做肠切除和肠吻合术。对于绞窄性肠梗阻，应争取在肠坏死以前解除梗阻，尽早恢复肠管血液循环，避免肠坏死或减少坏死的范围。正确判断肠管的生机对于外科手术十分重要。若在手术中解除了梗阻原因后仍有下列表现，则说明肠管已无生机：①肠壁已呈黑色并塌陷。②肠管麻痹扩大，失去张力和蠕动能力，对刺激无收缩反应。③相应的肠系膜终末小动脉无搏动。如有可疑，可用等渗盐水纱布热敷，或用 0.5% 普鲁卡因溶液做肠系膜根部封闭等。观察 10～30 分钟，倘若仍无好转，说明受累肠段已坏死，应做肠切除术。若肠管生机一时难以确定，特别当病变肠管过长，切除后可能导致短肠综合征（short bowel syndrome，SBS）时，则可将其回纳入腹腔，缝合腹壁，于 18～24 小时后计划性地再次剖腹探查。但在此期间必须严密观察，一旦病情恶化，应及时再次剖腹手术。

（3）肠短路吻合术：当梗阻的部位切除有困难，如肿瘤广泛侵犯周围组织，或肠粘连广泛而难以分离时，为解除梗阻，可游离梗阻部位远近端肠管做肠短路吻合术，旷置梗阻部位。但应注意旷置的肠管尤其是梗阻部位的近端肠管不宜过长，以免引起盲袢综合征。

（4）肠造口或肠外置术：如梗阻部位病变复杂，或病人一般情况差，难以耐受复杂手术时，可采用这类术式解除梗阻。主要适用于低位肠梗阻，如急性结肠梗阻。对单纯性结肠梗阻，一般采用梗阻近侧（盲肠或横结肠）造口，以解除梗阻。如已有肠坏死，则切除坏死肠段后将两断端外置做双腔造口术，以后二期手术，进行造口回纳或再解决结肠病变。

二、粘连性肠梗阻

粘连性肠梗阻是由肠粘连或腹腔内粘连带所致，临床上最为常见，国内占全部肠梗阻的 40% 以上，在西方国家甚至可达 60%～70%。

（一）病因与病理生理

肠粘连和腹腔内粘连带形成可分先天性和后天性两种。先天性者较少见，可因发育异常或胎粪性腹膜炎所致。后天性者远为多见，常由于腹腔内手术、炎症、创伤、出血、异物等引起，其中以手术后所致的粘连性肠梗阻最多。虽然肠粘连在手术后普遍存在，但只有在一定的条件下才会引起肠梗阻。常见的原因有：①肠袢间紧密粘连成团或固定于腹壁，使肠腔变窄或影响肠管的蠕动和扩张。②肠管因粘连牵扯扭折成锐角。③粘连带压迫肠管。④肠袢套入粘连带构成的环孔，形成内疝。⑤肠袢以粘连处为支点发生肠扭转等。由于上腹部的肠管相对较为固定，而下腹部和盆腔内肠管活动度较大，因此，下腹部和盆腔手术后肠粘连的发生率要高于上腹部手术。除了上述病理基础以外，肠梗阻的发生常伴一些诱因，如肠道功能紊乱、暴饮暴食、突然改变体位等。鉴于手术创伤与肠粘连的发生直接相关，以下措施有助于减少粘连的形成：手术中应贯彻微创和损伤控制的理念，注意保护健康组织，尽量减少腹膜撕裂和缺损，缩短肠管暴露和接触空气时间。关腹前彻底止血、冲洗清除积血和可能存在的异物。术后早期活动，促进肠蠕动恢复。

（二）临床表现

急性粘连性肠梗阻主要表现为小肠机械性肠梗阻，病人通常有腹腔手术、创伤或感染病史。既往有慢性肠梗阻症状和多次急性发作者多为广泛粘连引起的梗阻。长期无症状而突然发作急性肠梗阻，腹痛较重，出现腹膜刺激征，应考虑是粘连带、内疝、肠扭转等引起的绞窄性肠梗阻。术后早期发生的粘连性肠梗阻应与手术后肠蠕动功能失调和麻痹性肠梗阻相鉴别，肠蠕动功能失调多发生在手术后 5~7 天，当肛门恢复排气排便后，症状即逐渐自行消失。而麻痹性肠梗阻的鉴别通常需排除机械性肠梗阻因素存在，在临床表现上往往缺乏急性粘连性肠梗阻的肠绞痛症状和体征。

（三）辅助检查

1. 腹部 X 线平片　常用的检查方法。表现为：①梗阻处或邻近肠曲扩张位置固定，不随体位改变。②扩张肠曲程度不一，分层排列，具有倾向性。③扩张肠曲向腹部某一区域聚集牵拉。④仰卧前后位平片呈三角形、条状、带状或不规则蜘蛛状的粘连带。⑤胁腹脂线清晰，后腹壁脂线模糊。

2. CT　目的在于明确诊断，发现有无伴随其他疾病及并发症。表现为移行性狭窄、扩张/塌陷肠管相连、粘连带、鸟嘴征、成角征、肠管扩张大于等于 25 mm，肠管与腹壁之间、肠管与肠管之间的脂肪间隙消失，粘连处明显强化。

（四）治疗

首先需区别肠梗阻是单纯性还是绞窄性，是完全性还是不完全性。因为手术治疗并不能消除粘连，相反，术后还可能形成新的粘连，所以对单纯性肠梗阻和不完全性梗阻，特别是广泛性粘连者，一般选用非手术治疗。又如术后早期炎性肠梗阻，除纤维素性粘连以外，尚与术后早期腹腔炎症反应有关，此时既有肠壁水肿和肠腔狭窄，又存在炎症引起的局部肠动力性障碍，一般应采用非手术治疗。

粘连性肠梗阻如经非手术治疗不见好转甚至病情加重，或怀疑存在绞窄性肠梗阻时，须尽早手术，以免发生肠坏死。对反复频繁发作的粘连性肠梗阻也应考虑手术治疗。

手术的方式应按粘连的具体情况而定：①粘连带和小片粘连，可施行简单的切断和粘连松解。②广泛粘连难以分离，且容易损伤肠壁浆膜和引起渗血或肠瘘，并再度引起粘连，所以对那些并未引起梗阻的部分，不应强行分离。如因广泛粘连而屡次引起肠梗阻者，可选择小肠插管内固定排列术，即经胃造瘘或空肠造瘘插入肠梗阻导管，将其远端插至回肠末端或盲肠，然后将小肠顺序折叠排列，借胃肠道内的导管达到内固定的目的。③若有一组肠袢紧密粘连成团而引起梗阻，且不能分离，可将此段肠袢切除并一期肠吻合；倘若无法切除，则作梗阻部位近、远端肠段侧侧吻合的短路手术，或在梗阻部位以上切断肠管，远断端闭合，近断端与梗阻以下的肠管作端侧吻合。近年来，腹腔镜技术也被应用于肠梗阻手术，已有临床研究显示，肠粘连索带松解等腹腔镜手术安全有效，并有创伤小和术后恢复快等优点。

三、肠扭转

肠扭转是一段肠袢及其系膜沿其系膜长轴扭转 360°~720°而造成的闭袢性肠梗阻。多数发生在小肠，其次是结肠，既有肠管的梗阻，又有肠系膜的血液循环受阻，病情凶险且发展迅速，病死率达15%~40%。

（一）病因

肠扭转的发生常常与局部的解剖结构特点和有关病理改变有关，如肠袢及其系膜过长、系膜根部附着处过窄或粘连收缩靠拢、手术后局部粘连、肠系膜肿瘤等，并因肠内容重量骤增、肠管动力异常以及突然改变体位等诱因而引发。临床上扭转程度轻者在360°以下，严重者扭转可达2~3转，形成闭袢性肠梗阻，此时肠系膜血管同时受压，极易发展成绞窄性肠梗阻。常见的肠扭转有部分小肠、全部小肠和乙状结肠扭转，罕见盲肠扭转。

（二）临床表现

肠扭转表现为急性机械性肠梗阻，根据其发生的部位，临床上有不同特点。

1. 小肠扭转　急性小肠扭转多见于青壮年，常有饱食后剧烈活动等诱因，儿童病人常与先天性肠旋转不良等有关。临床上多为高位小肠梗阻，表现为突然发作剧烈腹部绞痛，部位多在脐周，常为持续性疼痛阵发性加重，疼痛可放射至腰背部，腹膜炎时则有全腹疼痛。呕吐频繁，腹胀不显著或者在某一部位腹胀特别明显。腹部有时可触及扩张肠袢伴压痛。病程稍晚，病人极易发生休克。腹部X线检查符合闭袢性和绞窄性肠梗阻的表现，另外，还可见空肠和回肠换位，或排列成多种形态的小跨度蜷曲肠袢等特有的征象。

2. 乙状结肠扭转　多见于乙状结肠冗长、常有便秘习惯的老年人，以往有多次腹痛发作经排便、排气后缓解的病史。临床表现为中下腹急性阵发性绞痛，有明显腹胀，排气排便停止，而呕吐一般不明显。体检可见不对称性腹胀伴压痛，扭转早期肠鸣音活跃，扭转肠袢绞窄坏死时出现腹膜炎和休克。低压灌肠时，灌入液往往不足500 mL。腹部X线检查显示腹部偏左巨大的马蹄状双腔充气肠袢，可自盆腔直达上腹或膈肌，立位可见两个液平面，降、横、升结肠和小肠可有不同程度的胀气。钡剂灌肠造影见钡剂充盈乙状结肠下部，扭转部位钡剂受阻，逐渐变细，钡剂影尖端呈"鸟嘴"形。

3. 盲肠扭转　盲肠扭转罕见，约占全部肠梗阻的1%，好发于40岁以下的成年女性，也属闭袢性肠梗阻，容易发生肠绞窄。临床表现为低位机械性肠梗阻，出现中腹或右下腹急性腹痛，右中下腹可触及囊性包块伴压痛。腹部X线平片检查显示盲肠显著扩张及液气平面，钡剂灌肠造影见钡剂通过升结肠受阻征象。

（三）治疗

肠扭转是一种较严重的机械性肠梗阻，常在短时期内发生肠绞窄、坏死，病死率较高。一般应及时手术治疗，仅全身情况良好、无腹膜刺激征的早期肠扭转病人可接受初步的对症保守疗法。

1. 扭转复位术　将扭转的肠袢按其扭转的相反方向回转复位。复位后如肠系膜血液循环恢复良好，肠管未失去生机，可以考虑进一步解决预防复发的问题。对于移动性盲肠引起的盲肠扭转，可将盲肠与侧腹壁缝合固定。过长的乙状结肠可将其平行折叠，固定于降结肠内侧，也可行二期手术，切除过长的乙状结肠。

2. 肠切除术　适用于已发生肠坏死的病人。小肠应做一期切除吻合；对于结肠和盲肠，特别是病情严重、有穿孔或弥漫性腹膜炎者，切除坏死肠段后一般将断端做肠造口术，二期行肠吻合术。

四、肠套叠

肠套叠是指一段肠管套入与其相连的肠管腔内。绝大多数肠套叠是近端肠管向远端肠管内套入，逆性套叠较罕见。肠套叠可导致肠内容物通过障碍，幼儿肠套叠多见，成人少见，但有其特点。

（一）病因

肠套叠分原发性和继发性两类。原发性肠套叠多发于婴幼儿，80%发生于2岁以下的儿童，肠管本身无病理变化。因为小儿肠蠕动活跃，容易肠功能失调而发生肠套叠；小儿上呼吸道或胃肠道感染时，常引起肠系膜淋巴结肿大，也可能影响肠管的正常蠕动而导致肠套叠。继发性肠套叠多见于成人，肠管本身多已存在器质性疾病，如肠道肿瘤、息肉、结核以及梅克尔憩室。这些病变影响肠管的正常蠕动，从而诱发肠套叠。腺病毒感染时，显著肿胀肥大的回肠远端可以作为套叠的起点。肠蛔虫病、痉挛性肠梗阻有时也是发病的诱因。肠套叠根据套叠发生的部位分为小肠套小肠（小肠套叠）、回肠套盲肠（回盲部套叠）、回肠套结肠、结肠套结肠（结肠套叠）等类型（图3-4），其中以回盲部套叠最常见。被套入的肠段进入鞘部后，其顶点可沿肠管继续推进，肠系膜也被牵入，肠系膜血管受压迫，造成局部循环障碍，逐渐发生肠管水肿、肠腔阻塞，套入肠段发生绞窄而坏死。鞘部肠管扩张并可发展为缺血性坏死，甚至穿孔而导致腹膜炎。

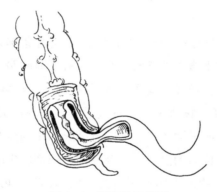

图 3-4　肠套叠示意图

（二）临床表现

肠套叠的三大典型临床表现是腹痛、血便和腹部肿块，表现为突然发作的剧烈阵发性腹痛，患儿阵发哭闹不安、面色苍白、出汗，伴有呕吐和果酱样血便。腹部可触及表面光滑的腊肠形肿块，常位于脐右上方，稍可活动，而右下腹呈空虚感。成人肠套叠临床表现可不典型，多呈不完全性肠梗阻，腹痛症状较轻、呈阵发性，较少发生血便；套叠常可自行复位，往往表现为慢性反复发作，需与各种慢性腹痛相鉴别，特别注意发现引起肠套叠的肠管病变。

（三）辅助检查

1. 腹部 X 线平片　是常用的检查方法。表现为：①右腹密度均匀或呈致密影；随病变的发展，可见低位小肠梗阻表现。②充气检查时套叠部的远端呈杯口状的充盈缺损，为最可靠的诊断依据。

2. CT　目的在于明确诊断，发现有无伴随其他疾病及并发症。肠套叠表现为肠管明显积液、积气、扩张。清晰显示肠套叠的解剖结构，由内到外分别为套入的肠管、肠系膜以及脂肪、套鞘。

3. 超声　较为常用的检查方法，表现为：①混合性包块，套叠肠管纵向截面呈"套筒征"。②肠壁增粗，近端肠腔扩张，可探及血流。

（四）治疗

原发性肠套叠早期可用灌肠法复位，常用空气、氧气或钡剂灌肠，复位效果可达90%以上，但发病已超过48小时或怀疑有肠坏死者禁用。空气压力一般先用60 mmHg（8.0 kPa），经肛管灌入结肠内；X线透视再次明确诊断后，继续注气加压至80 mmHg（10.6 kPa）左右，直至套叠复位。如果套叠不能复位、灌肠复位后出现腹膜刺激征、全身情况恶化，应行手术治疗。手术方法应根据探查情况决定，肠管情况良好者适合行手法复位。若手法复位失败，可切开外鞘颈部，松解紧缩环，将套入肠管复位，然后修补肠壁。对手术复位失败、肠壁损伤严重或已有肠坏死者，可行一期肠切除吻合术。如果患儿全身情况不良，则可先切除坏死肠管，或断端造口，以后再行二期肠吻合术。成人肠套叠多有引起套叠的病理因素，一般主张手术治疗。

五、功能性肠梗阻

功能性肠梗阻一般是指肠壁神经肌肉活动紊乱，导致肠内容物不能通过，而肠腔内外并无机械性梗阻因素，因此也称为假性肠梗阻。功能性肠梗阻可分为麻痹性和痉挛性两种。麻痹性肠梗阻是由于肠壁肌肉运动受抑制而失去蠕动能力，肠腔内容物不能被运行向下，亦称无动力性肠麻痹。痉挛性肠梗阻是因肠壁肌肉强烈收缩，不能正常蠕动运送肠内容物。

（一）病因

肠管是一条肌性管道，肠管的运动通常依赖肠管平滑肌和神经电活动。支配肠管的神经包括：交感神经、副交感神经和肠管自身的壁内神经丛。交感神经发自脊髓胸₁至腰₂段的侧角，副交感神经主要来自脑干发出的迷走神经，支配远端结肠的副交感神经则来自脊髓骶部发出的盆神经。如果各种原因影响上述肠道自主神经系统的生理平衡、肠道局部神经的传导或平滑肌的收缩，肠壁肌肉就会被抑制而丧失蠕动能力或因肌肉兴奋而发生肠管痉挛，两者均会导致肠梗阻。

1. 麻痹性肠梗阻　麻痹性肠梗阻相对较为常见，发生于急性弥漫性腹膜炎、腹部大手术、腹膜后出血或感染、电解质代谢紊乱和药物作用等，由于肠壁肌肉运动受抑制而失去蠕动能力。

（1）术后麻痹性肠梗阻：一些手术以后可出现肠梗阻，这种肠梗阻无机械性梗阻的因素存在。其发病一般认为与下列原因有关。

1）手术后交感神经系统兴奋，此种术后神经反射可抑制胃肠道蠕动。

2）手术中的机械性刺激，术中肠管及其系膜受牵拉刺激后肠蠕动功能暂时丧失或肠蠕动不协调。

3）手术引起的组织创伤、腹腔积血、无菌性炎症和免疫反应，激活肠道肌层中性粒细胞释放大量炎性介质，导致肠壁炎症水肿和肠道蠕动抑制。另有一些病人在术后肠功能恢复后再次出现肠梗阻，其主要原因是肠壁炎症造成的肠蠕动减弱，其次是肠壁水肿引起的肠腔阻塞，也被称为术后早期炎性肠梗阻，是一种动力性与机械性同时存在的肠梗阻。

4）腹膜后血肿、炎症，手术后全身性或腹腔内感染，也可引起反射性肠麻痹。

5）肠道缺血、麻醉、镇静等药物作用。

6）合并糖尿病酮症、尿毒症和代谢性酸中毒，低钾、低钠和低镁血症。

7）脊柱、盆腔手术对神经的直接影响。

（2）非手术麻痹性肠梗阻：与手术无直接关系，但病理生理机制可与术后麻痹性肠梗阻相似。常见于以下原因。

1）电解质代谢紊乱、尿毒症等代谢紊乱。

2）全身性或腹腔内感染炎症、重金属中毒，如败血症、腹腔内脓肿、重症胰腺炎及肾盂肾炎、肺炎等。

3）中枢神经、肠平滑肌或肠管肌间神经丛等病变，如脊髓炎、系统性硬化症、结缔组织病、淀粉样变性、帕金森病和结肠神经节细胞缺乏症等。

4）药物作用，如镇静剂、抗抑郁和抗癌药等。

2. 痉挛性肠梗阻　此种肠梗阻十分少见，一般是由于外伤、炎症或异物等刺激等引起，也可见于如一些肠道功能紊乱、某些药物反应和慢性铅中毒等。

（1）肠管刺激：肠腔内的异物、寄生虫、炎症、刺激性食物、肠壁溃疡及血运障碍等，有时可引起肠壁痉挛和梗阻。

（2）神经丛反射：腹部的外伤等，通过腹腔神经丛及肠系膜神经丛的反射作用，可引起肠管痉挛。

（3）中枢神经作用：脑肿瘤、脑脓肿、癔症甚至精神过度紧张等原因，偶尔也可通过中枢神经的作用，导致肠痉挛。

（二）临床表现

功能性肠梗阻病人主要有腹胀等症状，常与机械性梗阻表现相似。除痉挛性肠梗阻外，腹痛相对轻微，通常无绞痛样发作；病人可有或无恶心呕吐，仍可有肛门排气排便，均有助于与机械性肠梗阻鉴别。麻痹性肠梗阻肠鸣音极度减弱或消失。痉挛性肠梗阻肠壁肌肉强烈收缩，常可闻及肠鸣音亢进，甚至气过水声。在肠梗阻的早期可无全身症状，腹胀严重者可引起呼吸、心跳加快以及少尿；伴有反复呕吐者，可产生水、电解质代谢紊乱表现。

（三）辅助检查

腹部 X 线平片检查可见小肠和结肠少量气液平面。CT 及肠道造影有助于功能性肠梗阻的诊断和鉴别诊断。

（四）治疗

治疗上依赖非手术疗法，主要采用补液、营养支持和胃肠减压等对症处理，控制相关的感染、水电解质代谢紊乱和酸碱平衡失调等问题。灌肠、肛管排气、腹部按摩、应用生长抑素等措施对术后麻痹性肠梗阻有治疗作用。在经胃肠减压等治疗失败或不能排除绞窄性肠梗阻等情况下，也可考虑行剖腹探查和肠造口术。

六、血运性肠梗阻

血运性肠梗阻继发于急性肠系膜血管缺血性疾病，由于肠管血运障碍而发生肠麻痹和肠梗阻。这种缺血的主要原因是肠系膜血管栓塞或血栓形成，罕见情况下由动脉夹层造成。此外，血运性肠梗阻的病因还包括以肠系膜动脉痉挛为主的非闭塞性肠系膜血管缺血。

（一）病因

肠系膜血管阻塞后，受累肠管缺血。若不及时纠正，因肠黏膜不易耐受缺血而坏死脱落，继而肠壁充血水肿，血液淤滞，血浆渗至肠壁，肠壁发生出血性梗死。

1. 肠系膜上动脉栓塞　最常见，约占急性肠系膜血管缺血性疾病的 50%。栓子多来自心脏

（40%），如心肌梗死后的附壁血栓，心房颤动、心瓣膜病和心内膜炎赘生物及人工瓣膜置换术后的血栓等，也可来自主动脉壁的粥样斑块。动脉栓塞的发生与肠系膜上动脉腹主动脉呈锐角分出，管腔较粗，走行与腹主动脉平行，脱落的栓子易于进入有关。多见的栓塞部位于肠系膜上动脉远侧较窄处，可引起大部分小肠坏死。

2. 肠系膜上动脉血栓形成　大多在动脉硬化性阻塞或狭窄的基础上发生，常会涉及整个肠系膜上动脉，但也有较局限者。

3. 肠系膜上静脉血栓形成　肠系膜上静脉血栓形成占全部肠系膜血管缺血性疾病的 5%～15%，可继发于腹腔感染、肝硬化门静脉高压症致血流淤滞、真性红细胞增多症、高凝状态和外伤或手术造成血管损伤等。口服避孕药占年轻女性肠系膜上静脉栓塞病人的 9%～18%。

4. 非闭塞性肠系膜血管缺血　占急性肠系膜血管缺血性疾病的 20%～30%。往往发生于心力衰竭的老年人，起病多与低血容量性休克、充血性心力衰竭、主动脉供血不足、头颅损伤、使用血管收缩剂和洋地黄中毒等有关。肠系膜上动脉本身并无阻塞，但其主干或分支有普遍或节段性痉挛，肠系膜血管血流速度下降，肠壁血管床呈收缩状态。若持续时间稍长，即使原发因素能够去除，但系膜血管仍会持续收缩，容易导致肠坏死甚至穿孔和腹膜炎。

（二）临床表现

急性肠系膜血管缺血性疾病常常是一种凶险的外科急症，病死率极高。阻塞发生越急，范围越广，病情也就越严重；动脉阻塞又较静脉阻塞发病急骤而严重。肠系膜上动脉栓塞和血栓形成的临床表现大致相仿；但肠系膜上动脉血栓形成的病人，常先有数日至数周的慢性肠系膜上动脉缺血征象，即饱餐后腹痛和慢性腹泻等肠道吸收不良症状。肠系膜上静脉血栓形成的病人，早期可有轻度全腹痛或腹部不适的症状。不论动脉或静脉血栓形成，均表现为突发的剧烈腹部绞痛，严重程度与病人轻微的体征明显不相称，是此病的重要特点。病人伴有胃肠道排空症状，呕吐频繁或呈持续性，呕血和便血常见。查体见上腹部平坦、柔软，可有轻度压痛。以上腹痛特点、胃肠道排空症状，再加上患有器质性心脏病或心房颤动、动脉瘤等心血管疾病的现象，即构成典型的肠系膜上动脉栓塞 "Bergan 三联征"。发病早期全身改变不明显，如果血管闭塞范围广泛，也可较早出现休克。随着肠坏死和腹膜炎的发生发展，腹胀渐趋明显，肠鸣音消失，出现腹部压痛、腹肌紧张等腹膜刺激征，腹腔穿刺也可抽出血性液。在病程早期即有明显白细胞计数升高，常达 $20 \times 10^9/L$ 以上，代谢性酸中毒常较明显。

（三）辅助检查

1. 腹部 X 线平片　可显示受累小肠、结肠轻度或中度扩张胀气。梗阻后期由于肠腔和腹腔内大量积液，亦可见腹部密度普遍增高。

2. CT　CT 和 CT 血管造影（CT angiography，CTA）是常用的检查方法，不仅可以显示肠系膜血管病灶，还能辅助确定受累肠管的范围。

3. 超声　可发现肠系膜血管血栓，但易受肠道气体干扰。

4. MRI　有较高的敏感性和特异性，但检查过程较为复杂，临床实际应用受到限制。

5. DSA　目前仍然是诊断急性肠系膜动脉缺血的"金标准"，能显示阻塞位置、有无侧支循环存在，也有助于鉴别血管栓塞、血栓形成或痉挛，并且能够为介入溶栓提供条件。但 DSA 属有创操作，不作为首选检查。

（四）治疗

急性肠系膜血管缺血性疾病进展迅速，预后凶险。诊断明确后应及早治疗，包括全身支持和手术治疗。初始治疗均是液体复苏和维持循环稳定，有明显肠管缺血表现者应给予广谱抗生素。对于肠管尚未坏死、动脉造影证实肠系膜上动脉分支栓塞、远端侧支循环存在的病人，可肌内注射罂粟碱扩张肠系膜血管及解除肠管痉挛，全身肝素抗凝，同时去除诱发疾病，如治疗心律失常等。肠系膜上动脉栓塞可行取栓术。肠系膜上动脉血栓形成可选择内膜切除或动脉搭桥术，动脉阻塞不严重者可先采用抗凝溶栓等非手术疗法。肠系膜上静脉血栓形成病人，诊断明确后即应开始抗凝治疗，有腹膜炎体征者须紧急手术，肠切除的范围应包括有静脉血栓形成的全部肠系膜，以防术后静脉血栓继续发展。

随着近年来介入治疗技术的发展，可以通过介入插管持续输注罂粟碱和尿激酶等进行解痉、溶栓治疗，对治疗肠系膜血管血栓已有成功的报道，但其确切的治疗效果尚需进一步的临床试验证实。

（庞席宁）

第四节　短肠综合征

一、概述

短肠综合征（short bowel syndrome，SBS）是指大段的小肠切除使得小肠吸收面积极度减少，残留的功能性肠管不能维持病人营养需要的吸收不良综合征。

二、病因与发病机制

（一）病因

1. 成人　多种原因可导致成人短肠综合征。其中肠系膜血管闭塞、肠系膜血管创伤后破裂以及急性肠扭转导致大范围小肠坏死切除是常见病因（切除75%以上的小肠）。此外多次肠道切除手术、放射性肠炎引起的广泛肠道功能受损也常导致短肠综合征。

2. 儿童　儿童短肠综合征的病因主要为先天性疾病，包括小肠闭锁、中肠旋转不良导致的小肠异位固定或异常扭转，可发生于子宫内或出生后任何时间；新生儿期坏死性小肠炎被认为是新生儿短肠综合征的主要原因。

（二）发病机制

成人小肠的长度为5~6 m。小肠被广泛切除后，参与肠腔内物质吸收的肠黏膜面积减少，食物在肠腔中通过的时间缩短，从而导致短肠综合征发生。其严重程度取决于下列因素：①切除肠管的范围。②切除肠管的部位。③是否保留回盲瓣。④残留肠管及其他消化器官（如胰和肝）的功能状态等。

1. 切除肠管的范围　目前认为，对于肠黏膜无病变的病人，如果保留回盲瓣及部分结肠，75 cm小肠肠管可维持机体所需营养；如丧失回盲瓣则至少需要保留100 cm小肠。而对于肠黏膜有病变的病人，如克罗恩病、放射性肠炎，则需要保留更多肠管。

2. 肠管切除的部位　正常情况下脂肪、蛋白质、碳水化合物、矿物质、水溶性维生素的消化吸收在十二指肠和空肠中进行；维生素 B_{12}、结合型胆盐、胆固醇在回肠吸收。当切除近端小肠后，回肠将代偿部分吸收功能；回肠切除后造成的代谢紊乱明显重于空肠。

3. 是否保留回盲瓣　回盲瓣能延长小肠内容物的通过时间。当保留回盲瓣时，小肠内容物在肠腔内停留时间相对延长，从而增加了与营养物质接触的时间。因此，回盲瓣的缺失更容易导致短肠综合征。此外，回盲瓣的缺失还可导致结肠内的细菌进入小肠，损伤小肠黏膜。

4. 残留肠管和其他消化器官的状态　例如病人由于克罗恩病、胃肠淋巴瘤、放射性肠炎等疾病而行小肠切除术，因其疾病本身的功能性损害仍然存在，残留肠管的吸收功能将进一步减少。

三、病理生理

小肠切除术后肠道和机体的适应性改变一般在几个月至一年内完成。残余肠道会出现一系列代偿性改变，包括肠腔周径增大、肠管延长、肠腺陷凹加深，肠壁微绒毛增大、高度增加，从而使吸收面积增加。同时，机体的生理功能也出现诸如胃酸分泌增多、胆盐代谢异常和小肠细菌过度繁殖等相应改变。

四、临床表现

短肠综合征的临床演变过程可划分为 3 个阶段。

（一）急性反应期

小肠广泛切除术后 2 个月以内。主要临床表现如下。①营养不良：因为营养摄取相对不足，成人主要表现为消瘦、虚弱无力等，儿童病人常发育迟缓。②腹泻：在术后 2~3 周内出现程度不同的腹泻和脂肪泻，每天从大便中丢失液体 2.5~5 L，可导致严重的水、电解质代谢紊乱。③感染：长期蛋白质缺乏，免疫功能低下，容易发生感染。④消化性溃疡：约半数病人可能由于手术后应激状态和肠抑胃肽、胰泌素、缩胆囊素分泌减少而并发消化性溃疡。⑤抽搐：钙、镁吸收不良可引起神经肌肉兴奋性增强而导致肢体抽搐。

（二）功能代偿期

术后 2 个月至 2 年。病人小肠适应性改变逐渐完善，可进行肠内营养。主要临床表现如下。①腹泻：仍然常见，但较前期症状减轻。②营养不良及其并发症加重：体重减轻、乏力、倦怠、贫血、低蛋白血症及水肿、低钙等营养物质吸收不良的表现趋于明显；部分病人出现维生素缺乏相关的角膜干燥、视力减退、手足搐搦症、代谢性骨病及凝血机制障碍。

（三）维持期

术后 2 年，剩余小肠有效面积代偿性增加，病人机体代谢稳定在较低水平。小肠切除过长者可能无法获得长久的维持期，容易出现严重的营养不良，甚至死亡。维持期病人消化性溃疡和腹泻较常见，也常会出现胆系结石和泌尿系结石。

五、辅助检查

病人粪便中常见脂肪球和未消化的食物残渣，提示有营养吸收不良。血常规常提示缺铁性贫血或巨幼细胞贫血。右旋木糖吸收试验可用来评估小肠吸收功能，木糖在体内不被代谢而由尿排出。在肾功能正常条件下大段小肠切除后，血或尿中木糖浓度显著降低。

钡剂造影常用来明确残留小肠的长度、排空时间、肠黏膜皱襞等情况。内镜有助于观察残留肠道黏膜的形态和进行肠黏膜活检。

六、诊断与鉴别诊断

诊断应具备下列 3 个基本条件：①小肠广泛切除的病史。②吸收不良的临床表现。③吸收不良的实验室证据。

本病主要应与其他原因引起的吸收不良相鉴别。病史、小肠黏膜内酶活性测定、小肠内镜检查加活检或胶囊内镜检查等对其鉴别均有帮助。甲状腺和肾上腺功能检查可排除继发性内分泌疾病所致的吸收不良。

七、治疗

根据不同临床分期采用不同的营养支持治疗策略：急性反应期以肠外营养维持水、电解质平衡为主；功能代偿期采用肠外营养与肠内营养相结合的治疗，并逐步增加肠内营养；维持期使病人逐步过渡到肠内营养为主。

（一）非手术治疗

1. 急性反应期

（1）选择肠外营养，补充足够的能量，维持机体的水、电解质和酸碱平衡。术后 2～3 天可开始全胃肠外营养（total parenteral nutrition，TPN）。空肠短于 50 cm 的病人还应注意补充铁和钾离子。

（2）防治并发症：①针对肠源性感染的可能性，应选择抗厌氧菌和需氧菌的抗生素。②控制腹泻，必要时可应用生长抑素及其合成类似物抑制胃肠道的分泌。③H_2 受体阻断剂或质子泵抑制剂抑制胃酸分泌。

2. 功能代偿期　加强肠内营养，一旦从急性期恢复，就应尽早经口或管饲进行肠内营养支持。同时静脉补充肠内营养无法提供或提供不足的能量和营养素，如必需脂肪酸、脂溶性维生素和微量元素。谷氨酰胺以及各种促生长激素有助于预防小肠黏膜萎缩。

3. 维持期　此期残存小肠功能已得到最大代偿，但仍有 30% 的病人在此阶段存在营养吸收不良的现象，若无法维持正常代谢的要求，则需考虑长期肠外营养支持或特殊的肠内营养。

（二）手术治疗

短肠综合征病人无绝对手术适应证，仅对小肠适应性变化长时间无改善的病人可考虑外科治疗。外科治疗的目的是通过增加肠吸收面积或减慢肠运输时间以延缓食糜排空来增加小肠的吸收能力，具体术式包括：末段小肠倒置吻合或者通过制造重复循环肠袢，延缓食糜排空；对于肠段扩张的病人，可以通过小肠缩窄延长术将一段小肠沿长轴切开一分为二，分别缝合成为两个细的肠管，或在扩张肠道两侧交替 Z 形对肠腔进行缩窄，从而增加食物通过肠道的距离。但上述手术均存在治疗效果不恒定且并发症较多的问题，应慎重考虑。

对于需要永久性完全依赖肠外营养的短肠综合征病人，小肠移植术是较为理想和有效的方法，小肠移植手术常见并发症包括：移植免疫排斥反应、移植小肠功能不能恢复以及脓毒症、多源性感染等。

附：小肠移植

（一）概述

小肠移植是指将异体的一段小肠通过血管吻合、肠道重建的方式移植至由于各种原因切除或损毁了大部或全部小肠病人的一门外科技术，是治疗短肠综合征或不可逆转肠衰竭疾病较为理想的治疗手段。小肠是人体内最大的淋巴库，且为有菌的空腔脏器，移植免疫反应较其他脏器移植更为强烈和复杂，既有排斥反应，又有移植物抗宿主反应；与此同时肠源性感染发生率高，严重影响了小肠移植的临床应用，一直是临床上难度最大的移植手术之一。

小肠移植始于20世纪初期，但其发展远远落后于其他器官和组织移植。1905年，Carrel首先报道了小肠移植技术，1964年，Deterling首次为一婴儿施行同种异体小肠移植手术（母亲为供体），但因排斥等问题而失败。1988年，德国的Deltz成功进行的首例人体单独小肠移植，被公认是第1例成功的临床小肠移植。直到20世纪90年代，新型免疫抑制剂FK506应用于临床小肠移植领域后，小肠移植的成功率与存活率才有所提高。美国匹兹堡移植中心小肠移植术后病人1年和5年存活率分别达91%和75%。约2/3病人术后半年能够停止肠外营养支持并恢复正常的活动。我国临床小肠移植工作起步较晚，东部战区总医院（原南京军区南京总医院）于1994年完成国内首例尸体来源的单独小肠移植，但近年来我国小肠移植手术例数及手术效果已经呈明显上升趋势。

（二）分类

小肠移植根据小肠来源的不同可分为尸体供肠小肠移植和活体供肠小肠移植两种。目前亚洲中心采用活体小肠移植的比例为34%，而世界其他地区仅为1%。与尸体供肠小肠移植相比，活体小肠移植的优势有：活体供肠具有较高的组织相容性，可以减少免疫抑制剂的用量；活体小肠移植可选择手术时机，在供体、受体均处于最佳状态时施行手术，可以最大限度地减少冷缺血时间。但活体供肠也存在取材受限、容易导致吻合血管易狭窄并形成血栓等缺点。

根据移植内容不同，小肠移植类型包括以下三种：单纯小肠移植，主要适用于单纯小肠功能缺失的病人；肝-小肠联合移植，适用于伴肝衰竭的小肠功能缺失的病人；多脏器联合移植，适用于由吸收、动力和血管病损引起的广泛胃肠道病变合并肝衰竭者。

（三）小肠移植的适应证和禁忌证

1. 适应证　各种原因所致的不可逆小肠功能衰竭。小儿常见疾病包括小儿先天性、多发性小肠闭锁症、腹裂、肠扭转、坏死性肠炎等。成人常见疾病包括由于肠系膜缺血、外伤等造成的短肠综合征，以及克罗恩病、肠系膜根部肿瘤等。

2. 禁忌证　包括全身性肿瘤、转移性疾病、获得性免疫缺陷综合征、心肺功能不全、无法控制的感染等。

（四）手术时机

由于小肠移植疗效的提高，一般建议对不可逆肠衰竭病人尽早行小肠移植，这样无论小肠移植的医疗费用还是疗效均优于出现肠衰竭行全胃肠外营养后再行小肠移植。一旦短肠综合征病人康复治疗和非移植的外科手术治疗失败，并无法摆脱全胃肠外营养而生存，就应尽早接受小肠移植治疗。小肠移植的手术时机正从过去不可逆肠衰竭合并全胃肠外营养支持失败病人的救命治疗措施，向着尽早接受小肠移植、提前获益并显著提高生活质量的理念转变。

（五）手术步骤

1. 供者手术　活体小肠移植需连带一定长度的肠系膜上动、静脉；尸源性供肠可保留肠系膜上静脉蒂或门静脉蒂，肠系膜上动脉尽量游离足够长度或带腹主动脉蒂；肝，肠和腹腔多脏器移植时，供者器官切取按原位灌注、整块切取的原则进行。

2. 受者手术

（1）血管吻合：供肠肠系膜上动脉，受者腹主动脉或髂总动脉端侧吻合。静脉重建根据回流途径主要分为供肠肠系膜上静脉，受者下腔静脉或髂总静脉端侧吻合、供者肠系膜上静脉，受者门静脉（或肠系膜上静脉、脾静脉）端侧吻合两种。

（2）肠管吻合：近端供受者肠管端-端吻合；远端造瘘供术后定期内镜组织学检查，6~12 个月后关闭，还可辅加供者远端肠管-受者肠管侧端吻合；近端肠管置入空肠饲管供术后应用免疫抑制剂和早期胃肠内营养。

（六）术后处理

1. 一般处理　术后密切观察移植肠腹壁造口的颜色及造口量的变化，高度重视移植肠血管并发症的发生。观察有无腹腔出血、淋巴漏、消化道吻合口瘘等外科并发症的发生。术后早期应严密监测排斥反应的发生，联合应用窄谱、强效抗细菌、真菌和病毒药物预防感染的发生。

2. 营养支持　在移植肠功能恢复之前，全胃肠外营养维持受者的主要营养需求，随着移植肠功能的逐渐恢复，受者逐步过渡到肠内营养维持，并最终摆脱肠外营养。

3. 免疫抑制　小肠属于高免疫源性器官，排斥的发生率极高。近年来强效免疫抑制药物已将排斥反应的致死率大幅降低。目前大部分小肠移植中心常使用单克隆或多克隆抗体进行预处理的诱导治疗。最常用的诱导药物是抗胸腺细胞球蛋白（antithymocyte globulin，ATG）、人源化的白介素-2 受体单克隆抗体、人源化的抗 CD52 单克隆抗体（campath-1H）等。目前普遍应用免疫抑制维持方案以 FK506 和激素为基础，联合应用西罗莫司（雷帕霉素）等。

（七）常见并发症

1. 出血　小肠移植术后有较高的出血风险，直接原因可以是创面渗血、凝血机制障碍和既往手术的腹腔粘连等。如内科止血不能改善病情者，应积极进行外科手术干预。

2. 吻合口瘘　移植肠的肠道往往愈合能力差，消化道吻合口瘘的发生率较高。治疗包括腹腔通畅引流、胃肠减压、抗感染及必要时手术探查。

3. 术后感染　包括腹腔感染、导管感染、肺部感染等。病原体包括细菌、真菌以及病毒感染。其中巨细胞病毒（cytomegalovirus，CMV）感染常会导致严重败血症。而 Epstein-Barr 病毒（Epstein-Barr virus，EBV）感染引发的移植后淋巴组织增生性疾病（post-transplant lymphoproliferative disease，PTLD）在小肠移植中的发生率也明显高于其他实体脏器移植。因此移植术后对这些病原体予以常规监测和早期处理。

4. 血管并发症　主要是血栓形成，虽然发生率不高，但后果严重。动脉吻合口血栓形成，可致小肠坏死，一旦确诊应积极手术切除已坏死肠段，并准备再次小肠移植。

（张志伟）

第五节　小肠肿瘤

 一、概述

小肠占胃肠道总长的 70%~80%，但小肠肿瘤的发病率仅占胃肠道肿瘤的 5%。小肠肿瘤发病率低可能与小肠内容物通过快、黏膜细胞更新快、肠内容物为碱性液状、肠壁内含有较高 IgA、肠内细菌含量低等因素有关。

二、病因

小肠肿瘤的确切病因目前尚不清楚。目前较认同的病因有：①小肠腺瘤样息肉、遗传性家族性息肉病。②厌氧菌。③免疫增生性小肠疾病。④炎症性肠病。⑤神经纤维瘤病、某些回肠手术术后等与腺癌的发生有关，结节性淋巴样增生、艾滋病等则与非霍奇金淋巴瘤有关。⑥化学性致癌剂如二甲基肼、氧化偶氮甲烷。

三、病理

小肠肿瘤类型多样可来自小肠的各种组织。良性肿瘤以腺瘤、平滑肌瘤、纤维瘤、血管瘤等较多见。恶性肿瘤以淋巴肉瘤、腺癌、平滑肌肉瘤、类癌等较多见，还包括转移性肿瘤。

四、临床表现

小肠肿瘤的临床表现很不典型，与肿瘤的类型、部位、大小、性质、是否有梗阻、出血和转移有关。常表现为以下一种或几种症状：

1. 腹痛　最常见，肠梗阻、肿瘤的牵拉及其引起的肠管蠕动失调、瘤体发生中心坏死引起的炎性反应、溃疡、穿孔等都可以引起腹痛。可为隐痛、胀痛、持续性剧痛或间歇痉挛性疼痛。

2. 肠道出血和贫血　出血一般于肿瘤发生溃疡或表面糜烂后出现。小肠良性肿瘤出血以平滑肌瘤和血管瘤多见。平滑肌肉瘤最易出血。小肠腺癌可有柏油样便。小肠癌和恶性淋巴瘤病人常伴明显的贫血。

3. 肠梗阻　是小肠肿瘤较常见的并发症。多为肿瘤所引起的肠套叠、肠管挛缩、狭窄或扭转等所致。

4. 腹内肿块　以向肠腔外生长的肿瘤为多见，肿块活动度较大、位置不定。良性肿瘤病人多数触不到肿块。触及肿块者多为平滑肌肉瘤、纤维瘤、较大的淋巴瘤或肿瘤引起的肠套叠。

5. 穿孔　在小肠良、恶性肿瘤中均可能发生，常发生于溃疡型腺癌和平滑肌肉瘤。急性穿孔引起弥漫性腹膜炎；慢性穿孔形成局限性脓肿和肠瘘。

6. 消化道症状　有时小肠肿瘤会引起类似溃疡病的上腹部不适和疼痛，同时伴有恶心、腹胀和消化不良等症状。腹泻以恶性淋巴瘤病人为多见。

7. 发热　可为小肠恶性淋巴瘤的首发症状，其次以平滑肌肉瘤较多见。

8. 其他　可出现下肢水肿、腹水、出血性休克、梗阻性黄疸或胆道感染等表现。

五、辅助检查

1. 5-羟色胺　类癌病人血中 5-羟色胺升高，若怀疑类癌，可测定病人尿中的 5-羟色胺的降解物 5-羟吲哚乙酸。

2. 钡剂造影　可分次口服少量钡剂，在逐段连续仔细观察下可提高检出率。小肠良性肿瘤表现：①管腔内充盈缺损，表面光滑、境界清楚；常单发、无蒂。②钡剂造影时呈轨道样双线征；正面观呈双环征。小肠恶性肿瘤表现：①范围较小、形态不规则、边界清楚的管腔狭窄和肠壁僵硬。②黏膜皱襞破坏，钡剂通过受阻。钡剂灌肠时，如钡剂进入末段回肠，有时可显示末段回肠肿瘤，但发现率很低。

3. CT　小肠良性肿瘤表现：①平扫时肠腔内软组织密度肿块，境界清楚，轮廓光滑呈菜花状。②增强扫描呈中度强化。小肠恶性肿瘤：①平扫时肠腔内单发息肉状、菜花状软组织结节及团块影，部分肠壁不规则及环状增厚，厚薄不均、僵硬，内缘欠光滑，相应肠腔狭窄。②增强扫描时动脉期强化较门静脉期明显，坏死区无强化。

4. 十二指肠镜　对诊断十二指肠局部肿瘤的正确率甚高。

5. 小肠镜　可检出部分上段空肠的病变，但对整个小肠的检查尚受限。

6. 胶囊内镜　胶囊内镜对小肠黏膜、黏膜下血管及黏膜隆起性病变检出率达 86.8%；对原因不明消化道出血诊断率为 60%~70%；对克罗恩病的诊断率为 65%。但其无法进行病理检查且不能进行内镜下治疗。

7. 选择性肠系膜血管造影　可显示血管丰富或有出血的病变（出血量估计每分钟超过 3~5 mL），或较大的肠壁占位性病变。

六、诊断与鉴别诊断

小肠肿瘤病人多因腹痛、黑便或便血来诊。具有上述症状者，如初步检查排除常见病因，或全面检查仍未能做出诊断，应考虑小肠肿瘤的可能而做进一步检查。必要时可考虑腹腔镜或剖腹探查。

七、治疗

诊断一旦确立，应尽早手术切除。

1. 小肠良性肿瘤的治疗　手术切除是唯一有效的治疗方法，可预防因肿瘤引起的肠套叠、肠梗阻等并发症。肿瘤小、带蒂、位于系膜对侧者，可行肠壁楔形切除。肿瘤较大或位于系膜侧肠壁，可行肠段切除。距回盲瓣 5 cm 以上的回肠良性肿瘤，可保留回盲瓣；不足 5 cm 者做回盲部切除。肠套叠如无明显粘连，复位后肠管亦无血液循环障碍，按上述原则处理。如套叠肠段粘连严重，不宜勉强复位，应将套叠肠段连同肿瘤一并切除。肿瘤较大，有坏死或合并溃疡，该区肠系膜淋巴结肿大，难与恶性肿瘤鉴别者，按术中冰冻病理结果进行相应处理。

2. 小肠恶性肿瘤的治疗　以手术切除为主，切除范围应包括肿瘤两侧各 10 cm 的肠管，清扫区域淋巴结。位于距回盲瓣 20 cm 以内的回肠恶性肿瘤，行右半侧结肠切除，以利于清除该区引流淋巴结。对腹腔内转移的病例，只要病灶可切除，病人一般情况良好，仍应切除原发灶。

3. 其他　放疗、化疗对小肠恶性淋巴瘤有较好疗效，对其他恶性肿瘤疗效不确定。

八、预后

小肠良性肿瘤病人除少数死于肿瘤并发症外，绝大多数手术效果好。小肠恶性肿瘤预后较差，腺癌预后最差，5 年生存率约为 20%；恶性淋巴瘤、肉瘤次之，恶性淋巴瘤约为 35%，平滑肌肉瘤约为 40%。

（沙立德）

第六节　坏死性肠炎

一、概述

坏死性肠炎是一种好发于小肠的急性出血坏死性炎症，可累及十二指肠和结肠，少数累及全胃肠道。本病为急性暴发性疾病，春秋季高发。其主要临床表现为腹痛、腹胀、呕吐、腹泻和便血，重症者可出现肠梗阻、肠穿孔、休克等并发症。

坏死性肠炎多见于儿童和青少年，在新生儿中尤为多见，农村发病率高于城市。本病曾有两次大规模暴发：一次发生于第二次世界大战后的德国，另一次发生于 20 世纪 60 年代的巴布亚新几内亚，均因进食了未煮熟或变质的肉类引起。我国多地均有报道，以辽宁和广东两省报道的病例数最多。

二、病因与发病机制

本病的病因十分复杂，尚未完全阐明，可能为多因素共同所致。目前认为细菌感染是坏死性肠炎最主要病因，常见细菌为 Welchii 梭菌（C 型产气荚膜梭菌），它产生的 B 毒素可引起肠道组织坏死。其他细菌还包括：肺炎克雷伯氏菌、梭状芽孢杆菌、铜绿假单胞菌、产气荚膜杆菌及肠球菌等。本病的发生还与饮食因素有关，如以甘薯等含胰蛋白酶抑制因子为主食的人群、营养不良及抵抗力低的人群，其肠腔内的胰蛋白酶缺乏，导致其对 B 毒素的破坏减少。饮食习惯的改变导致的肠道微生态环境失调，有利于病原菌的繁殖。此外，寄生虫感染、变态反应、肠道缺血和肠屏障功能不全等亦参与本病的发生。

三、病理

本病主要病理改变为肠壁小动脉内类纤维蛋白沉着、栓塞而致小肠出血和坏死。病变常呈节段性，或呈多发性。病变始于黏膜，与正常黏膜分界清楚，表现为肿胀、广泛性出血，皱襞顶端被覆污绿色的假膜，可延伸至肌层或浆膜层。

病变肠壁明显增厚、变硬，严重者出现溃疡和（或）穿孔。镜下见病变黏膜呈深浅不一的坏死改变。黏膜下层见广泛出血、水肿和炎症细胞浸润。肠平滑肌可见肿胀、坏死。血管壁呈纤维素样坏死，且常伴血栓形成。部分病例伴肠系膜局部淋巴结肿大。

四、临床表现

（一）症状

起病急，病情轻重不一，发病前有不洁饮食史。受凉、劳累、肠道蛔虫感染及营养不良等为诱发因素。

1. 腹痛　起病急骤，常为首发和主要症状，疼痛多位于脐周或上腹。常表现为阵发性或持续性疼痛，可伴阵发性加剧。

2. 腹泻、便血　腹泻轻重不一，多为 2~10 次/天，无里急后重。粪便多具恶臭，初为糊状，后渐为黄水样，继之出现血便。便血是本病的特征之一。出血量从粪便隐血阳性到每天数百毫升不等，稍多者可呈血水状或赤豆汤样，严重者呈暗红色血块或鲜血状。

3. 恶心、呕吐　呕吐物为黄水样、咖啡样或血水样，可伴胆汁。

4. 全身中毒症状　起病后即可出现精神不振、乏力不适和发热等全身症状。体温一般 38~39℃，少数可达 41~42℃。病重者有明显腹胀或麻痹性肠梗阻，伴高热和/或抽搐；部分病例由于脱水、失血、肠毒素大量吸收，出现休克或昏迷，体温可呈正常或下降。

（二）体征

病人胃肠道反应虽重，但腹部体征相对较少。体检可见腹部膨隆或肠型，脐周和上腹部可有明显压痛，早期肠鸣音亢进，晚期可减弱或消失。

（三）常见并发症

病变侵及黏膜肌层、浆膜层者，易出现肠梗阻、肠穿孔，严重者出现休克和弥散性血管内凝血等并发症。其他并发症包括：肠系膜局部淋巴结肿大及软化、肝脏脂肪变性、急性脾炎、间质性肺炎、肺水肿，少数伴肾上腺灶性坏死。

五、辅助检查

（一）实验室检查

外周血白细胞计数可高达 $40×10^9/L$ 以上，以中性粒细胞增多为主，常伴核左移；红细胞及血红蛋白常降低。降钙素原、C 反应蛋白增高（早期可能正常）。血细菌培养阳性有助于诊断。粪便检查可见隐血试验强阳性或镜下大量红细胞，偶见少或中等量脱落的肠黏膜。有条件可行粪便产气荚膜梭菌培养和内毒素检测。

（二）影像学检查

1. 腹部 X 线平片

（1）早期：小肠局限性扩张充气，部分肠管连续管型僵直，可见小气液平。

（2）病变进展：病变肠管出现肠壁间积气，为特征性 X 线征象。

1）黏膜下积气：黏膜下细小而密集的小泡状透亮影。

2）浆膜下积气：肠壁内细线条状透亮影，进展后可形成门静脉积气，表现为肝实质区枯枝样透亮影，向肝外缘方向延伸。

2. CT　早期肠腔扩张积液，伴或不伴皱襞增厚。中期肠壁水肿增厚，肠腔积液，肠系膜水肿，肠壁间积液，肠壁强化减弱或不增强。晚期肠壁坏死积气。

3. 超声　肠黏膜下可见短条状或线状回声或肠壁周围半圆形、圆形颗粒状高回声环绕。门静脉主干或分支存在串珠样或气泡状光点，并高回声环绕。

急性期禁行钡剂造影检查，以免诱发肠穿孔。腹部 CT 可以协助判断有无并发症（如腹腔脓肿、肠穿孔等），监测治疗效果。

六、诊断与鉴别诊断

坏死性肠炎病情轻重不一，诊断主要根据临床症状。突发腹痛、腹泻、便血及呕吐，伴中度发热，或突发腹痛后出现麻痹性肠梗阻或休克等症状，应考虑本病的可能。腹部 X 线平片和 CT 有助于诊断。根据临床表现可分为 5 型。

1. 胃肠炎型 见于疾病的早期或轻症病人，主要表现为腹痛、腹泻（多为水样便，便血不明显）、低热伴恶心、呕吐。

2. 肠出血型 以血水样或暗红色血便为主要症状，排便量可多达 1~2 L/d，有明显贫血和脱水表现。

3. 肠梗阻型 临床表现与肠梗阻相同。

4. 腹膜炎型 有明显腹痛、腹胀及腹膜刺激征，受累肠壁坏死或穿孔，腹腔穿刺可抽出血性或脓性渗出液。

5. 中毒性休克型 出现高热、寒战、神志淡漠、嗜睡、谵语及休克等表现，常在发病 1~5 天内发生。

本病需与中毒性菌痢、细菌性食物中毒、过敏性紫癜、克罗恩病、急性重症溃疡性结肠炎、绞窄性肠梗阻、肠套叠、阿米巴肠病以及肠息肉病等鉴别。

七、治疗

本病治疗以非手术治疗为主，配合病因治疗及全身支持疗法。早期抗感染治疗，纠正水、电解质代谢紊乱，缓解中毒症状，并积极防治休克等并发症，必要时予以手术治疗。

（一）非手术治疗

1. 一般治疗 腹痛、便血和发热期应完全卧床休息并禁饮食。直至呕吐停止、腹痛减轻、无便血方可进少量流质饮食并逐渐加量，禁食时间视病情而定。

2. 纠正水、电解质代谢紊乱 本病脱水、低钠和低钾者较多见，需根据病情决定输液总量和成分。

3. 抗休克治疗 休克是引起病人死亡的主要原因。早期发现并及时处理休克是治疗本病的重要环节。除补充晶体溶液外，应适当输血浆、新鲜全血或人血白蛋白等胶体液，以提高治疗效果。血压不升者可配合血管活性药物治疗。

4. 抗感染治疗 一般选择两种抗生素联合应用。可选择氨苄西林、哌拉西林、头孢菌素类如头孢他啶及甲硝唑等。如血培养阳性，参考药敏结果选择抗生素。疗程视病情轻重而异，一般不少于 1 周，并根据病情变化及时调整。

5. 肾上腺皮质激素 可减轻中毒症状，抑制过敏反应，但有加重肠出血和诱发肠穿孔的风险。一般应用不超过 3~5 天，儿童用氢化可的松 4~8 mg/（kg·d）或地塞米松 1~2.5 mg/d；成人用氢化可的松 200~300 mg/d 或地塞米松 5~20 mg/d，静脉滴注。

6. 对症治疗 严重腹痛者可给予盐酸哌替啶止痛。腹胀者应及早行胃肠减压，胃管持续抽吸排空胃内容物。维持呼吸功能，必要时予以机械通气。

7. 其他治疗 补充胰蛋白酶可水解 β 毒素并减少 β 毒素的吸收。采用 Welchii 梭菌抗毒血清静脉滴注，可取得较好疗效，但尚未在临床广泛运用。

（二）手术治疗

经内科治疗无效，出现下列情况时可考虑手术治疗：①肠穿孔或严重肠坏死，腹腔有脓性、血性渗出液者（腹腔穿刺阳性）。②严重腹胀、肠梗阻，内科治疗无效且持续恶化者。③反复大量肠出血，内科治疗无效或引起失血性休克者。④脓毒症休克，积极治疗后血压不稳定，提示肠道内毒素持续吸收者。⑤不能排除其他急需手术治疗的急腹症。手术治疗方法：①肠管尚无坏死或穿孔者，可予普鲁卡因

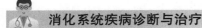

行肠系膜封闭，以改善病变肠段的血液循环。②肠坏死或肠穿孔者，剖腹探查后可行肠段切除、穿孔修补、肠造口术或腹腔引流术。

八、预后

本病的预后与是否合并脓毒症、弥散性血管内凝血、腹水等并发症有关，在新生儿中极低出生体重儿的预后差，本病的病死率可达 20%～30%。轻症病人远期预后良好，部分重症病人手术治疗后出现短肠综合征、吸收不良综合征等远期并发症。

（刘相举）

第七节　溃疡性结肠炎

一、概述

溃疡性结肠炎（ulcerative colitis，UC）又称慢性非特异性结肠炎，是一种以病变主要局限于大肠黏膜和黏膜下层为特征的慢性非特异性肠道炎症性疾病。溃疡性结肠炎的流行病学与种族和地域相关。北美溃疡性结肠炎年发病率为（2.2～14.3）/10 万，患病率为（37.5～229）/10 万；亚洲较西方国家为低，年发病率为（1.0～2.0）/10 万，患病率为（4.0～44.3）/10 万。基于区域性的流行病学调查数据提示我国溃疡性结肠炎发病率为（0.42～2.22）/10 万，存在明显的地域差异。

二、病因与发病机制

溃疡性结肠炎的病因及发病机制迄今尚未明确，目前认为可能为遗传、免疫、微生物和环境等多种因素的综合作用所致。

（一）遗传因素

众多的证据提示遗传因素在溃疡性结肠炎中发挥重要的作用，譬如种族间有明显发病率差异、家庭聚集倾向性和同卵双生子的患病率明显高于异卵双生子等。传统的连锁分析认为溃疡性结肠炎的易感基因主要位于第 1、2、3、5、6、7、10、12 和 17 号染色体。其中第 7 号染色体的多药耐药基因 1（multidrug resistance 1，MDR1）的 C3435T 多态性与溃疡性结肠炎相关，该基因在肠上皮高度表达，其产物 P-糖蛋白为肠道屏障功能的重要组成。全基因组关联研究（genome-wide association study，GWAS）相关荟萃分析发现溃疡性结肠炎的易感位点达到 47 个，包括 IL1R2、IL8RA、IL8RB、IL7R、IL12B、DAP、PRDM1、JAK2、RF5、GNA12 和 LSP1 等，其中有 28 个位点为溃疡性结肠炎和克罗恩病所共有。

（二）环境因素

流行病学研究报道，发达国家的溃疡性结肠炎发病率高于发展中国家，城市居民的溃疡性结肠炎发病率高于农村地区。有学者推测良好的卫生环境使得儿童期肠道免疫系统接受的外源性刺激减少，进而影响了其黏膜免疫系统的成熟，当后期再接触一些感染性病原体时会产生过度的免疫反应。

（三）微生物

相对正常人群而言，既往患有胃肠道感染的人群发生溃疡性结肠炎的概率升高 1 倍之多，由此表明急性胃肠道感染导致肠道菌群紊乱，从而触发易感人群的慢性肠道炎症。虽然多种病原体（包括分枝杆菌和病毒等）可能涉及炎症性肠病的发病，然而与克罗恩病一样，目前还未能从溃疡性结肠炎病人中分离到特异性的致病菌。

（四）免疫反应

众多证据支持溃疡性结肠炎是一种非典型的 Th2 型反应，由非典型的天然杀伤 T 细胞产生的 IL-5 和 IL-13 介导。研究表明肠道黏膜免疫的多个层面可能发生缺陷，如黏蛋白 2 合成减少和功能缺陷等可导致上皮屏障功能破坏，Toll 样受体（toll-like receptor，TLR）多态性则改变人体对肠道共生菌的先天性免疫反应能力。

三、病理

病变位于大肠，呈连续性非节段性分布。主要病变在直肠和乙状结肠，其次为左半结肠，全结肠受累者相对少见。

溃疡性结肠炎的基本病理变化如图 3-5 所示，主要表现：①腺体紊乱、破坏，基底膜断裂、消失。②多种炎性细胞浸润。③隐窝脓肿形成。④黏膜下层水肿和纤维化。⑤上皮再生。

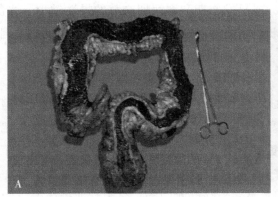
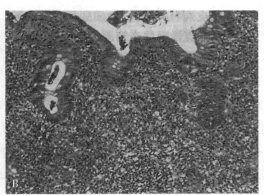
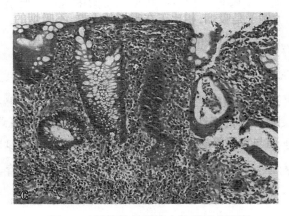

图 3-5　溃疡性结肠炎大体及组织病理

A. 溃疡性结肠炎手术切除大体标本；B. 隐窝破坏减少（HE 染色，×200 倍）；C. 隐窝脓肿（HE 染色，×200 倍）

固有膜内弥漫性淋巴细胞、浆细胞、单核细胞等细胞浸润是溃疡性结肠炎的基本病变，活动期出现大量中性粒细胞和嗜酸性粒细胞浸润。大量中性粒细胞浸润发生在固有膜、隐窝上皮（隐窝炎）、隐窝内（隐窝脓肿）及表面上皮。当隐窝脓肿融合溃破时，黏膜出现广泛的小溃疡，并可逐渐融合成大片溃疡。肉眼可见黏膜弥漫性充血、水肿，表面呈细颗粒状，脆性增加，糜烂及溃疡。由于结肠病变一般局限于黏膜与黏膜下层，很少深入肌层，所以并发结肠穿孔、瘘管或周围脓肿少见。少数重型病人病变涉及结肠全层，可发生中毒性巨结肠，肠壁重度充血、肠腔膨大、肠壁变薄，溃疡累及肌层至浆膜层，可并发急性穿孔。

结肠炎症在反复发作的慢性过程中，黏膜不断破坏和修复，致正常结构破坏。显微镜下见隐窝结构紊乱，表现为腺体变形、排列紊乱及数目减少等萎缩改变，伴杯状细胞减少和潘氏细胞化生。可形成炎性息肉。溃疡愈合瘢痕形成、黏膜肌层及肌层肥厚，使结肠变形缩短。结肠袋消失，甚至肠腔缩窄。

四、临床表现

临床表现为持续或反复发作的腹泻、黏液脓血便、腹痛和里急后重等。可发生在任何年龄，多见于青壮年，性别无明显差异。

（一）症状

起病多缓慢，少数急性起病。病程可为持续性，或呈发作期和缓解期交替的慢性过程。饮食失调、劳累、精神刺激、感染、外科手术、精神创伤及甲状腺功能亢进等常为发病或病情加重的诱发因素。临床表现与病变范围、临床分型及病期等有关。

1. 腹部症状

（1）腹泻：肠道炎症导致大肠黏膜对水钠吸收障碍以及结肠运动功能失常，从而出现腹泻，而肠道炎性渗出、黏膜糜烂及溃疡可以形成肉眼所见的黏液脓血。黏液脓血便、水样便、黏液便、稀便等粪便性状改变较为常见。黏液脓血便是本病活动期的重要表现，大便次数及便血的程度一般反映了病情的轻重。轻者每天排便 2~4 次，便血轻或无；重者每天 10 次以上，脓血肉眼可见，甚至大量便血。

（2）腹痛：轻型及缓解期病人可无此症状。一般腹痛为轻度或中度，多为痉挛性疼痛，常局限于左下腹或下腹部，亦可涉及全腹。有疼痛—便意—排便后缓解的规律，常有里急后重。若发生中毒性结肠扩张或炎症波及腹膜，有持续性剧烈疼痛。

（3）其他：重型病人可有食欲缺乏、恶心、呕吐、上腹部饱满等症状。

2. 全身症状　一般出现在中、重型病人，常有发热、心率加快、衰弱、消瘦、贫血、低蛋白血症、水和电解质代谢紊乱、营养障碍等表现。若病人出现高热，多提示并发症或见于急性重型病人。

3. 肠外症状　本病可伴发多种肠外表现，包括外周关节炎、结节性红斑、巩膜外层炎、前葡萄膜炎、坏疽性脓皮病、口腔复发性溃疡等。这些肠外表现，在结肠炎控制或结肠切除后可缓解或恢复。骶髂关节炎、强直性脊柱炎和原发性硬化性胆管炎等，可与溃疡性结肠炎共存，但与溃疡性结肠炎本身的病情变化无关。

（二）体征

轻、中型病人除下腹可稍有压痛外，多无其他体征。重型病人可有腹胀、腹肌紧张、腹部压痛和反跳痛。

（三）并发症

1. 中毒性巨结肠　多见于重型溃疡性结肠炎病人。约5%的重型溃疡性结肠炎病人可出现中毒性巨结肠，此时结肠病变广泛而严重，累及肌层与肠肌神经丛，肠壁张力减退，结肠蠕动消失，肠内容物与气体大量积聚，致急性结肠扩张，一般以横结肠最为严重。常因低钾、钡剂灌肠、使用抗胆碱能药物或阿片类制剂而诱发。临床表现为病情急剧恶化，中毒症状明显，体温升高。X 线腹部平片可见肠腔加宽、结肠袋形消失等。易并发急性肠穿孔，预后很差。

2. 直肠、结肠癌变　本病有 5%~10% 发生癌变，多见于合并原发性硬化性胆管炎、广泛性结肠炎和幼年起病而病程漫长者。

3. 其他　可伴下消化道大出血、肠穿孔、肠梗阻。结肠大出血发生率约 3%，肠穿孔多与中毒性巨结肠有关。肠梗阻少见，发生率远低于克罗恩病。

五、辅助检查

（一）血液检查

血红蛋白在轻型病人多正常或轻度下降；中重型病人轻或中度下降，甚至重度降低。白细胞计数在活动期可有增高，血沉和 C 反应蛋白增高是活动期的标志。

（二）粪便检查

肉眼观察常有黏液脓血便。显微镜检查见红细胞和白细胞。粪便钙卫蛋白（fecal calprotectin，FC）可以用于评估疾病的严重度。粪便病原学检查是本病诊断的一个重要步骤，需反复多次进行（至少连续 3 次），其目的是要排除感染性结肠炎。

（三）自身抗体检测

近年来研究发现，外周型抗中性粒细胞胞质抗体（p-ANCA）和抗酿酒酵母抗体（ASCA）可能分别为溃疡性结肠炎和克罗恩病的相对特异性抗体，同时检测两种抗体有助于溃疡性结肠炎和克罗恩病的诊断和鉴别，但是在国人中两种抗体的敏感性和特异性尚待进一步研究。

（四）结肠镜

该检查是本病诊断和鉴别诊断的重要手段之一。应做全结肠及回肠末端检查，直接观察肠黏膜变化，取活检，并确定病变范围。本病病变多从直肠开始，呈连续性、弥漫性分布。内镜下所见特征性病变：①病变明显处见弥漫性糜烂或多发性浅溃疡。②黏膜粗糙不平，呈细颗粒状，弥漫性出血、水肿，黏膜血管模糊，质脆、易出血，可附有脓血性分泌物。③慢性病变见假息肉及桥状黏膜，结肠袋往往变钝或消失。遇肠腔狭窄镜端无法通过时，要高度注意癌变，可应用 X 线钡剂灌肠、CT 或磁共振成像结肠显像显示内镜未及部位。

（五）X 线钡剂灌肠造影

1. 急性期表现　①肠管痉挛及激惹征象，严重时可细如绳，状如"线样征"。②肠壁黏膜皱襞钡剂呈细颗粒状或絮状改变。③多发溃疡，充盈时肠壁外缘呈锯齿状改变，排空期黏膜呈小刺影，双对比造影时多发溃疡内钡剂可见小斑点影。④急性暴发期，结肠外缘模糊不清；溃疡较大时结肠外缘呈不规则的锯齿状。⑤黏膜水肿明显呈对称一致的隆起性缺损，外缘呈花边状或指印状。

2. 亚急性期表现　①明显的黏膜颗粒状、结节状及息肉状改变。②溃疡较深且广泛时，结肠外形多不规则。③病情较轻时，结肠袋可无异常；病情较重时，结肠袋常有变形、粗大、不规则。④肠管僵直、肠腔狭窄。

3. 慢性期表现　①结肠变短，结肠袋消失，肠腔变细。②回肠末端张力减低，回盲瓣开放，或黏膜上出现颗粒征象。

六、诊断与鉴别诊断

（一）诊断

溃疡性结肠炎缺乏诊断的"金标准"，主要结合临床表现、内镜和病理组织学进行综合分析。在排除细菌性痢疾、阿米巴痢疾、慢性血吸虫病、肠结核等感染性肠炎，以及克罗恩病、缺血性肠炎、放射性肠炎等基础上，具有持续或反复发作腹泻和黏液血便、腹痛，伴（或不伴）不同程度的全身症状者，并具有上述结肠镜或（及）放射影像特征者可考虑为临床疑诊。如再联合上述黏膜活检组织病理学特征和（或）手术切除标本病理检查特征者，可以确诊。初发病例如临床表现、结肠镜及活检组织学改变不典型者，暂不确诊溃疡性结肠炎，应予随访。

完整的诊断应包括其临床类型、病情严重程度、病变范围、病情分期及并发症。

（二）鉴别诊断

1. 慢性细菌性痢疾　常有急性细菌性痢疾的病史。抗生素治疗有效。粪便检查可分离出痢疾杆菌，结肠镜检查时采取脓性分泌物培养，阳性率较高。

2. 慢性阿米巴肠炎　病变主要侵犯右半结肠，亦可累及左半结肠，呈散在性，溃疡较深，溃疡间黏膜多属正常。粪便及结肠镜检查可找到溶组织滋养体或包囊。血清抗阿米巴抗体阳性。高度疑诊病例行抗阿米巴治疗可能有效。

3. 克罗恩病　鉴别要点详见表 3-1。

表 3-1　溃疡性结肠炎和克罗恩病的鉴别要点

鉴别要点	溃疡性结肠炎	克罗恩病
症状	脓血便多见	有腹泻但脓血便较少见
病变分布	病变连续	呈节段性
直肠受累	绝大多数受累	少见
肠腔狭窄	少见，中心性	多见，偏心性
内镜表现	溃疡浅，黏膜弥漫性充血水肿、颗粒状，脆性增加	纵行溃疡、卵石样外观，病变间黏膜外观正常（非弥漫性）
活检特征	固有膜全层弥漫性炎症、隐窝脓肿、隐窝结构明显异常、杯状细胞减少	裂隙状溃疡、非干酪性肉芽肿、黏膜下层淋巴细胞聚集

4. 结直肠癌　多见于中年以上。远端直肠癌时直肠触诊可触及包块。结肠镜及 X 线钡剂灌肠检查对诊断有价值，活检可确诊。需注意与溃疡性结肠炎引起的结肠癌变区别。

5. 肠易激综合征　常有结肠外的神经症症状。粪便中可有黏液，但无脓血。显微镜检查示正常或仅见少量白细胞。结肠镜及 X 线钡剂灌肠检查排除器质性病变。精神紧张可诱发或使症状加重。

6. 其他　肠结核、血吸虫病、真菌性肠炎、抗生素相关性肠炎（包括伪膜性肠炎）、缺血性结肠炎、放射性肠炎、免疫检查点抑制剂相关结肠炎、嗜酸粒细胞性肠炎、过敏性紫癜、胶原性结肠炎、白塞综合征、结肠息肉病、结肠憩室炎以及人类免疫缺陷病毒感染合并的结肠病变应与本病鉴别。

（三）临床分型

按本病病程、程度、范围及病期进行综合分型。

1. 临床类型　①初发型：指无类似病史而首次发作者。②慢性复发型：临床上最多见，发作期与缓解期交替。

2. 临床严重程度（改良 Truelove 和 Witts 疾病严重程度分型标准）　①轻型：腹泻每天 4 次以下，无发热、脉速，贫血和便血轻或无，血沉正常。②中型：介于轻、重型之间，腹泻每天 4 次以上，仅伴轻微全身症状。③重型：腹泻每天 6 次以上，多为肉眼脓血便，体温大于 37.8℃，脉搏大于 90 次/分，血红蛋白小于 75% 的正常值，血沉大于 30 mm/h。

3. 根据病变范围分型（蒙特利尔分型）　可分为直肠炎、左半结肠炎（结肠脾曲以远）及全结肠炎（病变扩展至结肠脾曲以近或全结肠）。

4. 根据病情分期　可分为活动期和缓解期。

七、治疗

（一）治疗目标

诱导并维持临床缓解以及黏膜愈合，防治并发症，改善病人生命质量。

（二）一般治疗

重型病人和急性发作期病人应卧床休息，密切观察病情变化。给予易消化、少纤维、高营养饮食，补充多种维生素，避免食用牛奶等乳制品。发作期应给予流质饮食，严重者应禁食，通过静脉给予营养治疗，使肠道得到休息。腹痛或腹泻明显者使用抗胆碱能药物或止泻药地芬诺酯（苯乙哌啶）或洛哌丁胺（易蒙停）时宜慎重，特别是大剂量使用在重型病人中可能诱发中毒性巨结肠。

（三）药物治疗

1. 常用药物

（1）氨基水杨酸制剂：柳氮磺吡啶（sulfasalazine，SASP）是治疗本病的常用药物。该药适用于轻、中型或重型经糖皮质激素治疗已有缓解者。用法为活动期 4 g/d，分 4 次口服；维持剂量 2~3 g/d 分次口服，并应补充叶酸。副作用主要分为 2 类：①剂量相关副作用，如恶心、呕吐、食欲减退、头痛、可逆性男性不育等，餐后服用可减轻消化道副作用。②过敏，如有皮疹、粒细胞减少、自身免疫性溶血、再生障碍性贫血等。因此，服药期间必须定期复查血象，一旦出现此类副作用，应改用其他药物。

新型氨基水杨酸制剂剔除了引起大多数常见副作用的磺胺吡啶部分，同时仍能将 5-氨基水杨酸（5-aminosalicylic acid，5-ASA）运送至小肠和结肠的病变区域。这类制剂有美沙拉嗪、奥沙拉嗪和巴柳氮，对治疗轻至中度的结肠炎有效，而且能维持缓解，疗效与柳氮磺吡啶相仿，但降低了不良反应，适用于对柳氮磺吡啶不能耐受者。其中临床使用较多的美沙拉嗪在成人溃疡性结肠炎活动期用法为 4 g/d，维持剂量为活动期剂量的一半或全量维持，维持 3~5 年或更长。主要的不良反应有过敏反应，个别病人可出现血尿素氮升高、胰腺炎、头晕、头痛、定向力障碍，有报道偶见胆汁淤积性黄疸及可能的肝细胞损害。

（2）糖皮质激素：目前控制病情活动的有效药物。作用机制为非特异性抗炎和抑制免疫反应。一般适用于氨基水杨酸制剂治疗无效、急性发作期或重型病人。按泼尼松 0.75~1 mg/（kg·d）（其他类型全身作用激素的剂量按相当于上述泼尼松剂量折算）给药。重型病人可予甲泼尼龙 40~60 mg/d，或氢化可的松 300~400 mg/d，剂量加大并不会增加疗效，但剂量不足会降低疗效。症状完全缓解后开始减量，注意减药速度不宜过快，以防反跳。减药期间应加用氨基水杨酸制剂或免疫抑制剂逐渐接替激素治疗。布地奈德为新型糖皮质激素，主要在肠道发挥作用，全身副作用明显减少。

（3）免疫抑制剂：硫唑嘌呤（azathioprine，AZA）或 6-巯嘌呤（6-mercaptopurine，6-MP）起效慢（硫唑嘌呤用药 12~16 周后才达到最大疗效），主要用于激素诱导症状缓解后，继续维持撤离激素的缓解。剂量为硫唑嘌呤 1.5~2.5 mg/（kg·d）或巯嘌呤 0.75~1.5 mg/（kg·d），维持用药时间尚未达成共识。严重副作用主要是骨髓抑制和肝功能损害等。

环孢菌素起效快，主要适用于对大剂量静滴糖皮质激素无反应的急性重型溃疡性结肠炎病人，连续静滴环孢菌素能诱导缓解，使 80% 的病人避免施行手术。待症状缓解改为口服继续使用，6 个月内逐渐过渡到硫嘌呤类药物维持治疗。由于可发生严重的并发症（如肾脏毒性、癫痫发作和机会性感染），所以一般不常规应用环孢菌素治疗。

（4）生物制剂：目前国内常用的有抗 TNF-α 单抗，如英夫利昔（infliximab，IFX）和阿达木单抗。英夫利昔为人鼠嵌合型抗 TNF-α 的单克隆抗体，是目前较为有效的诱导及维持缓解的药物，主要用于激素及上述免疫抑制剂治疗无效或激素依赖者，或不能耐受上述药物治疗者。其不良反应主要为过敏及机会性感染。是否增加淋巴瘤或其他恶性肿瘤发病风险目前不确定。在使用英夫利昔前需要注意是否存在禁忌证，如感染、充血性心衰、恶性肿瘤病史、神经系统脱髓鞘病变和对鼠源蛋白成分过敏等。结合我国国情，特别需要注意病人是否合并现症或潜在的结核分枝杆菌感染和乙型肝炎病毒感染。

2. 治疗原则　药物的选择依赖于疾病活动度，病变部位及疾病严重程度，既往用药史以及结合病人本身的意愿。

病变局限在直肠者使用 5-氨基水杨酸栓剂，局限在直肠乙状结肠用灌肠剂。也可以联合口服与局部用 5-氨基水杨酸制剂，甚至局部或口服激素治疗。针对左半结肠炎、广泛结肠炎和全结肠炎病人，联合 5-氨基水杨酸口服和直肠局部用药可以使疾病得到缓解，无效时可考虑激素治疗。

重型病人应入院治疗，及时纠正水、电解质代谢紊乱；贫血严重者可输血；低蛋白血症可输入人血白蛋白。抗生素治疗对一般病人并无指征。但重型病人有继发感染时应积极抗菌治疗，可予以广谱抗生素。重型溃疡性结肠炎病人首选静脉使用激素。针对静脉用足量激素治疗 3 天无效者，可予以免疫抑制剂或者生物制剂作为"挽救治疗"。环孢素（cyclosporine A，CsA）是一种"挽救治疗"的方案，起效快，短期有效率较高，但需定期监测血药浓度和不良反应。其他"挽救治疗"的方法包括使用生物制剂如英夫利昔单抗，内科治疗无效者应及时转手术治疗。

缓解期远段结肠炎或直肠炎以美沙拉嗪局部用药为主，由氨基水杨酸制剂或糖皮质激素诱导缓解后以氨基水杨酸制剂维持，选用诱导缓解剂量的全量或半量的 5-氨基水杨酸制剂。由硫嘌呤类药物或英夫利昔诱导缓解后以原剂量维持。

（四）外科手术治疗及术后复发的预防

多数轻症病人病变局限于直肠和乙状结肠，经休息、饮食控制和药物等内科治疗可以得到缓解。但病情严重、病变范围广泛和出现某些严重并发症者常需外科手术治疗。

绝对指征：大出血、穿孔、癌变以及高度疑为癌变。相对指征：①积极内科治疗无效的重型溃疡性结肠炎，合并中毒性巨结肠内科治疗无效者宜更早行外科干预。②内科治疗疗效不佳和/或药物不良反应已严重影响生存质量者，可考虑外科手术。

全结直肠切除+回肠储袋肛管吻合术（ileal pouch-anal anastomosis，IPAA）是治疗溃疡性结肠炎的标准手术方式。IPAA 手术通常分两期进行，一期行全结直肠切除、IPAA 加末端回肠保护性造瘘（造瘘口远端关闭），二期行回肠造口还纳术。IPAA 既能保留较好的排尿功能及男性性功能，又因其贮袋的贮粪功能可减少排便次数，生活质量较好，易为病人所接受。

八、预后

本病一般呈慢性过程，大部分病人反复发作。严重发作或有并发症，以及年龄>60 岁的病人预后不良。慢性持续活动或反复发作频繁，预后较差，若能合理择期手术治疗，亦可望恢复。病程漫长者癌变危险性增加，应注意随访。起病 8~10 年的所有溃疡性结肠炎病人均应行一次肠镜检查以确定当前病变范围。如为广泛结肠型，则从此隔年肠镜复查，达 20 年后每年肠镜复查；如为左半结肠型，则从起病 15 年开始隔年肠镜复查；如为直肠型，无须肠镜监测。合并原发性硬化性胆管炎者，从该诊断确立开始每年肠镜复查。

（唐明亮）

第八节　克罗恩病

一、概述

克罗恩病（Crohn's disease，CD）是一种胃肠道慢性肉芽肿性炎症，病变可累及胃肠道各个部位，以末端回肠及其邻近结肠为主，呈节段性或跳跃式分布，具有透壁性病变和反复发作的特点。克罗恩病发病率在种族和地域分布上存在显著差异，且随时间迁移而变化。在北美，克罗恩病发病率为(3.1~20.2)/10 万，患病率约为 201/10 万。与西方国家相比，亚洲国家的发病率较低，包括我国在内的一些发展中国家的克罗恩病发病率有迅速上升趋势。基于区域性的流行病学调查数据提示我国的克罗恩病发病率为（0.07~1.31）/10 万。

二、病因与发病机制

克罗恩病的病因尚未完全明确，与溃疡性结肠炎类似，普遍的观点认为是外界环境作为始动因素导致易感人群对肠腔内微生物产生过度的炎症反应。

（一）遗传因素

早期的家族聚集性和双胞胎一致性研究均提示克罗恩病存在遗传易感性。2001 年人们发现了克罗恩病的第一个易感位点 NOD2 基因（又称 CARD15 基因），其三个主要的多态性位点（Arg702Trp、Gly908Arg 和 Leu1007fsinsC）与欧美人群显著相关，而在亚洲人群中未得到证实。随后的研究还发现自噬基因 ATG16L1 和 IRGM 与克罗恩病的发病相关，而 IL23R 基因的突变则为克罗恩病的保护因素。一项 GWAS 相关荟萃分析发现了与克罗恩病关联的 71 个遗传易感位点，如 NOD2、ATG16L1、IRGM、VALP3、IL-23R、IL-10、IL-27、PTPN2 和 FUT2。

（二）环境因素

炎症性肠病的发病率逐年上升提示环境因素在炎症性肠病发病中起了重要的作用。流行病学研究报道了许多的保护因素和危险因素，值得一提的是吸烟人群的溃疡性结肠炎发病率较低，而克罗恩病的发病率更高，并且吸烟的克罗恩病病人病程中手术率和术后复发率更高。另外，母乳喂养被认为是克罗恩病的保护因素。

（三）微生物

许多病原体被认为是克罗恩病的致病细菌。1913 年 Dalziel 发现人类特发性肉芽肿性肠炎（现称克罗恩病）与约尼病（Johne's disease）相像，而后者为发生在反刍动物的肉芽肿性肠病，多为副结核分枝杆菌所致。因此，人们推测副结核分枝杆菌也可能为克罗恩病的致病菌，然而目前仍无定论。最新研究表明，黏附侵袭性大肠埃希菌（adherent-invasive E. coli，AIEC）也可能是潜在的克罗恩病致病细菌。

近些年来，许多研究提示正常存在的肠道菌群在克罗恩病发病中发挥着重要的作用。如许多炎症性肠病遗传易感的动物模型在无菌环境下不会发生肠道炎症或者延迟出现炎症性肠病表型，一旦恢复肠道菌群，则出现了肠道炎症。另外，粪便移植可以治疗克罗恩病也是强有力的证据。第二代测序手段研究也发现，相比健康人，克罗恩病病人出现肠道微生物多样性的减少以及失衡，厚壁菌减少，拟杆菌增加。

（四）免疫反应

极化的单层肠上皮细胞、杯状细胞分泌的黏液层以及上皮之间的紧密连接被认为是肠黏膜免疫系统的第一道防线。当一些致病因子使得肠通透性增加，肠腔内抗原就会进入肠黏膜内，进而被上皮内和固有层黏膜的多种先天性免疫细胞通过 Toll 样受体和 NOD 样受体（nucleotide-binding oligomerization domain-like receptors，NLR）所识别，从而激活先天免疫反应。然而一些克罗恩病病人存在 NOD2 基因多态性，因此，存在异常的先天性免疫，从而增加微生物入侵的机会。

肠腔内微生物进入固有层后激活 T 细胞，使之释放细胞因子如肿瘤坏死因子 α 和 γ 干扰素等，使肠道产生炎症。一般认为适应性免疫系统的失衡在克罗恩病中的作用不是启动炎症，而是介导或维持肠道炎症，其表现为效应 T 细胞（如 Th1 和 Th17 细胞）和天然 Treg 细胞与诱导性 Treg 细胞的失衡。总的说来，克罗恩病是一种典型的 Th1 型反应。

三、病理

克罗恩病好发于末端回肠和邻近结肠，以回结肠同时累及者最多，其次局限在小肠，主要在回肠，以末端回肠为主，结肠单独累及次之。上消化道单独累及少见，多伴有末端回肠或结肠病变。

大体形态上有如下特点：①病变呈节段性或跳跃性，病变浆膜侧可见充血或炎性渗出物，病程长者可发生粘连。②肠壁增厚和肠腔狭窄。③早期克罗恩病呈阿弗他样溃疡，逐渐进展为融合的线性溃疡。④溃疡将周围水肿黏膜分隔成卵石样外观的小岛。⑤小肠克罗恩病易在系膜对侧出现脂肪缠绕。

组织学上的典型显微镜下改变包括：①节段性、透壁性炎症。②隐窝结构异常，腺体增生，个别隐窝脓肿，黏液分泌减少不明显，可见幽门腺化生或潘氏细胞化生。③黏膜下层水肿和淋巴管扩张，晚期黏膜下层增宽或出现黏膜与肌层融合。④活动期有深入肠壁的裂隙状溃疡，周围重度活动性炎。⑤非干酪样坏死性肉芽肿见于黏膜内、黏膜下、肌层甚至肠系膜淋巴结。⑥肠道神经系统的异常（黏膜下神经纤维增生和神经节炎，肌间神经纤维增生）。⑦相对比较正常的上皮-黏液分泌（杯状细胞通常正常）。

局灶性的慢性炎症、局灶性隐窝结构异常和非干酪样肉芽肿是公认最重要的在结肠内镜活检标本上诊断克罗恩病的光学显微镜下特点。克罗恩病的病理学诊断通常要求观察到 3 种以上特征性表现（无肉芽肿时）或观察到非干酪样肉芽肿和另一种特征性光学显微镜下表现，同时需要排除肠结核等。

四、临床表现

克罗恩病好发于青年，在我国，发病高峰年龄为 18～35 岁。起病多数缓慢，呈慢性病程，多表现为长短不等的发作期与缓解期交替，有终身复发倾向。少数呈急腹症样急性起病。临床表现呈多样化，症状也轻重不一，包括消化道表现、全身性表现、肠外表现及并发症。

（一）症状

1. 消化道表现　主要有慢性腹泻和腹痛。慢性腹泻为最常见的症状，粪便多为糊状，偶见肉眼脓血，里急后重感较溃疡性结肠炎少见。腹泻的严重程度与肠道累及范围和严重程度存在一定的相关性。腹泻的发生与黏膜炎症渗出、细菌过度生长以及结肠动力障碍有关。而腹痛为另一常见症状，约 70%的病人诊断前就存在，多位于右下腹或脐周围，间歇性发作，常为痉挛性阵痛或肠鸣。多为进餐后加重，排便或肛门排气后缓解。腹痛的发生机制目前尚不明确，目前认为肠内容物通过狭窄的肠段时激活肠壁牵张受体，导致腹痛，甚至呕吐，而肠段浆膜层炎症将导致内脏痛。

瘘管形成是克罗恩病的透壁性表现，也是其临床特征之一。免疫激活触发释放各类蛋白酶和基质金属蛋白酶，从而直接损害组织，形成窦道，进而穿透邻近组织。瘘分内瘘和外瘘，前者可通向其他肠段、肠系膜、膀胱、输尿管、阴道、腹膜后等处，后者通向臀部，大腿部、腹壁或肛周皮肤等。15%～35%的克罗恩病病人出现肛周瘘管，其他肛周病变包括肛周脓肿、皮赘、肛裂等。需要注意的是肛周脓肿和肛周瘘管可为少部分克罗恩病病人的首诊表现。

2. 全身表现　主要有体重减轻、发热、食欲缺乏、疲劳、贫血等，青少年病人可见生长发育迟缓。

广泛的小肠病变或切除（肠吸收不良）、炎症肠段（丢失过多）以及药物治疗可导致一些特殊营养因子（如铁、叶酸、维生素 B_{12}、钙、镁、锌和脂溶性维生素等）的缺乏，然而值得关注的是部分病人因担心腹痛而害怕进食，导致摄入过少。

与疾病活动相关的发热多为低热，与促炎症因子释放增加有关。当高热出现时需要考虑是否存在感染因素。

3. 肠外表现　与溃疡性结肠炎相似。

部分病人查体可触及腹部包块，常位于右下腹与脐周，多由于肠粘连、肠壁增厚、肠系膜淋巴结肿大、内瘘或局部脓肿而形成。当病人出现肠道狭窄所致的不完全性肠梗阻时也可见肠型及蠕动波，肠鸣音亢进等。体重下降也是本病常见的体征。

（二）并发症

常见的有瘘管、腹腔脓肿、肠狭窄和梗阻、肛周病变（肛周脓肿、肛周瘘管、皮赘和肛裂等），较少见的有消化道大出血、肠穿孔，病程长者可发生癌变。

五、辅助检查

（一）实验室检查

血液检查中可见异常包括贫血、炎症指标（C 反应蛋白和血沉）上升、血清铁下降、电解质代谢紊乱（腹泻引起）、白蛋白降低（炎症及营养物质吸收障碍引起）和维生素缺乏。C 反应蛋白水平与疾病活动程度相关。粪便钙卫蛋白和乳铁蛋白可以用于判断肠道炎症严重程度。ASCA 和 pANCA（ASCA 阳性或 pANCA 阴性）常见于克罗恩病，可以用于鉴别克罗恩病和溃疡性结肠炎，但临床意义有限。当病人存在腹泻时，应该进行粪便培养和寄生虫检测，必要时行难辨梭菌毒素检测。

（二）内镜检查

1. 肠镜　结肠镜检查和活检应列为克罗恩病诊断的常规首选检查，镜检应达末段回肠。具特征性的内镜表现为节段性病变、纵行溃疡和卵石样外观。

2. 小肠胶囊内镜　主要适用于疑诊克罗恩病但结肠镜及小肠放射影像学检查阴性者。对发现小肠黏膜异常相当敏感，但对一些轻微病变的诊断缺乏特异性，且有发生滞留的危险。

3. 小肠镜　主要适用于其他检查（如小肠胶囊内镜或放射影像学）发现小肠病变或尽管上述检查阴性而临床高度怀疑小肠病变，需进行确认及鉴别者；或已确诊克罗恩病需要气囊辅助小肠镜检查以指导或进行治疗者。该检查可直视下观察病变、取活检及进行内镜下治疗，但其侵入性检查有一定并发症的风险。小肠镜下克罗恩病病变特征与结肠镜所见相似。

4. 胃镜　少数克罗恩病病变可累及食管、胃和十二指肠，但一般很少单独累及。目前推荐胃镜检查应列为克罗恩病的常规检查，尤其是有上消化道症状者、儿童和炎症性肠病类型待定（inflammatory bowel disease unclassified，IBDU）病人。

（三）影像学检查

1. CT 或磁共振肠道显像（CT/MR enterography，CTE/MRE）　根据胃肠道造影剂引入方式的不同，将插管法称为肠道造影，口服法称为肠道显像。CTE 或 MRE 是迄今评估小肠炎性病变的标准影像学检查，该检查可反映肠壁的炎症改变、病变分布的部位和范围、狭窄的存在及其可能的性质（炎症活动性或纤维性狭窄）、肠腔外并发症如瘘管形成、腹腔脓肿或蜂窝织炎等。MRE 对评估小肠炎性病变的精确性与 CTE 相似，优势在于无放射线暴露。

CTE 下的表现：①肠壁增厚，局限性或弥漫性，周围黏膜及浆膜呈炎症性改变。②活动期增强扫描可见管腔狭窄，肠壁增厚且分层，黏膜层明显强化；静止期时，黏膜层无强化，肠壁呈分层强化或均匀强化。③周围肠系膜脂肪间隙增厚时，肠间距可扩大，伴发炎症时，肠系膜密度增高。④部分出现肠系膜淋巴结肿大，一般大于 3 mm。⑤肠系膜血管增多、增粗、扭曲，导致肠管的直小动脉被拉长，间距增宽，呈梳齿状排列，称为"梳样征"，是表明克罗恩病处于活动期的重要征象。

2. X 线钡剂造影　钡剂灌肠和插管法小肠钡剂灌肠造影为既往检查克罗恩病的两种方法。X 线所见如下。①早期：黏膜钡剂涂布不良，黏膜面可见多发小点状溃疡。②结肠袋变化：结肠袋增厚，肠壁僵硬。③假憩室形成：病变肠管壁僵硬、凹陷，病变对侧肠管呈外膨性改变，呈一个或多个假憩室样变形。④鹅卵石征：黏膜表面呈纵横交错裂隙状溃疡及结节状突起，钡剂充盈时可见结节状充盈缺损影，呈鹅卵石状，称为"鹅卵石征"。⑤深的领扣状溃疡：黏膜溃疡穿透整个肠壁，形成凸出肠壁外的领扣状溃疡。⑥肠狭窄：肠管壁增厚、僵硬，管腔不同程度狭窄，钡剂充盈时呈现长短不一、宽窄不一的"线样征"。⑦瘘管形成：裂隙状溃疡穿透至邻近脏器或肠管，可形成曲折的钡剂影。⑧腹腔内脓肿与肠壁肌内脓疡：腹腔内包裹性脓肿或肠壁内脓疡，肠管围绕排列。

3. 超声　表现为肠壁的增厚和僵硬、蠕动减少、系膜纤维脂肪增生、淋巴结增大等，然而诊断准确性较低，对发现瘘管、脓肿和炎性包块具有一定价值。

六、诊断与鉴别诊断

（一）诊断

克罗恩病缺乏诊断的"金标准"，诊断需要结合临床表现、内镜、影像学和病理组织学进行综合分析并随访观察，同时排除一些症状相似的疾病后才能做出诊断。有时鉴别诊断困难，需手术探查才能获得病理诊断。诊断标准可参考世界卫生组织（WHO）所提出的 6 个诊断要点（表 3-2）。

表 3-2　世界卫生组织推荐的克罗恩病诊断标准

项目	临床	放射影像	内镜	活检	切除标本
①非连续性或节段性改变		+	+		+
②卵石样外观或纵行溃疡		+	+		+
③全壁性炎性反应改变	+	+		+	+
	（腹块）	（狭窄）*		（狭窄）	
④非干酪性肉芽肿				+	+
⑤裂沟、瘘管	+	+			+
⑥肛周病变	+				

注：具有①、②、③者为疑诊；再加上④、⑤、⑥三者之一可确诊；具备第④项者，只要加上①、②、③三者之二亦可确诊（*应用 CTE 或 MRE 检查多可清楚显示全肠壁炎而不必仅局限于发现狭窄）。

（二）疾病评估

一个完整的克罗恩病诊断应该包括疾病的病变范围、临床类型及并发症、病情分期和严重程度。因此，一旦诊断确定，应根据蒙特利尔分类法对病人进行分型和克罗恩病活动指数（CDAI）进行疾病严重程度评估，并且筛查肠外表现以及相关的自身免疫性疾病。简化 CDAI 法，又称 Harvey-Bradshaw 指数，在临床应用较为简便，计算方法见表 3-3。

表 3-3　简化 CDAI 计算法

项目	分数
腹痛	0：无；1：轻；2：中；3：重
腹泻	稀便每天 1 次记 1 分
腹块	0：无；1：可疑；2：确定；3：伴触痛
伴随疾病（关节痛、虹膜炎、结节性红斑、坏疽性脓皮病、阿弗他溃疡、裂沟、新瘘管及脓肿等）	每种症状记 1 分

注：≤4 分为缓解期，5~7 分为轻度活动期，8~16 分为中度活动期，>16 分为重度活动期。

（三）鉴别诊断

克罗恩病的诊断为排他性诊断，常见的需要鉴别的疾病有溃疡性结肠炎、肠结核、肠淋巴瘤、肠道白塞综合征和其他肠道炎症等。

1. 溃疡性结肠炎　鉴别要点详见溃疡性结肠炎章节。

2. 肠结核　肠结核病人可能既往或现有肠外结核史，临床表现少有肠瘘、腹腔脓肿和肛周病变，内镜检查病变节段性不明显、溃疡多为环行，浅表而不规则。组织病理学特征对鉴别诊断最有价值，肠壁和肠系膜淋巴结内大而致密且融合的干酪样肉芽肿和抗酸杆菌染色阳性是肠结核的特征。不能除外肠结核时应行抗结核治疗。亦可作结核菌培养、血清抗体检测、采用结核特异性引物行 PCR 检测组织中结核杆菌 DNA 或特异性 IFN-γ 的检测等。

3. 肠道恶性淋巴瘤　小肠恶性淋巴瘤多见于回肠末端，进展相对较快。肠瘘、肛周病变，及口、眼和骨关节病少见。无裂隙样溃疡和鹅卵石征。CT 可见腹腔淋巴结肿大。病理可见淋巴瘤样组织而无非干酪样肉芽肿。内镜活检及组织病理学检查是确诊的依据，反复、多块、深取活检至关重要。

4. 肠道白塞综合征　白塞综合征国际研究组的诊断标准：①反复发生口腔溃疡，过去 12 个月内发病不少于 3 次。②反复发生生殖器溃疡。③眼病。④皮肤病变。⑤皮肤针刺试验阳性（无菌穿刺针刺入病人前臂，24~48 小时后出现大于 2 mm 的无菌性红斑性结节或脓疱）。⑥血管病变。

七、治疗

（一）治疗目标

同溃疡性结肠炎。

（二）一般治疗

吸烟者必须戒烟。推荐病人每天摄入高热量、高蛋白、低脂肪、富含维生素及必需微量元素的饮食，避免粗纤维食物。适量的体育锻炼和健康的起居习惯对维持缓解、预防复发也有很大帮助。

（三）营养支持治疗

克罗恩病病人合并营养不良比溃疡性结肠炎病人更为多见，活动期合并营养不良比缓解期更为普遍。克罗恩病营养不良的原因主要包括三大类：摄入不足、消耗和丢失过多以及药物副作用。

营养支持治疗应该作为克罗恩病治疗的一个重要组成部分。营养支持不但能够改善病人营养状况，提高生活质量，减少手术并发症，还能诱导和维持克罗恩病缓解，促进黏膜愈合，改善自然病程。

营养途径遵循"只要肠道有功能，就应该使用肠道，即使部分肠道有功能，也应该使用这部分肠道"的原则，首选肠内营养。

（四）药物治疗

药物的选择依赖于疾病活动度、病变部位、疾病严重程度、既往用药史以及结合病人本身的意愿。升阶梯和降阶梯为目前存在的两种治疗策略，然而从改变克罗恩病的自然病程来看，5-氨基水杨酸和糖皮质激素皆不能改变克罗恩病的自然病程，因此，更倾向于降阶梯策略，尤其对具有预测"疾病难以控制"高危因素的病人。强调早期治疗和个体化治疗，以期让病人取得最大的获益。

1. 氨基水杨酸类制剂　美沙拉嗪 3~4 g/d 可用于轻中度回肠、回结肠或结肠克罗恩病治疗，但疗效可能有限。柳氮磺吡啶（3~4 g/d，分次口服）可用于结肠型，由于副作用发生率高，限制其临床应用。美沙拉嗪通过作用于肠道炎症黏膜，抑制引起炎症的前列腺素合成及炎性介质白三烯的形成，从而对肠黏膜起一定的抗炎作用。

2. 糖皮质激素　传统的激素制剂依然是治疗中-重型复发性克罗恩病的主要药物，但是不宜长期使用，宜与免疫制剂联合使用。泼尼松的剂量为 0.75~1 mg/（kg·d），经泼尼松 0.75 mg/（kg·d）治疗超过 4 周，疾病仍处于活动期，可以认为激素无效。激素依赖的定义：①激素治疗 3 个月后，泼尼松不能减量至 10 mg/d（或布地奈德低于 3 mg/d），但没有疾病复发的体征、症状。②在停用激素 3 个月内，临床症状复发过一次。布地奈德用于回-盲肠及升结肠克罗恩病，比传统激素的全身副作用少，疗效相当，然而对远端结肠炎疗效欠佳。

3. 免疫抑制剂 激素无效或激素依赖时加用硫嘌呤类药物,但起效慢,因此,其作用主要是在激素诱导症状缓解后,继续维持撤离激素的缓解。常用的硫嘌呤类药物有硫唑嘌呤和6-巯嘌呤,所推荐剂量分别为 1.5~2.5 mg/(kg·d) 和 0.75~1.5 mg/(kg·d)。

硫嘌呤类药物的不良反应发生率可达 20%~28%,包括胃肠道反应(恶心、呕吐)、头晕、骨髓抑制、肝功能损害、胰腺炎等。需要监测外周血常规和肝功能等。当硫嘌呤类药物不耐受时,也可以考虑使用甲氨蝶呤(methotrexate,MTX),尤其适用于伴有关节病变的克罗恩病病人。其肌肉或皮下注射的生物利用度优于口服。

4. 生物制剂 用于中至重型的活动性克罗恩病、瘘管型克罗恩病,对糖皮质激素治疗无效或激素依赖者,和/或免疫抑制剂(如硫唑嘌呤等)治疗无效者,或不能耐受上述药物治疗(存在禁忌证或严重不良反应)者。对确诊时具有预测疾病预后不良高危因素的克罗恩病病人,可早期应用抗肿瘤坏死因子药物。预后不良的高危因素:①伴肛周病变。②病变范围广泛,小肠受累长度大于 100 cm。③伴食管、胃、十二指肠病变。④发病年龄小于 40 岁。⑤首次发病即需要激素治疗。

5. 其他 环丙沙星和甲硝唑仅用于有合并感染者。沙利度胺、益生菌、干细胞等治疗克罗恩病的价值尚待进一步研究。

6. 缓解期药物治疗 使用氨基水杨酸制剂诱导缓解后仍以氨基水杨酸制剂作为缓解期的维持治疗。氨基水杨酸制剂对激素诱导缓解后维持缓解的疗效未确定。硫唑嘌呤是激素诱导缓解后用于维持缓解最常用的药物,能有效维持撤离激素的临床缓解或在维持症状缓解下减少激素用量。硫唑嘌呤不能耐受者可试换用 6-巯嘌呤。硫嘌呤类药物无效或不能耐受者,可考虑换用 MTX。使用 IFX 诱导缓解后应以 IFX 维持治疗。

(五) 外科手术治疗及术后复发的预防

1. 外科手术治疗 大部分病人在病程中需要接受至少一次外科手术,然而手术治疗只能延缓临床症状,并不能从本质上治愈疾病。因此,手术治疗目的是解除症状、预防和延缓术后复发。鉴于术后复发率高,内科医师应在克罗恩病治疗过程中慎重评估手术的必要性,并与外科医师和病人充分沟通,力求在最合适的时间施行最有效的手术。

外科手术指征主要包括纤维性狭窄所致的肠梗阻,药物治疗无效的瘘管、穿孔、腹腔内脓肿、大出血、癌变和内科治疗无效等。

手术治疗克罗恩病的手术方式主要为病变肠段切除和吻合术。目前认为回结肠切除术采用器械吻合发生的吻合口瘘明显低于手工吻合。发生吻合口瘘风险较高的病人有长期使用激素、营养不良、低蛋白血症(白蛋白<30 g/L)、贫血(Hb<10 g/mL)、急诊手术和存在脓肿或瘘管者等。免疫抑制剂和生物制剂的作用目前尚不明确。

2. 术后复发的预防 克罗恩病肠切除术后复发率相当高,其高危因素包括吸烟、肛周病变、穿透性疾病行为及有肠切除术史等。对有术后早期复发的高危因素病人宜尽早(术后 2 周)予积极干预。必须戒烟,美沙拉嗪、硫嘌呤类药物、咪唑类抗生素及英夫利西对预防内镜及临床复发有一定疗效。嘌呤类药物疗效略优于美沙拉嗪,但因不良反应多,适用于有术后早期复发高危因素的病人。术后半年、1 年及之后定期行肠镜复查,根据内镜复发与否及程度给予或调整药物治疗。

(六) 肛瘘的处理

克罗恩病肛瘘可以同时伴有肛周脓肿、肛裂、肛门失禁或肛管直肠狭窄,局部疼痛轻微或无痛,剧烈的疼痛提示有潜在的感染。

造影、超声内镜，联合多种检查手段有助于提高诊断的准确性。肛瘘分为单纯性肛瘘和复杂性肛瘘，又可细分为高位和低位肛瘘（Parks 分类），有利于指导外科治疗手段的选择。

肛瘘的近期治疗目标是脓肿引流及缓解症状，长期目标是瘘管愈合、提高生活质量和避免直肠切除等。

无症状的单纯性肛瘘无须处理。有症状的单纯性肛瘘以及复杂肛瘘首选抗生素如环丙沙星或（及）甲硝唑治疗，并以硫嘌呤类药物作为维持治疗。英夫利昔单抗和阿达木单抗对肛瘘愈合的疗效较为显著。生物制剂与硫嘌呤类联合应用较单药治疗效果更佳，尤其是合并活动性肠道克罗恩病的病人。有症状的肛瘘病人通常伴有肛周脓肿，肛周脓肿手术引流有助于减少由于使用免疫抑制剂引发感染相关并发症的风险。对于并发直肠炎的肛瘘病人，宜采用脓肿引流和非切除性挂线疗法，当内镜下确认直肠炎缓解后才考虑确定性手术治疗（如瘘管切开术/切除术、移瓣修补术等）。其他有症状的单纯性肛瘘可以接受挂线疗法或肛瘘切开术，复杂性肛瘘可以接受长期挂线引流的姑息性治疗。少数广泛进展型复杂性克罗恩病肛瘘，药物和挂线引流治疗无效，为控制肛周感染，需接受肠造口术或直肠切除术。

八、预后

本病病程长，急性期与缓解期交替，病情迁延不愈。随访发现约 50% 的病人在 10 年后发展为狭窄性或穿透性病变。多数病人在其病程中因出现并发症而手术治疗，甚至多次手术治疗，预后不佳。结肠累及的克罗恩病病人发生结直肠癌的风险与溃疡性结肠炎类似，年轻时起病、广泛性病变和病程持续久等增加其癌变风险。因此，对病程超过 10 年的克罗恩病病人应加强监测，具体可参照溃疡性结肠炎，视情况每 1~3 年行 1 次肠镜检查，尽可能早期发现癌变和及时治疗。

（张　剑）

第九节　结直肠癌

一、概述

结直肠癌（Colorectal Cancer）又称大肠癌，包括结肠癌（Colon Cancer）和直肠癌（Rectal Cancer），在世界范围内以经济发达国家的发病率高，可高达（30~50）/10 万，占所有癌症第 4 位，死亡率为第 2 位。大肠癌在我国的发病率和死亡率亦处于逐年上升的趋势。

二、病理分类

结肠和直肠肿瘤组织学分类。

①腺癌。②黏液腺癌。③印戒细胞癌。④小细胞癌。⑤鳞状细胞癌。⑥腺鳞癌。⑦髓样癌。⑧未分化癌。⑨类癌（高分化内分泌肿瘤）。⑩混合性类癌-腺癌。⑪血管肉瘤。⑫Kaposi 肉瘤。⑬恶性黑色素瘤。⑭恶性淋巴瘤：a. 边缘区 B 细胞 MALT 淋巴瘤；b. 套细胞淋巴瘤；c. 弥漫性大 B 细胞淋巴瘤；d. Burkitt 淋巴瘤；e. Burkitt 样淋巴瘤。

三、临床分期

1. TNM 分期

T——原发肿瘤

T_x——原发肿瘤无法评估；

T_0——无原发肿瘤证据；

T_{is}——原位癌：肿瘤位于上皮内或侵及黏膜固有层；

T_1——肿瘤侵犯黏膜下层；

T_2——肿瘤侵犯肌层固有层；

T_3——肿瘤穿透肌层固有层到浆膜下层或进入非腹膜覆盖的结肠周围或直肠周围组织；

T_4——肿瘤直接侵犯其他器官或结构，和（或）穿透脏层腹膜；

T_{4a}——肿瘤侵犯脏层腹膜；

T_{4b}——肿瘤直接侵犯或粘连于其他器官或结构。

N——区域淋巴结

N_x——区域淋巴结无法评估；

N_0——无区域淋巴结转移；

N_1——1~3 个淋巴结转移；

N_{1a}——1 个区域淋巴结转移；

N_{1b}——2~3 个区域淋巴结转移；

N_{1c}——肿瘤种植（Tumor Deposit，TD），如卫星结节，位于浆膜下层或者在无腹膜覆盖的结肠/直肠周围组织，无区域淋巴结转移；

N_2——4 个及以上淋巴结转移；

N_{2a}——4~6 个区域淋巴结转移；

N_{2b}——7 个或以上区域淋巴结转移。

M——远处转移

M_0——无远处转移；

M_1——有远处转移；

M_{1a}——远处转移局限于单个器官或部位（如肝、肺、卵巢、非区域淋巴结）；

M_{1b}——远处转移至腹膜或一个以上的器官、部位或腹膜转移。

pTNM 病理分期：pT，pN 和 pM 范畴相应于 T，N，M 范畴。pN_0 区域淋巴结切除标本的组织学检查一般要查 12 个或以上的淋巴结。

注：结直肠癌各段所属区域淋巴结分组：

盲肠——结肠周、盲肠前、盲肠后、回结肠、右结肠。

升结肠——结肠周、回结肠、右结肠、中结肠。

肝曲——结肠周、中结肠、右结肠。

横结肠——结肠周、中结肠。

脾曲——结肠周、中结肠、左结肠、肠系膜下。

降结肠——结肠周、左结肠、肠系膜下、乙状结肠。

乙状结肠——结肠周、肠系膜下、直肠上、乙状结肠、乙状结肠系膜。

直乙交界处——结肠周、直肠周、左结肠、乙状结肠系膜、乙状结肠、肠系膜下、直肠上（痔的）、直肠中（痔的）。

直肠——直肠周、乙状结肠系膜、肠系膜下、骶外侧、骶前、髂内、骶岬、髂外、直肠上（痔的）、直肠中（痔的）、直肠下（痔的）。

2. 临床分期

分期	TNM		
0 期	T_{is}	N_0	M_0
Ⅰ期	$T_{1\sim2}$	N_0	M_0
Ⅱ期	$T_{3\sim4}$	N_0	M_0
ⅡA 期	T_3	N_0	M_0
ⅡB 期	T_{4a}	N_0	M_0
ⅡC 期	T_{4b}	N_0	M_0
Ⅲ期	任何 T	$N_{1\sim2}$	M_0
ⅢA 期	$T_{1\sim2}$	N_1	M_0
	T_1	N_{2a}	M_0
ⅢB 期	T_3，T_{4a}	N_1	M_0
	$T_{2\sim3}$	N_{2a}	M_1
	$T_{1\sim2}$	N_{2b}	M_0
ⅢC 期	T_{4a}	N_{2a}	M_0
	T_3，T_{4a}	N_{2b}	M_0
	T_{4b}	$N_{1\sim2}$	M_0
ⅣA 期	任何 T	任何 N	M_{1a}
ⅣB 期	任何 T	任何 N	M_{1b}

3. Dukes' 分期

Dukes'A：肿瘤局限于肠壁内，未穿出肌层，无淋巴结转移。

Dukes'B：肿瘤已穿出深肌层并侵入浆膜层、浆膜外或直肠周围组织，但无淋巴结转移。

Dukes'C：肿瘤伴有淋巴结转移。又分为 C_1 和 C_2 期。

Dukes'C_1：肿瘤邻近淋巴结转移（肠旁及系膜淋巴结）。

Dukes'C_2：肿瘤伴有肠系膜动脉结扎处淋巴结转移。

Dukes'D 肿瘤伴有远处器官转移，或因局部广泛浸润或淋巴结广泛转移而切除术后无法治愈或无法切除者。

四、治疗原则

（一）手术治疗

对大肠癌的治疗仍然是尽可能手术切除，术后总的 5 年生存率均在 50% 左右。如病变限于黏膜下层，根治术后 5 年生存率可达 90%，反之如有淋巴结转移，则在 30% 以下。所以除争取早期诊断外，还应改进手术方法或加用化疗、放疗和免疫治疗等综合治疗，增加切除率，延长生存期。

1. 结肠癌　对于可切除的非转移性结肠癌，外科治疗方法是结肠切除术加区域淋巴结清扫。不同病例根治性切除手术的处理。

（1）病变局限于黏膜、黏膜下层，淋巴结未发现转移，术后定期观察。

（2）病变侵犯肌层以外，或有淋巴结转移者，术后需行辅助化疗。术后辅助化疗，一般于术后 4 周左右开始。

2. 直肠癌　根治性切除手术，局部肿瘤较大，影响手术切除者可行术前放疗；切除术后病变侵及深肌层或有淋巴结转移者，则术后行辅助放疗，放疗后化疗。直肠癌于放疗后开始，一般化疗 6 个周期加口服左旋咪唑。手术方式有经肛切除和经腹切除手术。

（1）经肛切除术：肿瘤占据肠腔小于 30%；肿瘤直径小于 2.5 cm；肿瘤活动，不固定；肿瘤距肛缘 8 cm 以内；切缘阴性（距离肿瘤大于 3 mm），仅适用于 T_1 肿瘤。

（2）经腹切除术：包括腹会阴联合切除术、低位前切除术、全直肠系膜切除术（TME）。切除原发肿瘤，保证切缘足够干净；采用 TME 手术清除肿瘤的淋巴引流区域；5 周半足量的新辅助放化疗后，应在 5~10 周内进行手术。

对晚期不能切除的结直肠癌患者，或切除术后有复发转移的患者，应采用全身化疗和生物治疗、局部放疗及中医中药治疗。有肝转移的病例可行肝介入化疗。

（二）放射治疗

1. 结肠癌

（1）治疗对象：T_4 肿瘤穿透至邻近器官，复发不能手术的肿瘤。

（2）照射野：应包括肿瘤床。

（3）放疗剂量：总剂量 45~50 Gy，分 25~28 次照射。对距离切缘较近切缘阳性者给予追加剂量。小肠的受量应限制在 45 Gy 之内。以 5-FU 为基础化疗与放疗同步给予。

（4）照射方法：当存在正常组织与放疗相关的高危因素时，应考虑采用调强放疗（IMRT）或断层治疗。但治疗时需小心，确保覆盖足够的瘤床。

（5）T_4 或复发肿瘤患者：如有可能应考虑将术中放疗（IORT）作为追加剂量手段。这些患者行术前放疗，有助于增加肿瘤的切除性。如不能进行术前放疗，可考虑在辅助化疗之前进行低剂量外照射。

2. 直肠癌

（1）治疗对象：推荐用于肿瘤距肛缘 12 cm 以下的患者。

（2）照射野：包括肿瘤和距瘤床 2~5 cm 的安全边缘，直肠、骶前和髂内淋巴结。T_4 肿瘤侵犯前方结构时须照射髂外淋巴结。肿瘤侵犯远端肛管时须照射腹股沟淋巴结。

（3）放疗剂量：盆腔（45~50）Gy/（25~28）次。对可切除肿瘤照射 45 Gy 之后应给予瘤床和边缘 2 cm 范围追加剂量。术前放疗剂量为 5.4 Gy/3 次，术后放疗为（5.4~9.0）Gy/（3~5）次。小肠剂量限制：绝对容积剂量限制 V15<120cc。因小肠有蠕动，如按其在整个腹腔中的容积剂量限制为 V45<195cc。

（4）T_4 或复发肿瘤：如切缘距肿瘤太近或切缘阳性者，可术中放疗（IORT）作为追加剂量，如不能做 IORT，应于术后和辅助化疗前考虑局部追加外照射 10~20 Gy。不可切除肿瘤者，放疗剂量应高于 54 Gy。

（5）放疗期间同时加化疗：给予以5-FU为主的化疗。

五、综合治疗

因直肠癌手术时约30%有隐匿性转移，加之直肠位于盆腔内，因此，选择性采取术前放疗、和（或）术后放、化疗等综合治疗，可在一定程度上减少复发、转移而提高生存率。大肠癌术后常发生肝转移，发生率可高达50%，如果仅为孤立转移灶，其他部位未发现复发转移的，可选择手术切除，术后5年生存率可达42%。如果不适于手术，可行肝动脉灌注化疗。

（一）辅助化疗

除临床试验外，不推荐贝伐珠单抗、西妥珠单抗、帕尼单抗、依立替康用于非转移性结肠癌的辅助治疗，术后辅助治疗的选择根据分期而定。Ⅰ期患者不需要任何辅助治疗；低危Ⅱ期患者可参加临床试验，不予化疗单独观察，或考虑使用卡培他滨或5-FU/LV，但FOLFOX不适用于无高危因素的Ⅱ期患者辅助治疗；高危Ⅱ期考虑方案为5-FU/LV/奥沙利铂、5-FU/LV，或卡培他滨，也可采用姑息观察；结肠癌Ⅲ期患者，术后行6个月的辅助化疗，可选择mFOLFOX6、FLOX、CapeOX，对不能使用奥沙利铂的患者可选单药卡培他滨或5-FU/LV。卡培他滨与5-FU推注/LV的疗效相当，但辅助治疗中不支持用卡培他滨的联合方案，FOLFOX的疗效更好。

Andre T等进行的MOSATC试验比较FOLFOX方案与5-FU/LV方案辅助治疗2 246例，完全切除的Ⅱ期和Ⅲ期结肠癌患者的疗效。结果显示在Ⅲ期随访6年时，FOLFOX组的总生存率明显高于5-FU/LV。虽然MOSAIC试验的亚组分析结果显示，FOLFOX方案治疗Ⅱ期患者DFS较5-FU/LV并没有明显改善（HR 0.84；95%CI0.62～1.14；P=0.258），部分伴有高危因素（至少含有以下一项：肿瘤T_4期、组织学分级差、淋巴血管侵犯、周围神经浸润、肠梗阻、伴有局部穿孔或肿瘤靠近切缘、切缘不确定或阳性、淋巴结活检数目不足）的Ⅱ期采用该方案可能会受益，但仍更受益于辅助化疗。推荐改良的FOLFOX方案（首选mFOLFOX 6）用于治疗Ⅲ期结肠癌。FLOX是FOLFOX的替代方案。用于早期结肠癌的其他辅助治疗方案包括5-FU为基础的方案加依立替康。而研究数据并不支持在Ⅱ或Ⅲ期结肠癌的辅助化疗中使用含依立替康的方案。5-FU推注/LV/伊立替康不支持用辅助治疗。对SEER医学数据库7 263例患者的回顾性分析及其他一些相关研究显示老年人同样获益于辅助化疗方案。

（二）晚期或转移性结肠癌的化疗

1. 初始治疗

（1）可耐受强烈治疗的病例：①FOLFOX±贝伐珠单抗或CapeOX±贝伐珠单抗。②FOLFIRI±贝伐珠单抗。③5-FU/LV±贝伐珠单抗。

（2）不能耐受强烈治疗病例：①卡培他滨±贝伐珠单抗。②5-FU输注/LV±贝伐珠单抗。

2. 进展后的治疗　①FOLFIRI。②伊立替康。③西妥昔单抗+伊立替康（2B类）。④FOLFOX或CapeOX。⑤不能耐受联合用药时，可单用西妥昔单抗或帕拉妥单抗。

结直肠癌根治术后CEA水平升高的处理：应进行肠镜检查、胸腹部和盆腔CT扫描和体检。如CEA水平升高，而影像学检查正常时，如有症状，则应每3个月复查1次CT扫描。如CT扫描为阴性时，可进行PET/CT扫描来确定有无转移灶。对CEA升高而检查为阴性患者，不建议盲目行剖腹探查术。

六、肿瘤内科治疗

（一）单药化疗和联合化疗

有效药物有 5-FU、DDP、奥沙利铂（OXA）、羟基喜树碱（HCPT）、CPT-11、拓扑替康（TPT）。首选药为 5-FU，治疗大肠癌的近期有效率约为 20%。我国临床试用国产 UFT 治疗大肠癌，48 例中 24 例有效，有效率为 50%。另一种 5-FU 衍生物卡莫氟（HCFU），在临床试用中发现对大肠癌的疗效为 43%，国内试用在大肠癌的有效率为 35%，亦优于 5-FU。对一般情况差或骨髓脆弱的晚期大肠癌患者，口服 FT-207 或 UFT、或 HCFU，可能获得短期缓解症状。

大肠癌联合化疗较之单药化疗的有效率有所提高。亚叶酸（CF）能调节 5-FU 代谢，增强 5-FU 的生物活性，加强并延长 5-FU 对胸苷酸合成酶的竞争性抑制，所以 CF 与 5-FU 联用可增加 5-FU 的抗肿瘤作用。在临床上 CF+5-FU 以不同剂量、不同给药次序等广泛深入试用，总的说来，多数文献报道，对以往未用过 5-FU 的结肠癌，疗效在 30%~50%，以往用过 5-FU 的，也取得 10%~20% 的近期疗效，较单用 5-FU 的疗效提高一倍。试用也表明，CF 剂量增大（500 mg/m²）对疗效的提高不优于 200 mg/m²；另外在 CF 与 5-FU 使用的先后次序上，似乎先用 CF，继用 5-FU 的效果好。CF+5-FU 疗法在提高疗效的同时，也要注意其毒性。

（二）分子靶向药物

1. 西妥昔单抗

（1）西妥昔单抗单药治疗。对 EGFR 表达的既往化疗抵抗的结直肠癌患者，公开标签 Ⅱ 期临床试验。西妥昔单抗首次 400 mg/m²，静脉滴注 2 小时，以后剂量 250 mg/m²，静脉滴注 1 小时，每周 1 次。疗效：西妥昔单抗治疗结直肠癌 57 例，PR 5 例，MR 或 SD 21 例，中位生存期为 6.4 个月。认为西妥昔单抗每周 1 次方案对既往化疗抵抗的结直肠癌患者有效，并可耐受。

（2）西妥昔单抗+CPT-11 联合治疗。Cunningham D 等对 576 例转移性结直肠癌，82% 为 EGFR（+），其中 329 例患者，在经过 CPT-11 为主方案治疗 3 个月后疾病进展患者，随机分合并治疗组和单药组。疗效：爱必妥+CPT-11 联合组（218 例）和爱必妥单药组（111 例）PR 分别为 23%（50 例）和 11%（12 例）（P=0.007 4）。PR+SD 分别为 56%（122 例）和 32%（35 例）（P=0.000 1）。中位进展时间分别为 4.1 个月和 1.5 个月（P<0.000 1）。中位总生存期分别为 8.6 个月和 6.9 个月（P=0.48）。认为 CPT-11 抵抗的结直肠癌患者，爱必妥+CPT-11 联合治疗与爱必妥单药治疗比较，有效率、稳定率、中位进展时间和中位生存时间在联合治疗组明显高于单药组。

（3）西妥昔单抗与 CPT-11 加 FU/LV 联合治疗。Reynolds NA 等对 CPT-11 抵抗，EGFR 表达的初次治疗的转移性结直肠癌进行大组、随机、公开标签、多中心研究，西妥昔单抗（不同剂量）与 CPT-11 加 FU/LV 联合治疗。疗效：西妥昔单抗加 IFL 联合，CR 为 5%（仅一组研究），PR 为 43%~58%，SD 为 32%~52%。与西妥昔单抗单药比较，有较高的部分缓解率和疾病控制率，疾病进展时间延长，而生存期两组相似。

2. 贝伐珠单抗

（1）贝伐珠单抗+FU/LV：Fairooz F 等对转移性结直肠癌的治疗进行研究，FU/LV 加贝伐组，治疗 249 例，接受 FU/LV 加贝伐珠单抗（5 mg/kg，每 2 周 1 次）；FU/LV 加安慰剂组，治疗 241 例，接受 FU/LV+安慰剂，每周 1 次，用 4 周，6 周重复。疗效：FU/LV 加贝伐组和 FU/LV 加安慰剂组的客观有效率，CR 分别为 2.4%（6 例）和 0.8%（2 例）；PR 分别为 31.7%（79 例）和 23.7%（57 例），总有效率分别为 34.1%（85 例）和 24.5%（59 例）（P＝0.019），中位无进展生存期分别为 8.77 个月和 5.55 个月（P＝0.000 1）；中位生存期分别为 17.94 个月和 14.59 个月（P＝0.008 1）。有效率、无进展生存期和总生存期，FU/LV 加贝伐珠单抗组均较 FU/LV 加安慰剂组明显为好。表明对既往未治的转移性结直肠癌患者应用贝伐珠单抗加 FU/LV 具有显著统计学意义和临床受益。

（2）贝伐珠单抗加 CPT-11 和 FL：Hurwitz H 等将 813 例既往未治的转移性结直肠癌，随机分为 2 组。①IFL 加贝伐珠单抗组，402 例，CPT-11、推注 5-FU 和 LV 加贝伐珠单抗（5 mg/kg，每 2 周重复）。②IFL 加安慰剂，411 例，IFL 用法同前。疗效：IFL 加贝伐组和 IFL 加安慰剂组的有效率分别为 44.8% 和 34.8%（P＜0.004），中位缓解期分别为 10.4 个月和 7.1 个月（P＜0.001），中位无进展生存期分别为 10.6 个月和 6.2 个月（P＜0.001），中位生存期分别为 20.3 个月和 15.6 个月（P＜0.001），IFL 加贝伐珠单抗组均较 IFL 加安慰剂组显著为好。不良反应：高血压 3 度毒性，IFL/贝伐珠单抗组（11.0%）较 IFL 加安慰剂组（2.3%）要多，但容易处理。贝伐珠单抗加 IFL 化疗比 IFL 加安慰剂对转移性结直肠癌患者的疗效和生存期有重要改善和统计学意义。

（3）高剂量贝伐珠单抗合并 IFL 化疗：Giantonio BJ 等初次治疗晚期结直肠癌的 II 期研究，首次 20 例接受 CPT-11 125 mg/m²，5-FU 500 mg/m² 和 CF 20 mg/m²，每周 1 次，用 4 周，6 周为 1 周期，与大剂量贝伐珠单抗 10 mg/kg，每 2 周 1 次。可评价疗效 81 例。总有效率为 49.4%，其中 CR 为 6.2%。中位随诊时间为 37.5 个月，中位总生存期为 26.3 个月，中位无进展期为 10.7 个月，1 年生存率为 85%。显示对于未治的转移性结直肠癌，高剂量贝伐珠单抗加 IFL 可作为耐受良好且疗效较高的方案。

3. 帕尼单抗　Gibson TB 等Ⅲ期研究，入组 463 例标准化疗后进展的转移性结直肠癌患者随机分为治疗组 231 例和最佳支持治疗组 232 例。治疗组给帕尼单抗 6 mg/kg，每 2 周 1 次。客观有效率：治疗组为 10%，支持治疗组为 0（P＜0.000 1）。中位无进展生存期：治疗组为 8 周，支持治疗组为 7.3 周。平均无进展生存期：治疗组为 13.8 周（标准差 0.8 周），支持治疗组为 8.5 周（标准差 0.5 周）。治疗组患者显著延长无进展生存期（P＜0.000 1），总生存期两组间无差别。

七、化疗方案

（一）NCCN 指南推荐方案（参考）

1. 用于结肠癌早期病例的辅助化疗方案

（1）FOLFOX4 方案

OXA 85 mg/m² 静脉滴注 2 小时，第 1 天；

LV 200 mg/m² 静脉滴注 2 小时，每日 1 次，第 1、2 天；

5-FU 400 mg/m² 静脉推注，第 1 天；接着给予 5-FU 600 mg/m² 连续静脉输注 22 小时，第 1、2 天。

2 周重复。

（2）mFOLFOX6 方案

OXA 85 mg/m² 静脉滴注 2 小时，第 1 天；

LV 400 mg/m² 静脉滴注 2 小时，第 1 天；

5-FU 400 mg/m² 静脉推注，第 1 天；接着给予 5-FU 每日 1 200 mg/m²，连续静脉输注 46~48 小

时，总量 2 400 mg/m²。

2 周重复。

（3）FLOX 方案（2B 类）

5-FU 500 mg/m² 静脉推注，第 1 天，每周 1 次，用 6 周；

LV 500 mg/m² 静脉滴注，第 1 天，每周 1 次，用 6 周；

OXA 85 mg/m² 静脉滴注，第 1、3、5 周各 1 次。

每 8 周重复，用 3 周期。

（4）5-FU/LV 方案

5-FU 370~400 mg/m² 静脉推注，每日 1 次，用 5 天；

LV 500 mg/m² 静脉滴注，每日 1 次，用 5 天。

28 天为 1 周期，用 6 周期。

（5）卡培他滨单药治疗

卡培他滨 1 250 mg/m² 口服，每日 2 次，第 1~14 天，3 周重复。

2. 用于直肠癌的辅助化疗方案

（1）直肠癌接受术前放化疗病例的术后辅助化疗

FL 方案：

5-FU 380 mg/m² 静脉滴注，每日 1 次，第 1~5 天；

LV 20 mg/m² 静脉滴注，每日 1 次，第 1~5 天。

28 天为 1 周期，用 4 周期。

（2）直肠癌未接受过术前治疗病例的术后辅助治疗

1）5-FU/LV 方案：

5-FU/LV×1 周期，然后同期放化疗（方案见下），然后 5-FU/LV×2 周期。

LV 500 mg/m² 静脉滴注 2 小时，注射到 1 小时的时候静脉推注 5-FU 500 mg/m²，每周 1 次，用 6 周，休息 2 周为 1 周期。

2）卡培他滨治疗（2B 类）：卡培他滨 1 250 mg/m² 口服，每日 2 次，第 1~14 天，3 周重复，共 24 周。

（3）直肠癌同期放化疗的给药方案

1）放疗+5-FU 每日 225 mg/m² 连续静脉输注 24 小时，每周 7 天维持。

2）放疗+5-FU/LV：放疗第 1、5 周给予 5-FU 每日 400 mg/m² 静脉推注+LV 每日 20 mg/m² 静脉推注，第 1~4 天。

3）放疗+卡培他滨（2B 类）：放疗 5 周期间用卡培他滨每次 825 mg/m² 口服，每日 2 次，每周 5 或 7 天。

3. 用于结肠癌和直肠癌晚期和转移病例的化疗方案

OXA 85 mg/m² 静脉滴注 2 小时，第 1 天；

LV 400 mg/m² 静脉滴注 2 小时，第 1 天；

5-FU 400 mg/m² 静脉推注，第 1 天；接着给予 5-FU 每日 1 200 mg/m²×2 连续静脉输注 46~48 小时，总量 2 400 mg/m²。

2 周重复。

（3）CapeOX 方案

OXA 130 mg/m² 静脉滴注 2 小时，第 1 天；

卡培他滨 850~1 000 mg/m² 口服，每日 2 次，第 1~14 天。

3 周重复。

（4）FOLFIRI 方案

CPT-11 180 mg/m² 静脉滴注 30~90 分钟，第 1 天；

LV 400 mg/m² 静脉滴注，与 CP-11 同时静脉滴注，持续时间相同，第 1、2 天；

5-FU 400 mg/m² 静脉推注，第 1 天；接着给予 5-FU 1 200 mg/m² 连续静脉输注 22 小时，第 1、2 天。

2 周重复。

（5）5-FU/LV 静脉滴注 2 周方案

LV 200 mg/m² 静脉滴注 2 小时，第 1、2 天；

5-FU 400 mg/m² 静脉推注，第 1 天；接着给予 5-FU 1 200 mg/m² 连续静脉输注 22 小时，第 1、2 天。

2 周重复。

（6）贝伐珠单抗+含 5-FU 方案：贝伐珠单抗用于 KRAS 检测野生型病例。

贝伐珠单抗 5 mg/kg 静脉滴注，每 2 周重复。

+5-FU+LV 方案，或 FOLFOX 方案，或 FOLFIRI 方案。

（7）贝伐珠单抗单药治疗：贝伐珠单抗 7.5 mg/kg 静脉滴注，每 3 周重复。

（8）西妥昔单抗±伊立替康方案：西妥昔单抗用于 KRAS 基因检测野生型。

西妥昔单抗首次 400 mg/m² 静脉滴注，以后 250 mg/m² 静脉滴注，每周 1 次；

或每次 500 mg/m² 静脉滴注，2 周重复，

伊立替康 300~350 mg/m² 静脉滴注，3 周重复，

伊立替康 180 mg/m² 静脉滴注，2 周重复，或伊立替康 120 mg/m² 静脉滴注，每周 1 次，用 4 次，6 周重复。

（9）西妥昔单抗单药治疗：用于 KRAS 检测野生型病例。

西妥昔单抗首次 400 mg/m² 静脉滴注，以后 250 mg/m² 静脉滴注，每周 1 次。

（10）帕尼妥单抗单药治疗：帕尼妥单抗用于 KRAS 检测野生型。

帕尼妥单抗 6 mg/kg 静脉滴注大于 60 分钟，2 周重复。

（11）GEMOX 方案：治疗晚期结直肠癌的有效二线方案。

GEM 1 000 mg/m² 静脉滴注大于 30 分钟，第 1、8 天；

OXA 100 mg/m² 大于 2 小时，第 1 天，3 周重复。

（12）静脉推注或静脉滴注 5-FU/LV：Roswell-Park 方案。

LV 500 mg/m² 静脉滴注 2 小时，第 1 天；

5-FU 500 mg/m² 在 LV 滴注开始 1 小时后静脉推注，第 1、8、15、22、29、36 天。

每 8 周重复。

（13）IROX 方案

奥沙利铂 85 mg/m² 静脉滴注 2 小时，然后依立替康 200 mg/m² 滴注 30 或 90 分钟，每 3 周重复。

（14）FOLFOXIRI 方案

依立替康 165 mg/m²，

奥沙利铂 85 mg/m²，

LV 400 mg/m² 静脉滴注，第 1 天；

5-FU 3 200 mg/m²，48 小时持续滴注（第 1、2 天）。

每 2 周重复。

（二）其他方案

1. 5-FU/CF 方案

CF 200 mg/m² 静脉滴注 2 小时，每日 1 次，第 1~5 天；或 20 mg/m²（Mayo Clinic 方案）；

5-FU 500 mg/m² 静脉滴注，每日 1 次，第 1~5 天；或 425 mg/m²（Mayo Clinic 方案）；

4 周重复。

2. FOLFOX 2+放疗方案

OXA 130 mg/m² 静脉滴注 2 小时，第 1 天；

CF 100 mg/m² 静脉滴注 30 分钟，每日 1 次，第 1~5 天；

5-FU 350 mg/m² 连续静脉输注 24 小时，每日 1 次，第 1~5 天。

4 周为 1 周期，连用 2 周期。

放疗 1.8 Gy/d，盆腔总量 45 Gy+1 Gy 局部加量/次，每周 5 天，用 5 周。

3. FOLFOX 3 方案

OXA 85 mg/m² 静脉滴注，第 1 天；

CF 500 mg/m² 静脉滴注，每日 1 次，第 1、2 天；

5-FU 1 500~2 000 mg/m² 连续静脉输注 24 小时/天，第 1、2 天。

每 2 周重复。

疗效：治疗 67 例，PR 为 21%，SD 为 58%，中位生存时间为 7.75 个月。

4. FOLFOX4 方案

OXA 85 mg/m² 静脉滴注 2 小时，第 1 天；

CF 200 mg/m² 静脉滴注，每日 1 次，第 1、2 天；

5-FU 400 mg/m² 静脉冲入，每日 1 次，第 1、2 天；

5-FU 600 mg/m² 连续静脉输注，连滴 24 小时/天，第 1、2 天。

每 2 周重复。

疗效：PR 50.7%，生存时间 16.2 个月，1 年生存率为 69%。

5. Saltz 方案　IFL 方案（Saltz 方案）2000 年美国 FDA 批准用于转移性大肠癌的一线治疗。

CPT-11 125 mg/m² 静脉滴注 30~90 分钟，第 1、8、15、22 天；

CF 20 mg/m² 静脉滴注 2 小时，第 1、8、15、22 天；

5-FU 500 mg/m² 静脉滴注，第 1、8、15、22 天。

6 周重复。

6. XELOX 方案　晚期结直肠癌一线治疗。

OXA 130 mg/m² 静脉滴注，第 1 天；

希罗达每次 1 000 mg/m² 口服，每日 2 次，第 1~14 天。

3 周重复。

疗效：治疗 96 例，有效率为 55%，1 年生存率为 67%。

7. Douillard 方案

CPT-11 80 mg/m² 静脉滴注 90 分钟；

CF 500 mg/m² 静脉滴注 2 小时；

5-FU 2 300 mg/m² 连续静脉输注，24 小时/天。

每周 1 次，连用 6 周，休息 1 周，7 周后重复。

8. FOLFIRI 方案　为二、三线方案。

CPT-11 150~180 mg/m² 静脉滴注 30~90 分钟，第 1 天；

CF 200 mg/m² 静脉滴注 2 小时，每日 1 次，第 1、2 天；

5-FU 400 mg/m² 静脉冲入，每天 1 次，第 1、2 天；

5-FU 600 mg/m² 连续静脉输注，2 小时/天，第 1、2 天。

2 周重复。

疗效：有效率为 40% 以上，中位生存期达 17 个月。

9. L-OHP+CF+5-FU 方案

L-OHP 130 mg/m² 静脉滴注 2 小时，第 1 天；

CF 200 mg/m² 静脉滴注 2 小时，每日 1 次，第 1~5 天；

5-FU 300 mg/m² 静脉滴注 2~6 小时，每日 1 次，第 1~5 天。

21 天重复。

10. FOLFOX 2 方案

OXA 100 mg/m² 静脉滴注 2 小时，第 1 天；

CF 500 mg/m² 静脉滴注 2 小时，每日 1 次，第 1、2 天；

5-FU 1.5~2 g/m² 连续静脉输注 24 小时，第 1、2 天。

2 周重复。

疗效：有效率为 46%，中位生存期达 17 个月。

11. GEMOX 方案　治疗晚期结直肠癌的有效二线方案。

GEM 1 000 mg/m² 静脉滴注大于 30 分钟，第 1、8 天；

OXA 100 mg/m² 静脉滴注大于 2 小时，第 1 天。

3 周重复。

12. IFL+贝伐珠单抗方案

CPT-11 125 mg/m² 静脉滴注 30~90 分钟，第 1、8、15、22 天，每 6 周重复；

CF 20 mg/m² 静脉滴注 2 小时，第 1、8、15、22 天，每 6 周重复；

5-FU 500 mg/m² 静脉滴注，第 1、8、15、22 天，每 6 周重复；

贝伐珠单抗 5 mg/kg 静脉滴注，第 1 天，每 2 周重复。

（林　浩）

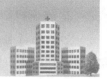

第四章 肝脏疾病

第一节　病毒性肝炎

病毒性肝炎主要有 5 种，分别为甲、乙、丙、丁、戊型病毒性肝炎。

甲型、戊型肝炎多为急性起病，预后良好，乙型、丙型和丁型肝炎预后较差，部分患者可演变为慢性肝炎、肝硬化，甚至原发性肝癌。

一、甲型肝炎

甲型肝炎系甲型肝炎病毒（HAV）引起的急性肝脏炎症，由患者的潜伏期或急性期粪便、血液中的 HAV 污染水源、食物及生活密切接触经口进入胃肠道而传播，可暴发或散发流行，病程急骤，预后良好。

（一）病原学

甲型肝炎病毒直径 27～32 nm，无包膜，球形，有空心和实心两种颗粒。60℃ 1 小时不能灭活，100℃ 5 分钟可全部灭活。可以感染人的血清型只有一个，因此只有一个检查抗体系统，临床研究表明免疫血清球蛋白可保护 HAV 感染者。

（二）流行病学

甲型肝炎的流行与社会、经济和卫生因素密切相关。甲型肝炎呈全球性分布，分为高度、中度和低度地方性流行地区。由于 HAV 主要经粪、口途径传播，甲型肝炎现已成为发展中国家严重的公共卫生隐患。

1. 传染源　甲型肝炎患者和隐性感染者是疾病的主要传染源。甲型肝炎患者起病前 2 周和起病后 1 周粪便中排出的 HAV 数量增多。隐性感染者是很重要的传染源。

2. 传播途径　HAV 主要经粪-口途径传播，粪便污染饮用水源、食物、蔬菜、玩具等可导致流行。水源或食物污染可导致暴发性流行。1988 年上海 31 万人的暴发流行是我国历史上最大的一次流行，流行病学调查证实与食用毛蚶密切相关。此外，HAV 可通过人-猿接触传播，饲养员接触 HAV 感染猴后可致 HAV 感染。

3. 易感人群　抗 HAV 阴性者对 HAV 普遍易感。我国 80% 以上成年人抗 HAV-IgG 阳性，可通过胎盘将抗 HAV-IgG 带给胎儿，6 个月以下的婴儿均有 HAV 抗体，6 个月后逐渐消失，成为易感者。发病者集中在幼儿和儿童。

（三）病理学及发病机制

1. 病理表现 甲型肝炎主要表现为肝细胞点状坏死、变性和炎症渗出，少数有较明显淤胆，偶见大块性和亚大块性坏死。

2. 发病机制 关于甲型肝炎发病机制的研究较少，病因尚未完全阐明。在病毒侵入消化道黏膜后，有一短暂病毒血症阶段。既往认为 HAV 对肝细胞有直接损害作用，目前研究证实，感染早期 HAV 大量增殖，肝细胞仅轻微破坏，随后细胞免疫起重要作用。较强的 HAV 抗原性易激活患者血清 CD8+T 淋巴细胞，致敏淋巴细胞对 HAV 感染的肝细胞产生细胞毒性，导致肝细胞变性、坏死。感染后期，HAV 抗体产生后通过免疫复合物使肝细胞破坏。

（四）临床特征

1. 潜伏期 2~6 周，平均 4 周。

2. 临床表现 急性甲型肝炎临床表现阶段性较为明显，可分为 3 期。典型病例的临床表现如下。

（1）黄疸前期：起病急，有畏寒、发热、全身乏力、食欲减退、厌油、恶心、呕吐、腹痛、腹泻，尿色逐渐加深，至本期末呈浓茶色。少数病例以发热、头痛、上呼吸道症状等为主要表现。本期持续 1~21 天，平均 5~7 天。

（2）黄疸期：自觉症状有所好转，发热减退，但尿色继续加深，巩膜、皮肤黄染，约在 2 周内达高峰。大便颜色变浅、皮肤瘙痒、心率缓慢等梗阻性黄疸表现。肝大至肋下 1~3 cm，有充实感，有压痛及叩击痛。部分病有轻度脾肿大。本期持续 2~6 周。

（3）恢复期：黄疸逐渐消退，临床症状减轻以至消失，肝脾回缩，肝生化指标逐渐恢复正常。本期持续 2 周到 4 个月，平均 1 个月。

3. 特殊表现

（1）急性重型肝炎：甲型肝炎引起急性重型肝炎较少见，1988—1989 年上海发生甲型肝炎暴发流行累计人数达 31 万人，甲型急性重型肝炎比例为 0.15%。在慢性乙型肝炎基础上并发甲型急性重型肝炎危险性较高。甲型急性重型肝炎并发肝性脑病和肝肾综合征是死亡的主要原因。

（2）淤胆型肝炎：少数甲型肝炎可发展为淤胆型肝炎，使病程延长，一般为自限性。

（3）复发性甲型肝炎：有少数甲型肝炎患者在恢复后出现复发的症状和体征，伴肝功能异常和抗 HAV-IgM 消失后再度上升。这种复发性甲型肝炎常发生于甲型肝炎恢复后 1~4 个月，但病程自限，预后良好。

（4）重叠感染：甲型肝炎可重叠其他嗜肝病毒感染，我国报道甲、乙型肝炎病毒重叠感染高达 12%~15%，也有甲、乙、丙型肝炎病毒重叠感染。

（5）合并妊娠：一般不影响甲型肝炎的病情和病程，也不增加产科并发症和婴儿畸形的发生率，甲型肝炎一般不通过母婴传播。

（五）实验室检查

1. 粪便检测 RNA 分子杂交及 PCR 法检测 HAV RNA，后者更为灵敏，RT-PCR 法将 HAV RNA 转为 cDNA，再进行 PCR 检测；固相放射免疫法（SPRIA）检测甲型病毒抗原（HAAg），起病前 2 周粪中可检测到，发病后 1 周阳性率 45%，第 2 周仅 12%。该方法可用于识别急性期或无症状感染患者，用于 HAV 感染患者粪便排病毒规律及传染期的观察。

2. 血清抗体检测

（1）抗 HAV-IgM：是临床最可靠的常规检测手段，常用酶联免疫吸附试验（ELISA），血清中抗 HAV-IgM 出现于 HAV 感染的早期（发病后数日），滴度很快升至峰值，持续 2~4 周，并在短期内降至较低水平，通常在 3~6 个月消失（少数可超过 1 年）。因此，抗 HAV-IgM 是甲型肝炎早期诊断最简便可靠的血清学标志，也是流行病学中区分新近感染（包括临床和无症状的亚临床感染）与既往感染甲型肝炎病毒的有力证据。

（2）抗 HAV-IgG：抗 HAV-IgG 在急性期后期和恢复早期出现，于 2~3 个月内达高峰，然后缓慢下降，持续多年或终身。能区分是新近还是既往感染，主要用于了解人群中既往感染情况及人群中的免疫水平，对流行病学调查更有意义。

3. 常规生化指标检测 外周血白细胞总数正常或偏低，淋巴细胞相对增多，偶见异型淋巴细胞。黄疸前期尿胆原及尿胆红素阳性反应，可作为早期诊断的重要依据。丙氨酸氨基转移酶（ALT）于黄疸前期早期开始升高，血清总胆红素（TBil）在黄疸前期开始升高。ALT 高峰在血清 TBil 高峰之前，一般在黄疸消退后数周恢复正常。

急性黄疸型血清球蛋白常轻度升高，随病情变化逐渐恢复正常。急性无黄疸型和亚临床型患者肝生化指标改变仅以 ALT 轻、中度升高为特点。急性淤胆型者 TBil 显著升高而 ALT 仅轻度升高，同时伴血清碱性磷酸酶（ALP）及谷氨酰转肽酶（GGT）明显升高。

（六）诊断与鉴别诊断

1. 诊断标准 主要依据流行病学史、接触史、临床特点及实验室检查，主要是抗 HAV-IgM 阳性及氨基转移酶升高。"热退黄疸现，临床症状有所减"是本病早期特征。黄疸前期患者尿色加深是考虑该病的重要线索。若为慢性肝炎患者，通常不考虑该病。

2. 鉴别诊断 黄疸前期需与上呼吸道感染、肠道感染和关节炎等疾病鉴别。急性期需与其他型病毒性肝炎及阻塞性黄疸鉴别。

（七）治疗及预后

甲型肝炎为自限性疾病，无须特殊治疗。该病预后良好，通常在 2~4 个月内恢复，少数病程可延长或有反复，但最终可痊愈，该病不会转为慢性肝炎，病死率极低。

（八）预防

早期发现，早期隔离，自发病日开始，隔离 3 周。幼儿园等机构除病儿隔离外，接触者医学观察 45 天。强调改善居住和卫生条件，提高群众卫生意识。餐前便后勤洗手，加强水源、饮食和粪便的管理。密切接触者，可予免疫球蛋白（人血丙种球蛋白）被动免疫，0.02~0.05 mL/kg，尽早注射，治疗时间应≥2 周。灭活和减毒疫苗已研制成功，接种者可产生有效的抗体反应，在国内已生产和推广。在高发地区接种疫苗，可形成免疫屏障，明显降低发生率。目前对学龄前儿童普遍接种，对高危人群亦接种疫苗，是我国控制甲型肝炎流行的主要手段。

二、乙型肝炎

常致慢性感染，最终形成肝硬化和肝癌，是严重危害我国人民健康的重要传染病。

（一）病原学

乙型肝炎病毒（HBV）是脱氧核糖核酸病毒，属嗜肝 DNA 病毒。完整的病毒颗粒（Dane 颗粒）

在 1970 年由 Dane 在电镜下发现，直径约 42 nm。分为包膜（HBsAg）及核心（core），后者由核衣壳（HBcAg）及其所含的病毒 DNA 基因组、DNA 聚合酶、HBeAg 等组成。HBV 基因组结构独特，是一个仅约 3.2 kb 的部分双链环形 DNA。较长的一链因与病毒 mRNA 互补，按惯例将其定为负性，较短的一链则定为正极性。负链核苷酸序列至少有 4 个开放阅读框架（ORF），即 C、P、S 和 X 基因，分别编码核壳、聚合酶、包膜蛋白、X 蛋白以及调节病毒蛋白的转录水平。采用 HBV DNA 转染肝癌细胞株在体外能分泌 HBV 颗粒及各种抗原，供实验室研究，HBV 转基因小鼠也可作为一个整体模型对 HBV 进行研究。

（二）流行病学

HBV 感染是严重的公共卫生问题。虽然 HBV 感染呈世界性分布，但不同地区的 HBV 流行率差异较大。2006 年，我国乙型肝炎血清流行病学调查结果显示，1~59 岁人群乙型肝炎表面抗原携带率为 7.18%。虽然我国属 HBV 高地方性流行地区，但各地人群 HBsAg 流行率分布并不一致。

1. 传染源　急性、慢性乙型肝炎患者和病毒携带者，特别是无症状携带者是乙型肝炎的主要传染源，通过血液和体液排出病毒，其传染性贯穿于整个病程。

2. 传播途径　HBV 主要经血、血制品、母婴、破损的皮肤和黏膜以及性传播。围生（产）期传播是母婴传播的主要方式，多在分娩时接触 HBV 阳性母亲的血液和体液传播。经皮肤黏膜传播主要发生于使用未经严格消毒的医疗器械、注射器、有创性诊疗操作、手术及静脉内滥用毒品等。其他如修足、文身、扎耳环孔、医务人员工作中的意外暴露、共用剃须刀和牙刷等也可传播。与 HBV 阳性者性接触，特别是有多个性伴侣者，其感染 HBV 的危险性增高。由于严格实施对献血员进行 HBsAg 筛查，经输血或血液制品引起的 HBV 感染已较少发生。

HBV 不经呼吸道和消化道传播，因此，日常学习、工作或生活接触，如同一办公室工作（包括共用计算机等办公用品）、握手、拥抱、同住一宿舍、同一餐厅用餐和共用厕所等无血液暴露的接触，一般不会传染 HBV。经吸血昆虫（蚊、臭虫等）传播未被证实。

3. 易感者　人群普遍易感。随着年龄增长，通过隐性感染获得免疫的比例逐渐增加，故 HBV 感染多发生于婴幼儿及青少年。到成年以后，除少数易感者以外，已感染 HBV 的人多已成为慢性或潜伏性感染者。到中年后，无症状 HBsAg 携带者随着 HBV 感染的逐步消失而减少。

（三）病理及发病机制

1. 病理变化　急性乙型肝炎病理表现为肝小叶内坏死、变性和炎症反应。病变严重时，在中央静脉与门静脉之间形成融合性带状坏死，提示预后不良或转化为慢性活动性肝炎。急性肝炎一般无毛玻璃样细胞，免疫组织化学常无 HBcAg 和 HBsAg。

2. 发病机制　乙型肝炎发病机制极为复杂，迄今尚未完全阐明。目前主要认为，HBV 侵入人体后，未被单核-吞噬细胞系统清除的病毒到达肝脏，病毒包膜与肝细胞膜融合，导致病毒侵入肝细胞后开始复制过程。一般认为 HBV 不直接损害肝细胞，而是通过宿主免疫应答引起肝细胞的损伤和破坏，导致相应的临床表现。由于宿主不同的免疫反应（包括个体的遗传和代谢差异），HBV 感染的临床表现和转归也各有不同。

（四）临床特征

1. 潜伏期　1~6 个月，平均 2 个月左右。

2. 临床表现　分为急性黄疸型、急性无黄疸型和急性淤胆型肝炎，临床表现与甲型肝炎相似，多呈自限性（约占90%~95%），常在半年内痊愈。

（五）实验室检查

1. 肝生化功能检查　可反映肝脏损害的严重程度，ALT、AST升高，急性期增高幅度低于甲型肝炎水平。病原学诊断要依靠HBV抗原抗体和病毒核酸的检测。

2. HBV血清标志物的检测

（1）HBsAg：在HBV感染者中出现最早，1~2周、最迟11~12周可被检出，滴度最高，是乙型肝炎早期诊断的重要标志。典型急性乙型肝炎，潜伏期先出现HBsAg，经2~6周才出现肝炎临床症状、体征及肝功能异常，在血中可持续1~2个月，于恢复期消失，若持续6个月以上，常发展为慢性肝炎。除见于急慢性乙型肝炎外，尚可在HBsAg携带者、肝炎后肝硬化和肝细胞癌患者中检测到。HBsAg阳性表示存在HBV感染，但HBsAg阴性不能排除HBV感染。

（2）抗HBsAg：是一种保护性抗体，能清除病毒，防止HBV感染，在急性乙型肝炎中最晚出现（发病后3个月），提示疾病恢复。在暴发型肝炎中抗HBsAg常呈高滴度，并与HBsAg形成免疫复合物，是致肝细胞块状坏死的原因之一。接种乙型肝炎疫苗后，可出现抗HBsAg，可作为评价乙型肝炎疫苗是否接种成功的重要标志。值得一提的是，HBsAg和抗HBsAg同时阳性，提示形成免疫复合物、HBV多种亚型感染的结果或机体免疫紊乱所致。

（3）HBeAg：伴随HBsAg后出现，若HBeAg持续阳性表明HBV活动性复制，提示传染性大，容易发展为慢性肝炎，可作为抗病毒药物疗效考核指标之一。

（4）抗HBe：急性乙型肝炎时，抗HBe示病情恢复，病毒复制减少或终止；抗HBe持续阳性提示HBV复制处于低水平，HBV DNA可能已和宿主DNA整合，并长期潜伏；或因出现前C区突变，HBeAg不能表达。HBeAg与抗HBe的转换有时是由于前C区突变所致，而并非完全是感染减轻。

（5）HBcAg：一般不能在血清中检测到，多数存在于Dane颗粒内，少数游离者也被高滴度抗HBc形成免疫复合物，需用去垢剂处理使HBcAg暴露后再检测。它是乙型肝炎传染性和病毒复制的标志，是肝细胞损害的靶抗原，与病情活动有关。

（6）抗HBc：抗HBc总抗体在HBV感染后早期出现，呈高滴度，可持续5年甚至更长。滴度在1：100以上，结合肝功能可作为乙型肝炎诊断的依据，对HBsAg阴性的急性乙型肝炎，抗HBc高滴度有诊断意义；由于抗体持续时间长，常用于流行病学调查，是疫苗安全性观察指标。抗HBc-IgM阳性提示HBV活动性复制，是诊断急性乙型肝炎的主要依据，慢性乙型肝炎活动期呈阳性，缓解期可消失。抗HBc-IgG可持续存在，暴发型肝炎时抗体呈高滴度。

3. HBV DNA检测　国际上推荐Roche Cobas Taqman法检测，其最低检测值为50 IU/mL（约等于300拷贝/毫升）。我国常用实时荧光定量PCR法，最低检测值为1 000拷贝/毫升，灵敏性和准确率较低。

4. HBV基因分型及耐药变异检测　HBV基因分型和耐药变异的检测方法有：特异性引物PCR法、限制性片段长度多态性分析法、线性探针反向杂交法和基因测序等。

（六）诊断与鉴别诊断

1. 诊断标准　追问病史，可有输血史或血制品、其他药物注射史；急性肝炎的临床表现；肝生化指标，特别是ALT和AST升高，伴或不伴胆红素升高；急性期HBsAg阳性，可伴有短暂HBeAg、HBV DNA阳性；抗HBc IgM高滴度阳性，抗HBc IgG低滴度阳性；恢复期HBsAg和抗HBc-IgM低滴度下降，最后转为阴性，若患者发病前6个月以内证实乙型肝炎血清标记物阴性，则更支持急性乙型肝炎的诊断。

2. 鉴别诊断　需与其他病因的病毒性肝炎、药物或中毒性肝炎区别，主要依据流行病史、服药史和血清学标记物鉴别。

（七）治疗

急性乙型肝炎多能自愈，无须特殊药物治疗。患者只需适当休息、平衡饮食，只有在必要时，根据临床症状对症支持治疗。

（八）预防

1. 管理传染源　除抗HBs阳性且HBV DNA阴性者，其余血清HBV标志物阳性者不能献血，避免从事餐饮及幼托工作。

2. 切断传播途径　防止血液及体液传播，保护易感人群。

3. 接种乙型肝炎疫苗　是预防HBV感染的最有效方法。乙型肝炎疫苗的接种对象主要是新生儿，其次为婴幼儿，15岁以下未免疫人群和高危人群（如医务人员、经常接触血液的人员、托幼机构工作人员等），其中新生儿在出生12小时内注射乙型肝炎免疫球蛋白（HBIG）和乙型肝炎疫苗后，可接受HBsAg阳性母亲的哺乳。乙型肝炎疫苗免疫在接种前不筛查HBV感染标志物是安全的。乙型肝炎疫苗全程需接种3针，按照0、1、6个月程序，即接种第1针疫苗间隔1个月及6个月注射第2和第3针疫苗。新生儿接种乙型肝炎疫苗要求在出生后24小时内接种，越早越好。接种部位新生儿为臀前部外侧肌肉内，儿童和成人在上臂三角肌中部肌内注射。

接种乙型肝炎疫苗后有抗体应答者的保护效果一般至少可持续12年，因此一般人群不需要进行抗-HBs监测或一般人群不需行抗-HBs监测或加强免疫。但对高危人群可进行抗-HBs监测，如抗-HBs<10 mIU/mL，可予加强免疫。

对乙型肝炎疫苗无应答者，应增加疫苗的接种剂量（如60 μg）和针次，对3针免疫程序无应答者可再接种3针或1针60 μg重组酵母乙型肝炎疫苗，并于第2次接种3针或1针60 μg乙型肝炎疫苗后1~2个月检测血清中抗-HBs，如仍无应答，可再接种1针60 μg重组酵母乙型肝炎疫苗。

意外暴露的人群中，若已接种过乙型肝炎疫苗，且已知抗-HBs≥10 IU/L者，可不进行特殊处理。如未接种过乙型肝炎疫苗，或虽接种过乙型肝炎疫苗，但抗-HBs<10 IU/L或抗-HBs水平不详，应立即注射HBIG 200~400 IU，并同时在不同部位接种1针乙型肝炎疫苗（20 μg），于1个月和6个月后分别接种第2和第3针乙型肝炎疫苗（各20 μg）。

三、丙型肝炎

（一）病原学

丙型肝炎病毒（HCV）是包膜呈球形的RNA病毒，免疫电镜下其直径为55~65 nm。HCV属黄病毒家族成员，均含有单股正链RNA基因组。其复制方式与黄病毒家族病毒相似，以正链RNA基因组作为病毒复制的模板，复制成负链RNA，再转录成多个正链RNA。对世界各地HCV分离株的部分或全序列分析，发现各分离株的基因组序列存在差异，有明显异质性。

（二）流行病学

1. 传染源　丙型肝炎的主要传染源是潜伏期患者，急性丙型肝炎、亚临床型和慢性丙型肝炎患者和无症状携带者。

2. 传播途径

（1）血液传播：HCV 感染经血或血制品传播。

（2）医源性传播：医疗器械、针头、针灸用品均可感染丙型肝炎。拔牙和文眉者也可感染丙型肝炎，这些均与接触传染性血液有关。

（3）性接触传播：研究报道，无输血史的丙型肝炎患者中，有性接触或家庭内肝炎接触史者颇为多见，丙型肝炎发病与接触新的性伴侣明显相关。有资料表明，在精液及阴道分泌液中均有 HCV 存在，这说明存在 HCV 性传播的可能。

（4）母婴传播：近年来对 HCV 存在母婴传播已有较明确的认识。HCV RNA 阳性母亲将 HCV 传播给新生儿的危险性为 5%~10%。合并 HIV 感染时，传播的危险性增至 20%。HCV 载量高低与母婴传播的危险性大小直接相关。

（5）日常生活接触传播：一般日常生活或工作接触不会传播 HCV。接吻、拥抱、喷嚏、咳嗽、食物、饮水、共用餐具和水杯等，由于无皮肤破损及血液暴露，一般不会传播 HCV。

3. 高危人群　主要是受血者、血透患者、静脉药瘾者、HIV 感染者和 HCV 阳性孕妇所生的婴儿，密切接触传染性血液的医护人员、检验人员和丙型肝炎患者家属的发病率相对较高。

（三）病理及发病机制

1. 病理变化　急性丙型肝炎镜下可见灶性坏死、气球样变和嗜酸性小体。严重者可见桥接样坏死和肝细胞再生，门管区炎性细胞增加、淋巴细胞聚集和胆管损伤等，但程度明显低于慢性丙型肝炎。

2. 发病机制　HCV 致肝细胞损伤的机制主要有：HCV 直接杀伤作用；宿主免疫因素；自身免疫；细胞凋亡。HCV 感染者半数以上可转为慢性。

（四）临床特征

1. 潜伏期　病毒感染后的潜伏期为 21~84 天，平均 50 天左右。

2. 临床表现　急性 HCV 感染初期多数为无明显临床症状和体征，部分患者可出现 ALT 轻度升高或黄疸，极少数可发生急性重型肝炎。在急性感染中，80%~85% 不能清除病毒，而进入慢性持续性感染，其中 25%~35% 患者缓慢发展并进入终末期肝病，在 30~40 年后 1%~2.5% 可发展为肝细胞癌（HCC）患者。无论在急性或慢性感染者中均有部分患者可自行恢复，特别是儿童和妇女。

急性丙型肝炎多数为无黄疸性肝炎。起病较缓慢，常无发热，仅轻度消化道症状，伴 ALT 异常；少数为黄疸性肝炎；发热者占 7%。黄疸呈轻度或中度；急性丙型肝炎中约有 15% 为急性自限性肝炎，在急性期 ALT 升高；HCV RNA 阳性和抗 HCV 阳性；经 1~3 个月黄疸消退，ALT 恢复正常；常在 ALT 恢复前 HCV RNA 转阴，病毒持续阴性，抗 HCV 滴度也逐渐降低，仅少数病例临床症状明显。

（五）实验室检查

除常规肝生化指标，常用于 HCV 的特异诊断有抗 HCV 和 HCV RNA 以及 HCV 基因型。目前常用的第二代、第三代重组免疫印迹试验与 HCV RNA 的符合率较高。国内多采用 HCV 荧光 RT-PCR 试剂盒检测 HCV RNA 定量，有助于评估 HCV 复制水平和评价抗病毒治疗疗效。基因分型用于预测临床治疗的效果及最佳治疗时限。

（六）诊断与鉴别诊断

依据病史、临床表现、常规实验室检查及特异性血清病原学确诊。主要与肝外梗阻性黄疸、溶血性黄疸等其他原因引起的黄疸以及药物性肝炎、急性结石性胆管炎等其他原因引起的肝炎鉴别。

对急、慢性 HCV 感染的鉴别依靠临床表现及抗-HCV 和 HCV RNA 的变化。急性感染，HCV RNA 先于抗-HCV 出现，通常在感染后的第 2 周出现，抗 HCV 通常在 8~12 周后出现。

（七）治疗

急性丙型肝炎中有 60%~85% 者会转为慢性，比率远高于急性乙型肝炎，早期抗病毒治疗，可有效阻断其慢性发展。临床发病后 1 个月内，血清 ALT 持续升高、HCV RNA 阳性的急性丙型肝炎患者应及早给予 IFN-α 联合利巴韦林抗病毒治疗。

（八）预防

严格筛选献血者，推行安全注射和安全有创操作是目前最有效的预防措施。目前还缺乏有效的预防性疫苗。暴露后预防也缺乏有效的措施。

四、丁型肝炎

（一）病原学

丁型肝炎病毒（HDV）属 RNA 病毒，颗粒呈球形，其外壳是嗜肝 DNA 病毒表面抗原，即人类 HBsAg，内部有 HDAg 和 HDV 基因组。HDV 是缺陷性病毒，其复制需要 HBV、土拨鼠肝炎病毒（WHV）等嗜肝 DNA 的辅佐，为 HDV 提供外膜蛋白。

（二）流行病学

1. 传染源　主要是急、慢性丁型肝炎患者和 HDV 携带者。

2. 传播途径　HDV 的传播方式与 HBV 相同，输血和血制品是传播 HDV 的最重要途径之一，也可经性、母婴传播。HDV 感染一般与 HBV 感染同时发生或继发于 HBV 感染。我国 HDV 传播以生活密切接触为主。

3. 易感人群　与 HBV 感染的易感人群相同。若感染人群已受到 HBV 感染，则有利于 HDV 复制，易感性更强。

（三）病理及发病机制

1. 病理表现　HDV 感染的病理表现与 HBV 基本相似，HDV 以肝细胞嗜酸性变及微泡状脂肪变性，伴肝细胞水肿、炎性细胞浸润及门管区炎症反应为特征。重型肝炎时，可见大块肝细胞坏死，残留肝细胞微泡状脂肪变性、假胆管样肝细胞再生及门管区炎症加重。

2. 发病机制　病情较重的 HDV 感染病理表现说明 HDV 具有直接致细胞病变作用；同时 HDV 复制的免疫应答在肝脏损伤机制中可能起重要作用，因此可能存在免疫介导的肝脏损伤。

（四）临床特征

1. 同时感染　HDV 和 HBV 同时感染可导致急性丁型肝炎，但也可在 HBV 感染基础上重叠 HDV 感染。潜伏期 6~12 周；病程可先后发生 2 次肝功能损害，期间间隔 2~4 周，血清 TBil、ALT、AST 升高。整个病程较短，随 HBV 感染的终止，HDV 也随之终止，预后良好，极少向重型肝炎发展。

2. 重叠感染　HDV 和 HBV 重叠感染的潜伏期 3~4 周。无症状的慢性 HBV/HBsAg 携带者重叠 HDV 感染的临床表现与急性肝炎发作类似，有时病情较重，ALT、AST 常持续升高数月，或血清 TBil 及氨基转移酶呈双峰曲线升高，易发展成慢性肝炎，甚至肝硬化。当血清中出现 HDAg 时，HBsAg 滴度可能下降；因绝大多数患者发展为慢性感染，血清中一般可持续检测到 HDAg 和 HDV RNA；高滴度抗-HDVIgM 和 IgG 可长期持续存在。同时近年研究发现，丁型肝炎与原发性肝癌可能存在相关性。

（五）实验室检查

1. 抗 HDV　常规检测丁型肝炎用免疫酶法或放射免疫法，敏感性和特异性较高。

2. HDAg　放射免疫法检测血清 HDAg，有助于早期诊断。

3. HDV RNA　cDNA 探针斑点杂交法可检测血清 HDV RNA，RT-PCR 检测 HDV RNA 的敏感性较高。

（六）诊断

根据病史，HBV、HDV 血清标志物以及肝生化指标综合分析。必要时可行肝穿刺活检术，并检测肝组织内病毒抗原。

（七）治疗

HDV 与 HBV 感染所致的急性肝炎多为自限性，无须特殊治疗。

（八）预防

HDV 感染必须有 HBV 辅助，预防乙型肝炎的措施也可预防丁型肝炎，包括对献血员及血制品进行 HBsAg 筛查，减少 HBV 感染的机会；广泛接种 HBV 疫苗，既可预防 HBV 感染，又可预防 HBV/HDV 联合感染；对 HBV 患者和 HBsAg 携带者进行健康教育，以减少 HDV 重叠感染的机会。

五、戊型肝炎

（一）病原学

戊型肝炎病毒（HEV）是二十面对称体圆球形颗粒，直径 27~38 nm，无包膜，基因组为线状单正链 RNA。目前认为，HEV 存在 4 个基因型，1、2 型主要在亚洲发展中国家，毒力较强，多为水源性传播，易感人群主要是年轻人。

（二）流行病学

1. 传染源　潜伏期末及急性期初的戊型肝炎患者传染性最强，其粪便中的病毒量较多。动物是否作为传染源尚待进一步研究，但流行病学研究显示，接触猪的人群，HEV 流行率较高。

2. 传播途径　粪-口途径为主，多数戊肝流行与饮用被人粪便污染的水（水型流行）有关。1986 年至 1988 年我国新疆流行的戊型肝炎是迄今为止世界上最大的一次水源性暴发流行，累计患者数高达 12 万人，持续流行将近 2 年。也可经食物传播，经日常生活接触传播也有报道，但较甲型肝炎少见。发达国家的病例多为输入性传播。HEV 经血和母婴传播较为罕见。

3. 易感人群　普遍易感，青壮年发病率较高，儿童、老人发病率较低。感染后可获得一定免疫力，但不太持久，幼年感染后至成人后仍可再次感染。

（三）病理及发病机制

戊型肝炎肝组织学特点是门管区炎症，库普弗细胞增生，肝细胞气球样变性，形成双核，胞质及毛细胆管胆汁淤积，几乎 50% 以上的患者表现为明显淤胆。该病毒由肠道侵入肝脏后进行复制，细胞免疫介导的肝细胞损伤是主要原因，但其具体发病机制尚不清楚。

（四）临床特点

1. 潜伏期　本病潜伏期 15~75 天，平均 40 天。

2. 临床表现　戊型肝炎的临床表现与甲型肝炎极为相似，可表现为亚临床型、急性黄疸型、急性无黄疸型、淤胆型和重型。

（1）急性黄疸型：临床多见，达 85% 以上，远高于甲型肝炎；黄疸前期：绝大多数患者起病急，约半数患者有发热、畏寒、咳嗽等上呼吸道感染症状，1/3 患者伴有关节痛，继而出现恶心、呕吐、厌油、腹泻、腹胀等消化道不适症状，尿色逐渐加深，此期一般持续数日至 2 周，平均 10 天。黄疸期：尿色呈进行性加深，巩膜黄染、皮肤黄疸，胆汁淤积症状较明显，粪便呈灰白色、皮肤瘙痒较多见，80% 患者有不同程度的肝大，伴有压痛及叩击痛，约 10% 患者可见脾肿大。此期一般持续 10~30 天，老年患者可达 2 个月以上；恢复期：自觉症状逐渐改善，黄疸逐渐消退，此期一般持续 2~4 周。

（2）急性无黄疸型：临床表现除不出现黄疸外，其余与急性黄疸型相似，但临床症状轻微，部分患者无任何临床症状，呈亚临床型感染。

（3）淤胆型：淤胆型戊型肝炎较常见，发病率高于甲型肝炎，临床表现与甲型肝炎基本相似。

（4）重型：重型戊型肝炎约占 5%，较甲型肝炎多见，发病初期常类似急性黄疸性肝炎，但病情迅速发展，表现出急性重型肝炎和亚急性重型肝炎的临床过程，病情严重，预后较差。使戊型肝炎发生重型转变的危险因素主要为合并 HBV 感染、妊娠以及老年患者。

（五）实验室检查

1. 抗 HEV IgM 和抗 HEV IgG　抗 HEV IgM 在发病早期（3 个月内）由阳性转为阴性是近期感染 HEV 的标志，抗 HEV IgG 在发病早期也可出现，也可作为感染急性戊型肝炎的标志。若急性期抗 HEV IgG 滴度较高，随病程发展呈动态变化，则可诊断急性 HEV 感染。

2. HEV RNA　在发病早期，通过 RT-PCR 采集血液或粪便标本检测到 HEV RNA 可明确诊断。

（六）诊断与鉴别诊断

HEV 主要经粪-口途径传播，多有饮用生水史、生食史、接触戊型肝炎患者史或戊型肝炎流行地区旅游史。抗 HEV IgM、抗 HEV IgG 可作为感染急性戊型肝炎的标志，但抗 HEV IgM 常有假阳性，值得临床医师重视。血液或粪便标本检测到 HEV RNA 可明确诊断。

戊型肝炎临床表现与甲型肝炎极为相似，主要依据血清免疫学诊断结果予以鉴别。同时应与其他能引起血清 ALT、胆红素升高的疾病鉴别，如中毒性肝炎（药物或毒物）、传染性单核细胞增多症、钩端螺旋体病、胆石症等。临床上需详细询问流行病学史（如用药史、不良饮食习惯、疫区居住、旅游等），特异性病原学诊断、B 超检查等有助于鉴别诊断。

（七）治疗

本病治疗原则与甲型肝炎类似，无特殊治疗方案。急性期予对症支持。戊型肝炎孕妇虽不用终止妊娠，但易发生重型肝炎，应密切观察病情变化，及时发现，及时对症治疗，以免病情加重。

（八）预防

本病预防重在切断传播途径，注意环境、食品及个人卫生。目前尚无商业化的戊型肝炎疫苗。

（刘晓晨）

第二节　药物性肝病

一、概述

　　药物性肝病或药物性肝损（drug-induced liver injury，DILI）是临床常见的肝脏疾病之一，但在我国尚缺乏有关的流行病学资料。据国外资料，DILI 占黄疸住院患者的 2%～5%，占所谓"急性肝炎"住院患者的约 10%，在老年肝病中可占 20% 以上。在美国，每年发生急性肝功能衰竭（ALF）约 2 000余例，其中 50% 以上由药物引起，其中 36% 为非甾体消炎药引起，特别是对乙酰氨基酚。

二、发生机制

　　药物性肝损害可分为可预测性和不可预测性两种。前者主要是药物的直接毒性作用所致，一般通过自由基或代谢中间产物导致细胞膜脂质过氧化、从而产生肝细胞损伤，也可通过改变细胞膜或细胞内分子结构、激活凋亡途径等导致肝损伤。直接毒性有一定规律，常可预测，毒性与剂量成正比，自暴露于药物到出现肝损之间潜伏期通常较短，诊断相对较为容易。

　　大多数药物性肝损害系不可预测性，根据其发生机制又可以分为代谢特异体质（metabolic idiosyncrasy）和过敏特异体质（hypersensitive idiosyncrasy）两类。越来越多的证据表明，代谢特异质与个体的CYP450 遗传多态性密切相关。而过敏特异质或免疫介导的药物性肝损害，通常是药物中间代谢物通过抗原递呈细胞（如树突状细胞）作用，经 HLA-Ⅰ类抗原激活特异性细胞毒性 T 淋巴细胞从而导致肝细胞损伤；另一途径为中间代谢产物与细胞内蛋白分子结合形成加合物，通过抗原提呈细胞作用并经HLA-Ⅱ类抗原激活 B 淋巴细胞，使之产生抗加合物抗体，最终经抗体/补体依赖性细胞毒介导肝细胞损伤。本类药物性肝损伤与剂量无关、不可预测、潜伏期不定、诊断较难。

三、病理

　　药物性肝病的病理表现复杂多样，可类似所有已知类型的急、慢性肝损伤。但肝活检对肝功能试验异常的鉴别诊断，特别是排除药物性肝病方面具有一定意义。药物性肝损害组织学一般特征：①局灶性（小叶中央）边界较为明显的坏死和脂肪变性，坏死灶严重程度与临床表现不成比例。②汇管区炎症程度较轻，可能有胆管破坏性病变。③多数为嗜中性粒细胞或嗜酸性细胞浸润。④类上皮肉芽肿形成。⑤微泡性脂肪变（线粒体损伤）和脂肪性肝炎。

　　药物性肝损伤另一个作用靶位是肝窦内皮细胞，这些细胞受损时可导致肝窦阻塞综合征（sinusoidal obstruction syndrome，SOS），也成为肝小静脉阻塞性疾病（VOD）。大剂量的化疗药物（如环磷酰胺、白介素等）和含有吡咯双烷类生物碱的中草药可导致此类肝损伤。

四、临床分类及临床表现

（一）临床分类

　　不同药物引起的肝病组织学、临床表现和生物化学特征可有所不同，大致分类如下（表4-1）。

表 4-1　药物性肝病的临床分类

分类	相关药物举例
急性药物性肝病	
急性肝细胞性损伤	氟烷、对氨基乙酰酚、四环素等
急性胆汁淤积性损伤	同化激素、甾体类避孕药、氯霉素、红霉素酯
混合性肝细胞胆汁淤积性损伤	异烟肼、环氟拉嗪
亚急性药物性肝损伤	辛可芬、异丙异烟肼、甲基多巴等
慢性药物性肝病	
慢性肝实质损伤	
慢性肝炎	
Ⅰ型	氯美辛、呋喃妥英、甲基多巴、二甲基四环素、酚丁
Ⅱ型	替尼酸、肼屈嗪、氟烷
Ⅲ型	苯壬四烯酯、磺胺药
Ⅳ型	对乙酰氨基酚、阿司匹林、异烟肼
脂肪变性	2-丙基戊酸钠
磷脂沉积症	哌克昔林、胺碘酮、已烷雌酚胺乙醚（Coralgil）
肝纤维化和肝硬化	甲氨蝶呤
慢性胆汁淤积	
肝内胆汁淤积	有机砷、氯丙嗪
胆管硬化	5-氟去氧尿苷、福尔马林
血管病变	
肝静脉血栓	甾体类避孕药
静脉闭塞性疾病	吡咯双烷生物碱、乌拉坦等
紫癜性肝病	同化激素、甾体类避孕药
非肝硬化性门脉高压	化疗药、免疫抑制药、无机砷
肿瘤	甾体类避孕药

（二）临床表现

1. 急性药物性肝病　急性药物性肝病可以是肝细胞性、胆汁淤积性或两者混合性，还有不少表现为亚临床性肝损伤。通常临床表现如表 4-2 所示。

表 4-2　急性药物性肝损伤的全身表现

全身表现	有关药物
变态反应	
发热、皮疹、嗜酸细胞增多	氨苯砜、舒林酸、苯妥英钠
假性单核细胞增多症	对氨基水杨酸、苯妥英钠、舒林酸
淋巴结增生、淋巴细胞增多和异形淋巴细胞	
抗核抗体	甲基多巴、呋喃妥因、酚丁、米诺环素
LE 因子	
抗微粒体抗体	氯噻苯氧酸、双肼屈嗪、氟烷
造血系统	保泰松、苯妥英钠
骨髓损伤	

全身表现	有关药物
再生障碍性贫血	
血小板减少症	
溶血性贫血	
肾损伤	甲氧氟烷、舒林酸、苯茚二酮
胃肠道（溃疡、胰腺炎）	保泰松、四环素

（1）急性肝细胞性损伤：急性肝细胞性损伤的病理表现为坏死、脂肪变或两者均有。其生化表现为血清 ALT 和 AST 水平升高（8~200 倍 ULN），ALP 水平轻度增高（低于 3 倍 ULN），血胆固醇水平通常正常或降低。

主要临床表现为乏力、不适、恶心和黄疸，黄疸可能是最早的肝损伤表现，类似病毒性肝炎。严重者可表现为急性和亚急性肝衰竭，包括深度黄疸、出血倾向、腹腔积液、昏迷和死亡。少数类似传染性单核细胞增多症，即急性肝细胞损伤伴有淋巴结肿大、淋巴细胞增多以及异型淋巴细胞的假性单核细胞增多症。

（2）胆汁淤积性损伤：药物诱导的胆汁淤积性损伤包括两种主要的病变类型，其生化特征均可类似于肝外梗阻性黄疸。通常不发生肝衰竭，急性期预后良好。死亡往往是原有疾病的结果，极少由肝损伤引起。

1）单纯性胆汁淤积：可由氯丙嗪、红霉素酯等药物引起。主要病变为胆管损伤，临床表现为黄疸明显和瘙痒；而转氨酶水平只有轻度升高，通常低于 5 倍 ULN，ALP 水平升高不超过 2 倍 ULN，胆固醇水平通常正常。因 ALP 升高相对轻微，可与完全梗阻性黄疸相鉴别。

2）炎症性胆汁淤积：多由同化激素和甾体类避孕药引起，主动病变为毛细胆管损伤，转氨酶升高不超过 8 倍 ULN，ALP 相对升高，通常超过 3 倍 ULN，胆固醇通常升高，临床与生化表现几乎同完全性肝外梗阻，故应注意鉴别。

（3）混合性肝细胞性胆汁淤积损伤：药物诱导混合型黄疸可能主要是肝细胞性黄疸伴胆汁淤积，混合性损伤更具有药物诱导损伤特征。应该注意的是，在药物撤除之后，部分胆汁淤积性损伤可持续 1 年之久，并且偶可发生胆管消失综合征。

（4）亚临床肝损伤：常仅表现为血清酶水平升高。一些药物可引起转氨酶和（或）ALP 水平升高，其发生率为 5%~50%，大多仅轻微升高（<3 倍 ULN），通常不会进展或在继续用药情况下自行缓解。但是对于已知有肝毒性的药物应监测血清酶水平，当酶水平升高至 3~5 倍 ULN 时则应停药。

2. 亚急性药物性肝损伤　亚急性肝坏死综合征的特点是严重的进行性肝损害，伴深度黄疸和肝硬化表现。其发展比急性损伤慢，又比慢性肝炎进展快。

3. 慢性药物性肝病　据统计，即使撤除引起肝损伤的药物，仍有 6% 左右的患者可发生慢性肝病。慢性药物性肝病包括肝实质损伤、胆汁淤积、血管病变、肿瘤、肉芽肿性病变和间质病变（表4-1）。

4. 中草药的肝脏毒性问题　当前，应用植物药及其瘦身或保健品引起的肝脏损害报道越来越多。现已发现至少有 60 种以上的中草药制剂能引起肝脏损害，临床上所见中草药所致肝损害病例中以治疗皮肤病、关节炎及乳腺增生（或其他部位结节）的方剂或成药较常见。文献报道在女性患者中肝脏毒性较为常见，多数患者的年龄在 45~58 岁，仅少数发生在年龄较大的人群，说明老龄本身可能不是草药肝脏毒性的危险因素。临床报道的中草药相关肝损的临床病理类型见表4-3。另外，近来国外文献报道认为白鲜皮、牡丹皮、黄芩及柴胡等中草药亦可导致肝损害。

表4-3 近年临床报道的中草药相关肝损害的临床病理类型

临床病理类型	起因药
自身免疫性肝炎	小柴胡汤
	麻黄
慢性肝炎/肝纤维化	大白屈菜
	石蚕属植物
	金不换
	小柴胡汤
肝硬化	阔叶灌丛叶
	大白屈菜
	石蚕属植物
	金不换
胆汁淤积，胆管损伤	鼠李糖
	阔叶灌丛叶
	大白屈菜
	金不换
	小柴胡汤
急性肝功能衰竭	蓟胶
	苍术苷
	阔叶灌丛叶
	石蚕属植物
	薄荷
巨细胞性肝炎	Isabgol
巨块性肝坏死	大白屈菜
	石蚕属植物
	薄荷
	小柴胡汤
小静脉狭窄（常导致线粒体损伤）	楝子油
	小柴胡汤
血管损伤：肝静脉闭塞性疾病	吡咯双烷生物碱
	并头草属植物
局灶性损伤，坏死/狭窄	蓟胶
	苍术苷
	石蚕属植物
	金不换
	薄荷
	小柴胡汤

五、诊断

由于药物性肝病发病时间存在很大差异，临床表现与用药的关系也常较隐蔽，容易被患者和临床医师所忽视。

当前在无特异性诊断标志的情况下，诊断还主要依靠临床详细的病史和认真的分析和逻辑推理，即明确的用药史（先用药后发病）、肝细胞损害和（或）胆汁淤积的生化特征、停药后肝损害减轻（胆汁淤积型损害可能恢复较慢）、排除其他病因，必要时进行肝活检以助诊断。现将急性药物性肝损伤因果关系评价国际标准列于表4-4。

表4-4　急性药物性肝损伤因果关系评价

	肝细胞型		胆汁淤积或混合型		评价
1. 服药至发病时间					
不相关	反应前已开始服药或停药后超过15天*		反应前已开始服药或停药后超过30天*		无相关性
未知	无法获得计算服药至发病时间				无法评价
从服药开始					
提示	5~90天	1~15天	5~90天	1~90天	+2
可疑	<5天或>90天	>15天	<5天或>90天	>90天	+1
从停药开始					
可疑	≤15天	≤15天	≤30天	≤30天	+1
2. 病程	ALT峰值与ALT正常上限之间差值		ALP（或TB）峰值与正常上限的差值		
停药后					
高度提示	8天内降低>50%		不适用		+3
提示	30天内降低≥50%		180天内下降≥50%		+2
可疑	在30天后不适用		180天内下降<50%		+1
无结论	没有相关资料或在30天下降≥50%		不变、上升或没有资料		0
与药物作用相反	30天后下降<50%或再升高		不适用		-2
如果药物仍在使用					
无结论	所有情况		所有情况		0
3. 危险因素	酒精		酒精或怀孕		
有					+1
无					0
年龄≥55岁					+1
年龄<55岁					0
4. 伴随用药					
无或伴随用药至发病时间不合适					0
伴随用药至发病时间合适或提示					-1
伴随用药已知有肝毒性且至发病时间合适或提示					-2
有证据伴随药物致肝损伤（再用药反应或有价值检测）					-3
5. 除外其他原因					
（1）近期有HAV感染（抗HAV-IgM）、HBV感染（抗HBc-IgM）或HCV感染（抗HCV），有非甲非乙肝炎感染背景的证据；胆管梗阻（B超）；酗酒（AST/ALT≥2），近期有急性高血压史（特别有重要的心脏疾病）。		所有原因，包括（1）和（2）完全排除		+2
			（1）中5个原因排除		+1
			（1）中4~5个原因排除		0
（2）重要疾病并发症：临床和（或）实验室提示CMV、EBV或疱疹病毒感染			（1）中少于4个原因被排除		-2
			非药物原因高度可能性		-3
6. 药物既往肝损伤的报道					
药物反应在产品介绍中已标明					+2
曾有报道但未标明					+1
未报道过有反应					0
7. 再用药反应					
阳性	单用该药ALT升高≥2ULN		单用该药至ALP（或TB）升高≥2ULN		+3

续 表

	肝细胞型	胆汁淤积或混合型	评价
可疑	再用同样药 ALT 升高≥2ULN	再用同样药 ALP 或 TB 升高≥2ULN	+1
阴性	再用同样药 ALT 升高仍在正常范围	再用同样药 ALP（或 TB）仍在正常范围	-2
未做或不可判断	其他状况	其他状况	0

注：*慢代谢型药除外，最后判断>8，非常可能；6~8，很可能；3~5，可能；1~2，不像；≤0，无关。

六、治疗

治疗药物性肝病最主要措施仍是立即停用有关药物和可疑药物、对症支持治疗并严密监测肝功能指标的变化，以及时发现肝衰竭征象。轻度药物性肝病多数能在短期内自行恢复，而肝功能损害严重或发生肝功能衰竭者需要进行积极处理。

治疗药物肝损害的药物大多缺乏足够的循证医学依据。在临床上可酌情选用以下药物：非特异解毒剂如还原型谷胱甘肽、N-乙酰半胱氨酸、水飞蓟宾制剂，以肝细胞损伤为主者可应用甘草酸制剂、多不饱和卵磷脂制剂，以胆汁淤积为主者可选用熊去氧胆酸或腺苷蛋氨酸等。有学者认为，对于有明显过敏特异质征象（如发热、皮疹、球蛋白升高、嗜酸性粒细胞增多等）或肝内胆汁淤积者，可谨慎使用糖皮质激素，但应注意其可能导致的不良反应，不宜大剂量长时间应用。

根据美国肝病学会 2005 年有关急性肝衰竭临床指南，对急性对乙酰氨基酚中毒者应尽早给予 N-乙酰半胱氨酸治疗，通常 48 小时内仍有效。能口服者，先给予 N-乙酰半胱氨酸 140 mg/kg 的负荷药剂量稀释到 5% 的浓度口服，然而每 4 小时给 70 mg/kg，连续 17 次。对于不能口服者，可将 150 mg 的负荷量加入 5% 葡萄糖液中在 15 分钟静脉输完，然后将 50 mg/kg 的维持量在 4 小时内输入，最后将 160 mg/kg 在 16 小时内输完。

对肝功能衰竭者应加强对症支持治疗，包括采用人工肝治疗作为等待其自然恢复或进行肝移植的过渡桥梁。

（刘晓晨）

第三节　酒精性肝病

一、概述

酒精性肝病（alcoholic liver disease，ALD）是由于长期大量饮酒所致的肝脏疾病。初期通常表现为脂肪肝，进而可发展成酒精性肝炎、酒精性肝纤维化和酒精性肝硬化；严重酗酒时可诱发广泛肝细胞坏死甚至急性肝功能衰竭。ALD 是我国常见慢性肝病之一，其发病率现仍呈增长趋势且有年轻化和女性化倾向，严重危害人民健康。

（一）流行病学

ALD 至今仍为西方发达国家肝脏疾病及肝病相关死亡的首要原因。由于大力宣传戒酒，多数西方发达国家 ALD 的发病率显著下降，但一些东欧和拉丁美洲国家的 ALD 患病率仍居高不下。此外，ALD 低龄化和女性化的流行趋势值得关注。例如，在美国酗酒或酒精依赖者中有 13%~33% 为女性，而青少年饮酒的比率亦呈升高趋势。我国 ALD 的患病率较低，但近年来呈不断上升趋势。

长期过量饮酒（折合乙醇量男性 ≥40 g/d、女性 ≥20 g/d，连续 5 年以上）是 ALD 发病的前提条件，乙醇及其代谢产物乙醛的直接肝毒性是导致嗜酒者肝损害的基本原因。长期嗜酒者中 60%～90% 有脂肪肝，其中 40% 可能有酒精性肝炎；嗜酒 20 年以上者中肝硬化的患病率为 5%～15%。然而，全球 1 500 万～2 000 万嗜酒者中仅 10%～20% 有明显的肝脏损伤，而有些人少量饮酒（男性乙醇摄入 >20 g/d，女性 10 g/d）就可导致肝损伤，说明个体差异也很重要。

许多因素可影响嗜酒者肝病的发生和发展。①性别：女性对乙醇较男性敏感，女性安全的饮酒阈值仅为男性的 1/3～1/2。②遗传易感性：乙醇主要在肝脏代谢，许多参与乙醇代谢的酶类（乙醇脱氢酶、乙醛脱氢酶）具有遗传多态性，因此安全的饮酒阈值的个体差异很大。③营养状态：营养不良、高脂饮食和内脏性肥胖均可促进酒精性肝损伤。④嗜肝病毒感染：嗜酒者对 HBV、HCV 感染的易感性增加，而乙醇又可促进嗜肝病毒在体内复制，从而促进肝硬化和肝细胞癌的发生。⑤与肝毒物质并存：饮酒可增加对乙酰氨基酚等药物的肝脏毒性，而甲苯磺丁脲、异烟肼以及工业溶剂则可增加乙醇的肝毒性，因此嗜酒者肝酶显著升高应警惕并发药物性肝损害的可能。⑥吸烟和咖啡：吸烟可增加酒精性肝硬化的发生，而经常喝咖啡则降低嗜酒者酒精性肝硬化的发生率，茶叶对酒精性肝病的防治可能亦有帮助。

（二）乙醇的代谢途径

摄入体内的乙醇 95% 以上在体内代谢，其中 90% 以上要在肝脏代谢。在肝脏，主要有三种酶系参与乙醇代谢，以主次分别是胞质中的乙醇脱氢酶（alcoholic dehydrogenases，ADH）、微粒体的乙醇氧化酶系（microsomal ethanol oxidizing systems，MEOS）以及主要存在于过氧化物酶体和线粒体内的过氧化物酶（catalase）。ADH 有 6 种同工酶，其中 ADH_1、ADH_2 和 ADH_3 与乙醇代谢最密切，代谢 80% 以上的乙醇。该酶有遗传多态性，可以解释为什么不同种族的人群对乙醇的清除率有差异。当血液中乙醇浓度高于 10 mmol/L 时，MEOS 也参与乙醇代谢，其主要参加成分是细胞色素 P4502E1（CYP2E1）、CYP2E2。过氧化物酶的作用相对次要。乙醛在肝脏中经乙醛脱氢酶（alde-hyde dehydrogenase，ALDH）氧化为乙酸。

乙醛是造成慢性进行性肝损害的主要因素，其毒性包括：①与肝细胞内的蛋白质分子形成复合物，影响肝脏代谢。②作为黄嘌呤氧化酶和乙醛氧化酶的底物被氧化产生自由基，使脂质过氧化、破坏细胞膜。③与细胞骨架蛋白质结合形成加合物导致微管损伤，使肝转运功能紊乱，细胞内蛋白质水分潴留、细胞肿胀。④减少谷胱甘肽的含量。⑤干扰线粒体氧化磷酸化和电子传递系统。⑥改变线粒体内钙离子浓度。⑦增加胶原合成。⑧刺激免疫反应，乙醛尚可能与肝细胞膜结合形成新抗原，造成自身免疫反应。

二、病理学

（一）酒精性脂肪肝

肝脏有不同程度的肿大、色黄、边缘钝。镜下可见 >30% 的肝细胞有大泡性脂肪变；早期或轻度患者，脂肪变主要见于肝腺泡 3 区，中、重度患者分别达到 2 区或者 1 区。中、重度嗜酒者的脂肪肝可伴有终末静脉周围纤维化。单纯性小泡性脂肪变多见于因急性肝损伤住院的嗜酒者，酒精摄入量多 >170 g/d。

（二）酒精性肝炎

酒精性肝炎发生于慢性嗜酒者，其病理特点为：①肝细胞明显肿胀呈气球样变，有时可见巨大的线粒体。②肝细胞质内有凝聚倾向，可形成 Mallory 小体。③汇管区和小叶内有明显的中性粒细胞浸润，并多聚集在发生坏死和含有 Mallory 小体的肝细胞周围。④中、重度的坏死灶可融合成中央静脉-汇管区或中央静脉-中央静脉桥接坏死。⑤重度酒精性肝炎病变初期中央静脉周围肝细胞呈明显气球样变、有 Mallory 小体形成、大量中型粒细胞浸润、窦周纤维化，其后肝细胞坏死、溶解、残留的 Mallory 小体缓慢消失并被白细胞环绕、局部胶原沉积、终末门静脉闭塞，从而导致门脉高压。

（三）酒精性肝纤维化和肝硬化

酒精中毒可直接引起肝纤维化，并由纤维化直接进入肝硬化。酒精性肝纤维化的病理特点是不同程度的窦周纤维化和终末门静脉周围纤维化。轻度者可见少数纤维间隔形成，小叶结构保留；中度者纤维化范围更广，纤维间隔形成增多，常致小叶结构紊乱，此阶段有些患者可出现门脉高压；重度者即早期肝硬化，常见广泛的终末门静脉周围纤维化伴不同程度的终末门静脉闭塞，沿肝腺泡 3 区形成宽阔的含扩张血窦的血管纤维间隔，将肝腺泡分隔成微小结节。

典型的酒精性肝硬化呈小结节性肝硬化，肝脏肿大，再生结节大小较一致，为 1~3 mm。镜下可见结节内肝细胞再生不显著，肝索间仍可见窦周纤维化。有时结节内可见脂肪变和酒精性肝炎改变，表明患者仍在继续饮酒。结节内可见铁颗粒沉积、铜颗粒或铜结合蛋白沉积。结节周围小胆管增生显著。由于酒精本身可抑制肝细胞再生，而戒酒后肝细胞再生可以得到恢复，故戒酒后可发展为大小结节并存的混合性肝硬化。

三、临床特征

（一）临床分型

过去将 ALD 分为三类，即酒精性脂肪肝、酒精性肝炎和酒精性肝硬化。我国和日本学者根据肝组织病理学改变，将 ALD 分为轻症酒精性肝病、酒精性脂肪肝、酒精性肝炎、酒精性肝纤维化、酒精性肝硬化五大类型。这些病理改变既可相继发生又可合并存在，例如酒精性肝硬化合并脂肪性肝炎。

根据 2006 年 2 月中华医学会肝病学分会修订的《酒精性肝病诊疗指南》，各型 ALD 的特征分别为：①轻症酒精性肝病，肝脏生物化学、影像学和组织病理学检查基本正常或轻微异常。②酒精性脂肪肝，影像学诊断符合脂肪肝标准，血清 ALT、AST 可轻微异常。③酒精性肝炎，血清 ALT、AST 或 GGT 升高，可有血清总胆红素增高；重症酒精性肝炎是指酒精性肝炎中，合并肝性脑病、肺炎、急性肾衰竭、上消化道出血，可伴有内毒素血症。④酒精性肝纤维化，症状及影像学无特殊。未做病理时，应结合饮酒史、血清纤维化标志（透明质酸、Ⅲ 型胶原、Ⅳ 型胶原、层粘连蛋白）、GGT、AST/ALT、胆固醇、载脂蛋白-A1、总胆红素、α_2 巨球蛋白，铁蛋白、胰岛素抵抗等改变，进行综合考虑。⑤酒精性肝硬化，有肝硬化的临床表现和血清生物化学指标的改变。

（二）特殊类型

ALD 的特殊类型包括 Zieve 综合征（黄疸、高脂血症、溶血三联征）、肝内胆汁淤积综合征、假性布-加综合征、酒精性泡沫样脂肪变性，以及饮酒相关代谢异常（低血糖症、高脂血症、高尿酸血症、血色病、卟啉症、酮症酸中毒）和脂肪栓塞综合征。

此外，ALD 患者亦可存在酒精中毒所致其他器官损伤的表现，例如酒精性胰腺炎、酒精性心肌病以及酒精相关的神经精神障碍和酒精戒断综合征。

（三）与其他病因共存的酒精性肝病

根据病因，嗜酒者肝损伤有以下几种可能：①经典的酒精性肝病，有长期过量饮酒史且无其他明确损肝因素存在的肝损伤。②酒精性肝病并发其他肝病，如慢性乙型肝炎、丙型肝炎、药物性肝病，甚至非酒精性脂肪性肝病（患者既符合酒精性肝损伤的诊断标准又符合其他肝病的诊断标准）。③混合病因肝损伤，即存在两种或多种损肝因素但任一因素单独存在均不足以导致肝损伤或难以满足任一肝病的病因诊断。④难以明确病因或分型，即嗜酒者合并其他尚未确诊的隐匿性肝病。肝活检以及严格戒酒一段时间后重新评估，有助于嗜酒者肝损伤病因的判断。

四、诊断与鉴别诊断

（一）诊断要点

1. 长期过量饮酒为诊断 ALD 的前提条件。ALD 患者通常有 5 年以上饮酒史，折合乙醇量≥40 g/d（女性≥20 g/d）；或最近 2 周内有大量饮酒史，折合乙醇量>80 g/d［含酒饮料乙醇含量换算公式（g）＝饮酒量（mL）×乙醇含量（%）×0.8］。应重视酒精性肝损伤的个体差异，除遗传易感性外，女性、营养不良或肥胖症、嗜肝病毒慢性感染、接触肝毒物质、吸烟以及肝脏铁负荷过重者对乙醇的耐受性下降，因而他们更易发生肝损伤，特别是重症酒精性肝炎和肝硬化。

2. 根据患者及其家属或同事饮酒史的回答来确定饮酒量有时并不准确。血清天门冬氨酸氨基转移酶（AST）与丙氨酸氨基转移酶（ALT）之比大于 2，γ-谷氨酰转肽酶（GGT）和平均红细胞容积（MCV）升高，禁酒后这些指标明显下降，有助于酒精性肝损害的诊断。

3. ALD 的临床特征与其疾病分型有一定相关性。酒精性脂肪肝通常表现为无症状性轻度肝大，肝功能正常或轻度异常。酒精性肝炎往往存在肝脏和全身炎症反应，表现为发热、黄疸、肝大，偶可出现腹腔积液、门脉高压相关性出血以及肝性脑病等失代偿期肝病征象，多有外周血白细胞总数增加；转氨酶增高但常小于 400 U/L，否则需警惕合并药物性肝损伤、病毒性肝炎、缺血性肝炎。酒精性肝硬化的临床特征与其他原因肝硬化相似，酗酒史有助于其病因诊断。

4. 影像学检查有助于发现弥漫性脂肪肝以及肝硬化和门脉高压相关的证据，并可提示有无肝静脉血栓形成、肝内外胆管扩张、肝癌等其他疾病。

5. 肝活检有助于嗜肝病毒慢性感染的嗜酒者肝脏损伤病因的判断，可准确反映 ALD 的临床类型及其预后，并为激素治疗重症酒精性肝炎提供参考依据。ALD 的病理特点为大泡性肝脂肪变、肝细胞气球样变、Mallory 小体、中性粒细胞浸润，以及窦周纤维化和静脉周围纤维化。

（二）病情评估

根据血清总胆红素和凝血酶原时间有助于判断 ALD 的严重程度，两者均在正常范围或仅有总胆红素轻度增高者为轻度，总胆红素明显升高（>85.5 μmol/L）但凝血酶原时间正常者为中度，总胆红素升高同时伴有凝血酶原时间延长 3 秒以上者则为重度。

对于酒精性肝炎，根据凝血酶原时间－总胆红素计算获得的 Maddrey 指数［4.6×凝血酶原时间（秒）＋血清胆红素（mg/dL）］有助于判断酒精性肝炎患者的近期预后：大于 32 者 4 周内病死率高达50%以上，故又称重症酒精性肝炎（一旦有脑病者可属于重症酒精性肝炎）。

对于酒精性肝硬化，Child-Pugh 分级是评估患者预后的简单方法，终末期肝病预后模型（MELD）则不仅有利于判断 ALD 患者的短期生存情况，还能判断肝移植等手术后的死亡风险。

（一）戒酒和防治戒酒综合征

戒酒治疗是最重要的治疗。ALD 患者往往有酒精依赖，酒精依赖的戒酒措施包括精神治疗和药物治疗两方面。健康宣教是简便易行，可由肝病科医师和接诊护士实施。具体措施包括：教育患者了解所患疾病的自然史、危害及其演变常识，并介绍一些改变饮酒习惯及减少戒断症状的方法。尽管这些措施比较简单，但其对部分 ALD 患者减少饮酒量或者戒酒确实行之有效，且具有良好的费用效益比。作为精神治疗的替代选择，一些患者对鸦片受体拮抗剂等新型戒酒药物治疗有效。

戒酒过程中出现戒断症状时可逐渐减少饮酒量，并可酌情短期应用地西泮等镇静药物，且需注意热量、蛋白质、水分、电解质和维生素的补充。美他多辛可加速酒精从血清中清除，有助于改善酒精中毒症状和行为异常，并能改善戒断综合征。有明显精神或神经症状者可请相应专科医生协同诊治。

（二）营养支持治疗

ALD 患者通常合并热量-蛋白质缺乏性营养不良，及维生素和微量元素（镁、钾和磷）的严重缺乏，而这些营养不良又可加剧酒精性肝损伤并可诱发多器官功能障碍。为此，ALD 患者宜给予富含优质蛋白和维生素 B 类、高热量的低脂软食，必要时额外补充支链氨基酸为主的复方氨基酸制剂。合并营养不良的重度酒精性肝炎患者还可考虑全胃肠外营养或进行肠内营养，以改善重症 ALD 患者的中期和长期生存率。

（三）保肝抗纤维化

甘草酸制剂、水飞蓟宾、多烯磷脂酰胆碱、还原型谷胱甘肽等药物有不同程度的抗氧化、抗炎、保护肝细胞膜及细胞器等作用，临床应用可改善肝脏生化学指标。S-腺苷甲硫氨酸、多烯磷脂酰胆碱对 ALD 患者还有防止肝脏组织学恶化的趋势。保肝药物可用于合并肝酶异常的 ALD 的辅助治疗，但不宜同时应用多种药物，以免加重肝脏负担及因药物间相互作用而引起不良反应。秋水仙碱现已不再用于酒精性肝硬化的抗肝纤维化治疗，中药制剂在肝纤维化防治中的作用及安全性有待大型临床试验证实。

（四）非特异性抗炎治疗

主要用于 Maddrey 判别函数>32 和（或）伴有肝性脑病的重症酒精性肝炎患者的抢救。首选糖皮质激素泼尼松龙（40 mg/d×28 天），旨在阻断或封闭重症酒精性肝炎患者肝内存在的级联瀑布式放大的炎症反应。对于合并急性感染（包括嗜肝病毒现症感染指标阳性）、胃肠道出血、胰腺炎、血糖难以控制的糖尿病患者，可考虑使用肿瘤坏死因子（TNF-α）抑制药——己酮可可碱（400 mg，每日 3 次，口服，疗程 28 天）替代激素治疗。有条件者亦可试用抗 TNF-α 的抗体英利昔单抗治疗。据报道，这些措施可使重症酒精性肝炎患者的近期病死率从 50% 降至 10%。

（五）防治并发症

积极处理酒精性肝炎和酒精性肝硬化的相关并发症，如食管胃底静脉曲张出血、自发性细菌性腹膜炎、肝肾综合征、肝性脑病和肝细胞肝癌（HCC）。对酒精性肝硬化患者定期监测甲胎蛋白和 B 超有助于早期发现 HCC，但这并不能改善 ALD 患者的生存率。合并慢性 HBV、HCV 感染者更易发生 HCC，但抗病毒治疗对嗜酒者 HCC 的预防作用尚不明确。

（六）肝移植

对于终末期 ALD 患者，肝移植术是较好的选择。在欧美，酒精性肝硬化是原位肝移植的主要适应证，术后 1 年生存率为 66%~100%。ALD 肝移植候选者的评估应谨慎，应由有经验的成瘾行为管理专家参与。在欧美，酒精性肝硬化是原位肝移植的主要适应证，术后 1 年生存率为 66%~100%。戒酒至少 3~6 个月后再考虑肝移植，可避免无须肝移植患者接受不必要的手术；戒酒 6 个月后肝移植则可显著减少肝移植后再度酗酒的发生率。

六、预后

ALD 的预后取决于患者 ALD 的临床病理类型、是否继续饮酒，以及是否已发展为肝硬化，大脑、胰腺等全身其他器官的受损程度，是否合并 HBV 和（或）HCV 感染以及其他损肝因素。其中是否戒酒是决定预后的关键因素，而酒精性肝炎的严重程度是影响患者近期预后的主要因素，是否已发生肝硬化则是影响患者远期预后的主要因素。

（刘晓晨）

第四节　肝硬化

一、概述

肝硬化是多数慢性肝脏疾病的最终归宿，它是肝脏结构异常的特定解剖学表现。肝硬化病理上表现为肝脏纤维组织增生，正常肝小叶结构的破坏和肝细胞结节状再生和假小叶形成。由于肝脏细胞功能的丧失和肝脏结构的改变导致肝硬化临床上出现黄疸、凝血功能异常、低白蛋白血症及多种并发症，常见有门静脉高压、腹腔积液、自发性细菌性腹膜炎和肝性脑病等。目前认为在去除病因的情况下，肝纤维化和早期肝硬化是可以逆转的，如在接受长期的抗病毒治疗后乙肝病毒和丙肝病毒出现持续性病毒学应答者，或在戒酒后的酒精性肝病患者；但是一旦纤维间隔内有新生血管生成或门静脉压显著升高时，提示肝硬化达到不可逆转期。

由于肝硬化病变逐渐进展，肝硬化患者在代偿期无明显症状，所以统计肝硬化在人群中的分布具有一定的难度。在全球范围内，不同地区或国家肝硬化的发病率不尽相同，平均发病率为 100/10 万。肝硬化被视为人类健康的主要"杀手"，美国每年新诊断肝硬化 3 万例。世界卫生组织公布每年全球大约有 80 万的患者死于肝硬化，其中在美国每年有 27 500 人死于肝硬化，而在中国这个数字达到 122 600。在中国肝硬化发病高峰年龄为 40~50 岁，且失代偿期肝硬化 5 年生存率仅为 14%~35%。在美国 25~64 岁的人群中，肝硬化已成为第七大致死原因。

二、病因学

慢性肝病往往影响中青年患者，由此导致疾病、丧失工作能力和早逝，进而对整个社会的经济产生重大的影响。任何慢性肝病都能发展成肝硬化。在我国慢性病毒性肝炎尤其慢性乙型肝炎是肝硬化的主要病因，其他常见病因有酒精性肝炎、胆汁性和自身免疫性肝病；还有一些临床少见病因如心源性肝硬化、遗传和代谢相关性疾病以及隐源性肝硬化。肝静脉回流受阻引起的肝硬化中的心源性肝硬化相对多见，而肝小静脉闭塞病和肝静脉阻塞综合征（Budd-Chiari 综合征）少见。在遗传和代谢相关性疾病中，我国肝豆状核变性相对多见，而原发性血色病极少见。严重的药物性肝损害或少数慢性药物肝损害也可演变为肝硬化。血吸虫病的虫卵主要沉积在汇管区，引起肝纤维化和门静脉高压。

隐源性肝硬化指部分肝硬化患者病因不明，随着各种肝病诊断技术的进步，此类肝硬化的比例逐步降低，实际上很多为病毒性肝炎、自身免疫性肝病或否认饮酒史所致，现在医学上认为许多隐源性肝硬化源于非酒精性脂肪肝病，随着非酒精性脂肪肝病发病率的增加，今后有可能是肝硬化的主要病因之一。

三、病理生理学

（一）肝纤维化/肝硬化的形成

肝脏纤维化和肝硬化形成的关键是肝星状细胞激活及其转化为肌成纤维细胞。各种损害性因素作用于肝脏均可引起炎症：病毒和细菌导致持续的炎症，药物、酒精和非酒精性脂肪肝炎的无菌性炎症以及细菌因素（来自肝–肠轴缺损时细菌脂多糖等）加重无菌性炎症，机体对炎症坏死的反应过度导致肝脏纤维化和硬化的形成。肝纤维化过程涉及多种细胞，包括肝实质细胞（肝细胞和胆管细胞）、间质细胞（星状细胞、肝窦内皮细胞、库普弗细胞和肌成纤维细胞）和骨髓源的细胞（巨噬细胞、T 细胞和单核细胞），这些细胞产生多种促炎因子、生长因子、趋化因子和白细胞介素类等而促进纤维化形成。但同时也启动纤维溶解，如肌成纤维细胞释放的细胞外基质（ECM）降解酶（主要为 MMPs），产生应激性松弛（stress relaxation）而限制 ECM 沉积，故肝纤维化是一个可逆转的动态过程。

正常情况下，肝星状细胞处于静止状态，主要担负着储存维生素 A 的功能。当肝脏受损时，窦周间隙间的肝星状细胞被持续激活，其大量增生形成无规则粗糙的内质网，并分泌过量的胶原和其他细胞外基质（如蛋白多糖、糖蛋白、纤维连接蛋白、层粘连蛋白等），重新表达平滑肌成分如 α-肌动蛋白而有收缩能力（变成肌成纤维细胞）。各种胶原沉积在窦隙间，肝窦内皮细胞之间允许大分子进出的窗孔被堵塞，使肝窦毛细血管化，改变了血浆和肝细胞间主要物质的交换，更进一步使肝窦间隙变细和肝脏收缩变小。

（二）肝硬化主要并发症的形成

肝功能进入失代偿期时，伴随出现一系列并发症，主要由肝细胞功能不全和门静脉高压两大主要病理生理改变所致，包括静脉曲张、腹腔积液、肝性脑病、自发性腹膜炎和肝肾综合征等。肝硬化可视为原发性肝癌的癌前病变，结节性增生可进展成肝癌，小管性反应（ductular reaction）和不典型增生是中间步骤，故大多数原发性肝癌发生于肝纤维化和肝硬化的基础上。

1. 门静脉高压和静脉曲张的形成　门静脉高压是由门静脉血流淤滞、受阻和门静脉血流量增加引起的。门静脉高压最初的起始动因是纤维组织的沉积和再生结节对肝窦的压迫导致肝脏结构紊乱使门静脉阻力增加。除此以外，血管收缩因子的激活和肝内一氧化氮（nitric oxide，NO）生成减少而刺激血管收缩也可致使肝内阻力增加。随着门静脉压力的增高，脾脏淤血肿大，血小板、血白细胞和红细胞在脾脏内滞留破坏，导致脾功能亢进；而原先直接流入门静脉系统的血管如冠状静脉改道至体循环系统，进而加重门静脉流出道阻力。另外，内源性血管收缩因子如内皮素的过量生成和肝内 NO 减少使肝内血管收缩，而肝外循环系统内 NO 大量合成使内脏和外周血管舒张；外周血管舒张继续激活肾素–血管紧张素–醛固酮系统，使水钠潴留，形成心输出量增加，外周血管阻力降低的高动力循环状态。因此，一方面因为肝内结构紊乱和血管收缩使门静脉血流阻力增大，另一方面高动力循环状态使门静脉血流量增加，导致门静脉持续高压。

当门静脉压力高于 $10 \sim 12$ mmHg 时，门–体侧支循环形成，出现侧支静脉曲张，最终破裂出血。最常见侧支循环位于胃底和食管下段，其他侧支循环有脐周围皮下静脉与脐静脉、上痔静脉与中下痔静脉、腹膜后静脉。

2. 腹腔积液形成和肝肾综合征（hepatorenal syndrome，HRS）　肝硬化腹腔积液主要继发于门静脉高压和水钠潴留，其形成与静脉曲张相同，需要在门静脉压力高于 12 mmHg 的条件下。当然，低白蛋白血症（低于 28 g/L）使血浆胶体渗透压，常有腹腔积液形成和水肿。并且 NO 产生能使外周血管扩张，减少尿钠排出，升高血浆醛固酮水平，进一步使水钠潴留、腹腔积液生成增多。当肝硬化和门静脉高压继续恶化的时候，外周血管扩张更明显，从而激活交感神经系统、肾素-血管紧张素-醛固酮系统和抗利尿激素，导致水钠潴留加重，严重时将并发肾血管收缩和肾血流量减少，肾小球滤过率明显降低，形成 HRS。

3. 自发性细菌性腹膜炎（spontaneous bacterial peritonitis，SBP）　是指在无任何邻近组织炎症（如脏器穿孔、腹腔内脓肿、急性胰腺炎或胆囊炎等）的情况下发生腹腔积液感染。目前认为肠道细菌移位是自发性细菌性腹膜炎发生的主要机制。肠道细菌移位是指肠道细菌及其产物从肠腔移位至肠系膜淋巴结或其他肠外器官的过程。肝硬化患者自身免疫功能低下，其小肠动力减弱和通过时间延长，肠黏膜通透性增加，以及门静脉高压使血液改道未经肝脏流入门体侧支循环系统，抑制了肝库普弗细胞活性，这些都是导致肠道细菌过度生长、移位和并发腹腔积液感染的主要因素。病原菌多为革兰阴性菌，除 SBP 外，肝硬化者易于细菌感染，细菌移位和内毒素作用于星状细胞和内皮细胞促进肝纤维化发展，恶化高动力性循环，加速肝硬化进展。

4. 肝性脑病　在失代偿期肝硬化时，不能被肝脏有效代谢清除的氨是导致肝性脑病的主要神经毒素。肝脏衰竭时肝脏对氨的代谢能力下降，而且当形成门体分流时，肠道内产生的氨不经过肝脏直接进入体循环，血氨升高，并通过血脑屏障破坏脑细胞和脑星形胶质细胞，使细胞肿胀。氨还上调脑星形胶质细胞外周型苯二氮䓬受体的表达，导致皮质抑制和肝性脑病。肠道细菌氨基酸代谢产物包括内源性苯二氮䓬类、γ 氨基丁酸、吲哚和羟吲哚也影响神经递质的传递。锰被发现也可引起肝性脑病，可以在脑内积聚破坏运动神经元功能。可能还有其他一些致肝性脑病的毒素尚未被研究发现，期待着现代医学对肝性脑病的进一步了解。

四、临床表现

肝硬化患者临床上通常表现为右上腹隐痛、低热、恶心呕吐、腹泻、食欲减退及乏力等一些非典型的慢性肝脏疾病症状。有些患者一开始并没有特别症状，直到出现肝硬化并发症的症状如腹腔积液、水肿或消化道出血时才发现已到肝硬化失代偿期。还有一些肝硬化病例是在尸检或做其他腹腔手术时被发现的。其他临床表现还包括进展性黄疸、皮肤瘙痒或肝性脑病。原发性胆汁性肝硬化（primary biliary cirrhosis，PBC）的患者中约 50% 会出现皮肤瘙痒，症状呈间歇性发作，患者常常在夜间受瘙痒困扰，当皮肤瘙痒先于黄疸出现时通常提示病情较重且预后差。PBC 患者因骨代谢异常导致骨质疏松而有骨痛的临床症状。

肝硬化患者一些常见体征有巩膜黄染、肝掌、蜘蛛痣、腮腺肿大、杵状指、肌肉萎缩、水肿或腹腔积液。男性可能由于激素代谢紊乱或酒精对睾丸毒性的原因，可以出现体毛减少、乳房增大和睾丸萎缩，而女性肝硬化患者则可能出现闭经。在 PBC 患者躯干和手臂上可以发现色素沉着，PBC 患者因脂类代谢紊乱出现黄瘤症和黄斑瘤。腹部查体早期肝硬化可触到肝脾肿大，肝脏边缘不整、质硬，可及结节样改变，晚期肝硬化，肝脏缩小，肋下不能触及。

当腹腔积液、静脉曲张破裂出血、黄疸、肝性脑病等并发症出现时说明肝硬化已进入失代偿期。腹腔积液是肝硬化失代偿期最常出现的征象，这个时期的患者约有80%会出现腹腔积液。这里将对各种并发症的临床表现，逐一进行描述。

（一）食管胃底静脉曲张破裂出血

有30%~50%初次诊断为肝硬化的患者合并有食管胃底静脉曲张，而且大多数肝硬化患者最终都会出现静脉曲张，其中约有1/3患者将出现曲张静脉破裂出血。临床表现为突然发生呕血和（或）黑便，通常因大量出血引起出血性休克，可诱发肝性脑病。

（二）腹腔积液

腹腔积液典型临床表现为腹围增大伴外周水肿。患者通常自觉腹部紧绷感和体重上升。少量腹腔积液时不易察觉，患者经常寻求治疗时腹腔内的液体存留至少有1~2 L，随着腹腔积液量逐渐增多，影响呼吸系统并出现肝性胸腔积液，患者可主诉气促、极度乏力，并伴营养不良和肌肉萎缩。体检见侧腹膨隆即所谓的蛙腹，可有液波震颤和移动性浊音阳性。

（三）自发性细菌性腹膜炎

发热、黄疸和腹痛是SBP最常见的临床表现。体检腹部有压痛，可伴有反跳痛或肠梗阻体征。约有1/3的患者上述临床表现不典型，而表现为肝功能迅速恶化，腹腔积液难以消退、急性肾功能衰竭，肝性脑病或低血压致休克。

（四）肝肾综合征

HRS是基于严重肝病基础上的功能性肾衰竭，肾脏本身无器质性病变，多见于伴有顽固性腹腔积液的患者。根据其临床表现和预后，HRS可分为Ⅰ型和Ⅱ型。Ⅰ型HRS表现为急进性肾功能不全，血肌酐清除率在1~2周内显著下降。Ⅱ型HRS表现为缓慢进展性肾功能不全，肾小球滤过率和血肌酐清除率缓慢下降，且预后较Ⅰ型好。

（五）肝性脑病

肝性脑病通常渐进性发病，早期临床表现和体征不明显，但精细的智力测验和电生理检查可发现异常，故称其为轻微肝性脑病。根据意识和行为障碍程度，根据West-Haven标准，可将肝性脑病分成四期：Ⅰ期表现为睡眠倒错和健忘；Ⅱ期为意识模糊、行为怪异和定向力障碍；Ⅲ期为昏睡、定向力障碍和各种神经体征持续或加重；Ⅳ期患者出现昏迷。扑翼样震颤是肝性脑病的标志性体征，即让患者向前平举双臂和手指，腕关节突然屈曲和扑动，这个动作的引出需要患者配合检查者，故在肝性脑病的患者中无法引出。另外，肝性脑病患者呼出有如烂苹果带有芳香甜味的臭气，临床称为肝臭，这是在肝功能衰竭时所特有的一种特征。

五、辅助检查

（一）实验室检查

慢性肝病晚期患者由于门静脉高压引起的消化道出血出现血红蛋白下降及脾功能亢进导致血小板计数减少（<150×10³/L）。生化检查可发现人血白蛋白含量下降，白蛋白与球蛋白的比例减小甚至颠倒。血清转氨酶（ALT、AST）升高，心源性肝硬化和酒精性肝硬化的患者AST高于ALT，后者的AST：ALT通常可达到2：1。凝血酶原时间延长，直接胆红素和总胆红素在肝硬化早期可正常或轻度

升高，随着肝硬化的进展恶化，黄疸呈进行性加重。γ-谷氨酰转肽酶（γ-GT）和碱性磷酸酶（ALP）在 PBC 中显著升高。

另一类检验与确定肝硬化病因有关的如乙型肝炎和丙型肝炎的标记物、乙型肝炎病毒 DNA 和丙型肝炎病毒 RNA；自身免疫性肝病的免疫学检查；肝豆状核变性的血清铜蓝蛋白、血铜和尿铜等。

肝纤维化和肝硬化早期是可以逆转的，所以无论是针对病因治疗，还是研究专门针对抗肝纤维化治疗均需要有可靠的血液标志物，常用的有Ⅲ型前胶原肽、Ⅳ型胶原、层粘连蛋白、透明质酸、脯氨酸羟化酶等，但特异性不强，故有把多个标志物结合如 Fibrotest 和 ELF（enhanced liver fibrosis）来提高特异性和准确性。

（二）影像学检查

1. 腹部超声检查　B 超检查在评估肝硬化时应综合以下几项指标来判断，包括肝外形和体积改变、肝实质回声、肝内血管走行和门静脉内径、脾脏大小和脾静脉内径、是否合并腹腔积液及肠系膜上静脉曲张等。B 超对明显肝纤维化甚至肝硬化诊断较准确。

2. CT 和 MRI　早期肝硬化 CT 可以根据肝脏外形和肝裂的改变来判断，而对晚期肝硬化的诊断价值和 B 超相似。但 CT 对肝硬化并发原发性肝细胞癌的早期发现较 B 超有优势。MRI 较 CT 更能清晰地显示肝脏的血管结构和走行，可以配合 CT 更好地鉴别肝硬化并发囊肿、血管瘤或原发性肝细胞癌。

3. 瞬时弹性成像　作为一种新的无创诊断肝纤维化和肝硬化的方法，瞬时弹性成像是以超声检测为基础，通过肝脏硬度检测，对慢性肝病患者作出肝纤维化和肝硬化的诊断，并予以分级。这个方法可以作为肝活检的补充，而且对于无须考虑炎症活性、纤维化分期或其他组织形态要求的患者，可以避免肝活检。

（三）活检

经皮肝穿刺取活检对疑似肝硬化的病例具有明确诊断和指导治疗的意义。虽然肝穿刺是一项有创性操作，但严重并发症的发生率很小（1/4 000~1/10 000）。当血小板计数<$60×10^9$/L 或 INR>1.3 时，活检需慎重。

（四）内镜检查

食管胃十二指肠镜可以确定肝硬化患者是否出现食管胃底静脉曲张，并可了解静脉曲张的程度，进一步评估其出现的风险。当上消化出血时，急诊胃镜可判断出血部位和病因，并予以治疗。

（五）门静脉压力测定

目前临床上最常用肝静脉楔压和游离压间接检测门静脉压力。这种方法比直接测量门静脉简单、安全，可重复操作性强。肝静脉楔压和游离压之差为肝静脉压力梯度，门静脉正常压力在 3~5 mmHg，大于 10 mmHg 提示门静脉高压并发症出现。

六、诊断与鉴别诊断

肝硬化诊断应包括病因、病期、病理（如完善了肝活检）和并发症，可依据患者既往相关病史、临床表现、查体发现、实验室检测及 B 超、CT 和 MRI 等影像学检查做出肝硬化的诊断。如患者的临床症状和其他指标明显提示肝硬化，而且内镜下发现胃底食管静脉曲张，可以无须肝活检即诊断肝硬化。代偿期肝硬化往往由于临床症状不明显，实验室和影像学检查无肝硬化改变，所以诊断比较困难，必要时需要肝脏穿刺活检明确诊断。

对未明确肝硬化的患者，并发症如门静脉高压、腹腔积液、肝肾综合征、自发性细菌性腹膜炎及肝性脑病等的诊断与鉴别诊断对诊断失代偿性肝硬化具有重要意义。

（一）静脉曲张并破裂出血

静脉曲张和肝病严重程度有关，Child A 患者有 40% 发生静脉曲张，而 Child C 级患者静脉曲张的发生率高达 85%。上消化道内镜筛查是诊断有无食管-胃底静脉曲张的主要手段。代偿期肝硬化患者应当每 2~3 年进行胃镜筛查，失代偿期肝硬化患者应每年进行一次胃镜检查。当出现上消化道出血时，胃镜下发现下列任一项即可诊断静脉曲张出血：静脉曲张活动性出血，曲张静脉表面有"白色乳头"状隆起，曲张静脉上覆盖血凝块，或见静脉曲张而无其他潜在的出血来源。

（二）腹腔积液

患者是否有腹腔积液通过体检和腹部影像学检查即能发现。初次发现腹腔积液的患者建议都要进行诊断性穿刺。腹腔积液可以送实验室检测总蛋白和白蛋白量、白细胞和红细胞计数、生化检查、细菌培养和癌细胞。如怀疑有继发性感染时，可检查腹腔积液葡萄糖和腺苷脱氨酶的水平，腹腔积液涂片和抗酸杆菌培养可以发现结核性腹膜炎，如怀疑胰性腹腔积液可以检测腹腔积液淀粉酶水平。

血清-腹腔积液白蛋白梯度（serum-ascites albumin gradient，SAAG）和腹腔积液蛋白水平对腹腔积液性质的鉴别诊断有重要意义，目前已逐步取代腹腔积液渗出液和漏出液的描述。腹腔积液的三大主要来源为肝硬化、腹腔恶性肿瘤/结核病和心力衰竭，可以结合 SAAG 和腹腔积液总蛋白量进行鉴别，见表 4-5。SAAG 和肝内血窦的压力相关，其数值在肝硬化腹腔积液中高于 1.1 g/dL，当 <1.1 g/dL 的时候，感染或恶性腹腔积液可能性大。而且肝硬化时肝窦毛细血管化使蛋白不易漏出，所以肝硬化腹腔积液蛋白水平较低；而恶性或结核性腹腔积液和心源性腹腔积液的总蛋白量较高。

表 4-5　结合血清-腹腔积液白蛋白梯度和腹腔积液总蛋白量鉴别腹腔积液病因

病因	血清-腹腔积液白蛋白梯度（g/L）	腹腔积液总蛋白量（g/L）
肝硬化性	>11	<25
恶性或结核性	<11	>25
心源性	>11	>25

（三）肝肾综合征

目前尚无诊断 HRS 的特异性实验室检测，临床上主要基于几项评价标准综合考虑，见表 4-6。肝硬化晚期患者会因为其他一些原因导致肾功能不全，包括药物（如非甾体消炎药、氨基苷类抗生素等）引起的肾毒性，血容量下降引起的肾前性肾衰竭，丙型和乙型病毒性肝炎引起的肾小球肾炎。所以在诊断 HRS 前必须排除其他原因引起的肾脏衰竭。

表 4-6　肝肾综合征评价标准

1. 肝硬化并腹腔积液

2. 血肌酐 >1.5 mg/dL（>133 μmol/L）

3. 停用利尿剂和白蛋白扩容后，至少 2 天内观察到血肌酐水平没有明显改善，可略有下降，但仍高于 1.5 mg/dL 这个最低值。扩容白蛋白推荐使用剂量是 1 g/kg（最多用 100 g）

4. 无休克症状

5. 近期未使用任何肾毒性药物

6. 无肾实质病变，即无尿蛋白 >500 mg/d，无微小肾小球血尿（高倍镜下见 >50 个红细胞），和（或）无肾脏超声影像异常

（四）自发性细菌性腹膜炎

SBP可以表现为腹腔积液、发热、意识状态改变、腹痛或不适。但很多情况下患者无任何上述症状，所以所有入院有腹腔积液的患者都建议行腹腔积液诊断性穿刺以便早期诊断及治疗SBP。当腹腔积液细胞学检查显微镜下见多形核白细胞（polymorphonuclear leukocyte，PMN）>250×10⁶/L时即可诊断SBP。有40%~50%的腹腔积液样本可以培养出细菌，细菌感染中以革兰阴性菌、大肠杆菌和其他肠道菌多见，但也可培养出革兰阳性菌如链球菌、葡萄球菌和大肠球菌。

（五）肝性脑病

诊断肝性脑病需要有经验的临床医生认识到并整合患者不同的意识和行为表现，并结合体检来发现。血氨水平不稳定而且其数值的高低并不能界定肝性脑病的分期，所以对指导肝性脑病的治疗意义不大。无明显肝性脑病症状的轻微肝性脑病，即之前称之为亚临床型肝性脑病，可以用智能测试和注意力神经心理测试（如数字连接和数字-符号测验）及精神运动功能检测（如钥匙形插洞板）来诊断。对于酒精性肝病者要注意酒精性脑病和酒精戒断症状与肝性脑病的鉴别。

七、治疗

治疗肝硬化最理想的疗效是达到阻断或逆转肝纤维化，但迄今尚无特效的药物。目前治疗代偿期肝硬化的目标是阻止肝硬化向失代偿期进展，治疗主要从以下几方面实施：①肝硬化的原发病治疗。②排除和减少恶化肝脏的因素，如酒精和有肝毒性的药物。③筛查静脉曲张以避免曲张静脉破裂出血及早期筛查、早期治疗原发性肝癌。代偿期的肝硬化治疗主要是并发症的治疗及终末期的肝移植（图4-1）。

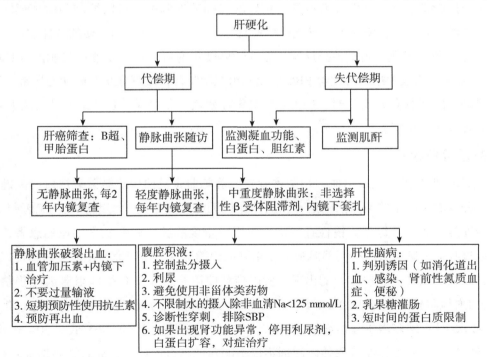

图4-1　肝硬化治疗总结图

（一）病因的治疗

包括病毒性肝炎的抗病毒治疗、糖皮质激素对自身免疫性肝炎、熊去氧胆酸对原发性胆汁性肝硬化、胆管置管减压缓解胆源性肝硬化等的治疗。

1. 慢性乙型或丙型病毒性肝炎肝硬化　很多研究已经证实由乙型病毒性肝炎引起的肝硬化患者是能从抗病毒治疗中获益的。抗病毒治疗可以有效降低转氨酶和病毒 DNA 复制水平，减轻肝脏组织炎性浸润和纤维化严重程度。多个临床研究显示失代偿期肝硬化患者在接受抗病毒治疗后，肝功能得到显著改善，甚至逆转成代偿期肝硬化。目前临床上可以选择的抗乙肝病毒药物有拉米夫定、阿德福韦酯、恩替卡韦、替比夫定和替诺福韦酯。基于这类药物易引起耐药性的特点，建议恩替卡韦和替诺福韦酯作为失代偿患者抗乙肝病毒治疗的一线药物。治疗乙肝的干扰素 α 不建议用于肝硬化患者。

慢性丙型病毒性肝炎肝硬化的抗病毒治疗常规使用聚乙二醇干扰素（PEG-IFNα）联合利巴韦林。但这种治疗有一定的不良反应，如引起血小板、白细胞和红细胞的减少，不良反应甚至严重到使患者不能耐受而不得不停止治疗，所以建议在严密观察下给予抗病毒治疗。不过如果患者能够耐受并显示好的效果的话，抗病毒治疗可以稳定病情，延缓或阻止肝衰竭的进展。

2. 酒精性肝硬化　戒酒是改善及防止肝功能进一步恶化的关键治疗方法。戒酒可以降低门静脉压力，减缓纤维化的进程，降低门静脉高压静脉曲张出血的风险及提高短期和长期的生存率。在戒酒期间建议使用药物如阿坎酸钙（乙酰牛磺酸），可以减少戒断症状，从而减少复发和维持戒酒。对严重肝病患者使用这些药物缺乏有效的临床数据，不过巴氯芬（是抑制性神经递质 γ-氨基丁酸 β 受体激动剂）对肝硬化患者实现和维持戒酒有一定的帮助。

酒精性肝硬化患者往往有严重的蛋白质和热量缺失，所以营养支持治疗或足量的肠内营养可以降低失代偿期患者并发症的发生概率，并改善预后。

在严重酒精性肝病患者中，在排除严重肝炎以及并发胰腺炎、消化道出血、肾衰竭或活动性感染的情况下，可以使用激素治疗。己酮可可碱是一种磷酸二酯酶抑制剂，可以抑制肿瘤坏死因子（TNFα）和其他炎性因子的产生。与激素相比，己酮可可碱具有不良反应小和服用方便的特性。

3. 原发性胆汁性肝硬化　目前治疗原发性胆汁性肝硬化的最佳用药是熊去氧胆酸（UDCA）。此药在 PBC 病程早期效果比较理想，可改善 PBC 生化和组织学特征，缓解症状和肝功能异常。当 PBC 患者一旦出现明显的临床症状和并发症时，UDCA 的临床疗效就不很显著。UDCA 可以延缓 PBC 疾病的发展，但不能逆转或治愈疾病。

（二）并发症的治疗

1. 食管胃底静脉曲张及破裂出血　预防食管胃底静脉曲张及曲张静脉破裂出血的关键是降低门静脉压力。不同程度静脉曲张的预防措施是不同的：建议无静脉曲张的代偿期肝硬化患者每 2~3 年胃镜检查一次；轻度静脉曲张者每年胃镜检查一次；对于中重度静脉曲张但从未出血的患者，非选择性 β 受体阻滞剂通过收缩内脏血管减少门静脉流入量来降低门静脉压力，研究显示此类药物可以有效预防第一次曲张静脉破裂出血（一级预防）的出现。所以推荐使用非选择性 β 受体阻滞剂（普萘洛尔、纳多洛尔），但若出血风险较大（Child-Pugh B、C 级或红色征阳性），加做胃镜下套扎治疗。普萘洛尔起始剂量 10 mg，2 次／日；纳多洛尔起始剂量 20 mg，1 次／日，逐渐加量至心率不低于 50~55 次／分。但对于无静脉曲张的患者，非选择性 β 受体阻滞剂不仅不能降低出血的风险，而且还会增加用药不良反应。胃镜下套扎治疗对预防曲张静脉首次出血同非选择性 β 受体阻滞剂一样有效，但套扎术只是对血管的局部治疗，并不能有效地降低门静脉压，而且会在套扎处引起溃疡出血，所以可以在患者不能耐受 β 受体阻滞剂或有使用 β 受体阻滞剂绝对禁忌证的时候，合理加用套扎术。在肝硬化失代偿期，以上预防性治疗越早进行，对曲张静脉的增粗和出血的预防效果越好。

一旦出现曲张静脉破裂出血，应尽早恢复血容量，但是不能过度输血或输液，以避免继续或再次出血，血红蛋白需维持在 70~80 g/L。控制活动性出血最有效的治疗是血管收缩药物联合胃镜下止血治疗。相对安全的血管收缩剂有特利加压素、生长抑素及其类似物奥曲肽和新近开发的伐普肽。特利加压素推介的起始剂量为每 4 小时 2 mg，出血停止后可改为每次 1 mg，每日 2 次，一般持续用 5 天。生长抑素使用方法是首剂负荷量 250 μg 静脉推注后，250 μg/h 持续静脉滴注。奥曲肽和伐普肽用法都是起始静脉推注 50 μg，之后 50 μg/h 持续静脉滴注。

活动性出血时常存在胃黏膜和食管黏膜炎性水肿，此时预防性使用抗生素不仅可以预防感染，而且还可以减少再出血和死亡的概率。建议应短期应用抗生素，可使用喹诺酮类或第三代头孢类抗生素 5~7 天左右。

急性静脉曲张出血停止后，1 年内复发的比率高达 60%，因此二级预防即预防再出血非常重要。二级预防的非选择性 β 受体阻滞剂建议剂量同一级预防。研究显示此类药物能显著降低静脉曲张出血患者的肝静脉压力梯度，可使患者再次出血率最低降至 10% 左右。此时使用 β 受体阻滞剂时可加行胃镜下套扎术。为有效预防再次出血，β 受体阻滞剂应逐渐加量至最大耐受剂量，而胃镜下套扎应每 2~4 周进行一次直至曲张静脉消失。当采用药物和胃镜下治疗后，静脉曲张仍然持续或反复出血，建议行外科门-体分流术或介入治疗的经颈静脉肝内门-体静脉支架分流术（TIPS），两种方法都能在短期内明显降低门静脉压。无覆膜的 TIPS 支架经常出现术后分流道狭窄或闭塞，而且术后肝性脑病发生率较高。近年聚四氟乙烯被覆膜支架广泛应用于临床，明显降低 TIPS 术后再狭窄、血栓形成和肝性脑病的发生率。

2. 腹腔积液 饮食限钠和利尿是治疗腹腔积液的主要方法。钠盐的摄入量限制为 2 g/d，但更加严格的限钠是没必要的，且可能会损害患者的营养状态。限制液体摄入只适用于稀释性低钠血症的患者。

利尿剂是治疗腹腔积液的主要药物。螺内酯治疗效果优于袢利尿剂，建议起始剂量为 100 mg/d，每天一次，晨起服用。如果疗效不佳，以阶梯式每 3~4 天增加一次，最高剂量可达 400 mg/d。当单独螺内酯治疗不能有效减少体重或出现高钾血症时，可联合应用呋塞米，剂量可以从 40 mg/d 逐渐加量至 160 mg/d。有效利尿是第一周，患者体重减轻 1 kg，之后每周体重减轻 2 kg。但当无外周水肿的患者体重减轻超过 0.5 kg/d，或有外周水肿的患者体重减轻>1 kg/d 时，利尿剂应减量，以防出现电解质紊乱、肾衰竭和肝性脑病。

对于重度腹腔积液且对利尿剂抵抗的患者，建议首选大量穿刺放液（large-volume paracentesis，LVP）联合白蛋白输注治疗。每抽出 1 L 的腹腔积液，应输注 6~8 g 白蛋白，尤其当单次抽腹腔积液超过 5 L 时。白蛋白的后续输注治疗是非常重要的，可以防止大量放腹腔积液后有效血容量不足引起循环障碍，这种穿刺后引起的循环障碍又可诱发腹腔积液的快速重积聚。患者在 LVP 后需要接受小剂量利尿剂治疗以防止腹腔积液复发。TIPS 是治疗难治性腹腔积液的有效方法，较 LVP 能更有效地阻止腹腔积液复发，但无证据提示这两种方法治疗后患者的生存率有显著差异，且 TIPS 后引起较高的肝性脑病发病率。当患者需要接受超过 2 次/月的 LVP 时，可考虑使用聚四氟乙烯被覆膜支架的 TIPS 术。其他方法有腹腔静脉分流术，即将腹腔积液经由导管引流入上腔静脉的一种治疗方法。但此方法引起分流障碍和感染等并发症较高，目前很少开展这类技术。

腹腔积液患者的禁用药物：非甾体消炎药，这类药物可致肾脏前列腺素合成从而减少肾血流灌注，增加出现进行肾衰竭、低钠血症、利尿剂抵抗的风险。血管紧张素转换酶抑制剂可引起血压降低、肾衰竭。氨基苷类药物可增加肾毒性。α_1-肾上腺受体阻滞剂（如哌唑嗪）可增加肾水钠潴留。血管药物双嘧达莫可以致肾损害。

3. 肝肾综合征　HRS 是肝脏疾病终末期由于血流动力学异常而出现的肾功能损伤，出现此病症的患者长期存活的唯一疗法即为肝脏移植。在等待肝移植期间，可以实施血管收缩剂（特利加压素、去甲肾上腺素、奥曲肽加 α₁ 受体激动剂米多君）联合白蛋白输注的疗法。研究显示每 4~6 小时静脉注射特利加压素 0.5~2.0 mg 对 HRS 的疗效是确实的。也有报道显示奥曲肽（100~200 μg，每天 3 次皮下注射）与米多君（7.5~12.5 mg，每天 3 次口服）合用，剂量可逐渐调整至平均动脉压维持在 15 mmHg 以上，临床上通常在治疗第 7 天看到疗效。另外其他治疗方法有 TIPS 和体外白蛋白透析，对恢复肾功能有一定的帮助。

4. 自发性细菌性腹膜炎

（1）抗生素治疗：应选择对肠道革兰阴性菌有效、肾毒性小的广谱抗生素，以静脉输注第三代头孢菌素类 ［如头孢噻肟 2 g/12 h，头孢曲松（1~2）g/24 h］为首选，可联合阿莫西林-克拉维酸（1 g 或 0.5 g/8 h），或喹诺酮类药物。治疗应立足于早期诊断、早期治疗，一旦诊断明确，甚至在腹腔积液细菌培养结果出来之前即可开始足量、足疗程的抗菌治疗，疗程不能<5 天。由于氨基苷类抗生素在肝硬化患者中增加肾功能损害，所以抗生素使用时避免使用此类药物。一般用药 2 天后复查腹腔积液常规，如中性粒细胞减少 25% 以上可认为抗生素治疗有效。如对抗生素治疗无效时需要进一步找寻腹膜炎原因以排除继发性感染。

（2）白蛋白辅助治疗：对于 SBP 相关的肾功能异常，尤其可发生 HRS 的高危患者，如发现血尿素氮>10.8 mmol/L、血肌酐>88.4 μmol/L，或总胆红素>68 μmol/L，静脉输注白蛋白可以降低 HRS 的发生率及提高生存率。推荐大剂量白蛋白辅助治疗，开始时第一天 1.5 g/kg，间隔一天，第三天 1 g/kg，但每天的剂量不能超过 100 g。另外研究显示对于任何 SBP 患者，在开始前三天即使予以 10 g/d 小剂量的白蛋白也能降低血清和腹腔积液总肿瘤坏死因子和白细胞介素 6 水平，并防止有害氮氧化物的产生。

（3）SBP 的预防：喹诺酮类药物口服或静脉用药可以预防 SBP 的发生。但广泛预防性使用喹诺酮类药物会导致患者出现高耐药率，所以建议只在两类 SBP 高危人群中长期口服喹诺酮类药物：一类患者是曾经发作过 SBP；另一类是腹腔积液蛋白低于 1 g/L 及出现循环功能障碍，即表现为黄疸、低钠血症或肾功能损害。

5. 肝性脑病　治疗肝性脑病主要是去除诱因及减少体内氨的产生。诱因有感染、过度利尿、消化道及呼吸感染、高蛋白食物和便秘。肝性脑病也常发生在 TIPS 术后，麻醉剂和镇静剂通过抑制大脑功能也可诱发肝性脑病。很多时候治疗肝性脑病的关键是维持水电解质的平衡。营养方面以植物蛋白替代动物蛋白可能对防治肝性脑病有益，但 4 天以上的禁食蛋白质是不必要的。除此之对肠道进行清洗，严重意识障碍的患者可予以灌肠。缓泻剂以非吸收双糖乳果糖为最佳。乳果糖可以酸化肠道内环境，降低氨的产生，建议口服每次 15~30 mL，2~3 次/日，调整至排软便 2~3 次/日。如果患者对乳果糖不能耐受时可选择口服非吸收性抗生素如新霉素（每次 500 mg~1 g，3 次/日），联合甲硝唑（每次 250 mg，2~4 次/日），或利福昔明（每次 550 mg，2 次/日）。长期服用新霉素需定期查肾功能和听力，而甲硝唑会产生周围神经病变，两者联用可减少各自的不良反应。而近来发现利福昔明对治疗肝性脑病有效且没有以上两种药物的不良反应。鸟氨酸-门冬氨酸中鸟氨酸可以为尿素循环提供底物，门冬氨酸可通过转氨作用生成谷氨酸盐，降低血氨水平，其对肝性脑病的疗效较好。

（三）肝脏移植

当患者达到肝硬化终末期，Child-Pugh 分级≥7，MELD 评分 15 以上时，考虑予以肝脏移植。在中国自 1980 年第一例肝移植病例直至 2013 年已有 26 000 多名患者受益于肝移植，但仍有大量的肝硬化晚期的患者在等待肝移植中死亡。

八、预后

肝硬化的预后与患者肝硬化程度有关。研究显示失代偿期肝硬化的预后差，保守治疗下 5 年生存率为 14%~35%，而代偿期肝硬化 10 年生存率大约 90%。10 年内约有 50% 的代偿期肝硬化进展至失代偿期肝硬化，一旦进入失代偿期，多种并发症出现，平均寿命将显著缩短。临床上将肝硬化分成 4 个期，并对各期的预后进行了评估（表 4-7）。肝癌在每一期肝硬化的患者中都可能发生，每年约有 3% 的肝硬化患者进展至肝癌。

表 4-7 肝硬化的临床 4 个不同阶段的预后

临床分期	临床表现	1 年死亡率/%
代偿期肝硬化		
1 期	无静脉曲张，无腹腔积液	1
2 期	有静脉曲张（无破裂出血），无腹腔积液	3.4
失代偿期肝硬化		
3 期	有腹腔积液，有（无）静脉曲张（无破裂出血）	20
4 期	有静脉曲张并破裂出血，有/无腹腔积液	57

对于代偿期或失代偿期肝硬化，预测患者生存期需要参考不同的临床指标和实验室检测。在代偿期肝硬化患者中，门静脉高压相关参数（如静脉曲张、脾大、血小板计数和丙种球蛋白）对预后评估比较重要。在失代偿期肝硬化中，肾功能不全、消化道出血和肝癌是评估预后的重要因素。临床实践中，Child-Pugh 分级可用于预测所有肝硬化患者的预后，A 级预后最好，C 级最差；而 MELD 评分可用于预测和评估失代偿期肝硬化的严重程度，及患者等待肝移植期间 3 个月内的病死率以便筛选优先肝移植患者。

（刘晓晨）

第五节 肝癌

一、概述

原发性肝癌（primary liver cancer，PLC）可起源于肝细胞、胆管上皮细胞、内皮细胞以及结缔组织间质细胞，是最常见的恶性肿瘤之一，且由于肝癌起病隐匿，就诊时多数为中晚期，在肿瘤相关死亡中位居第二。我国肝癌中，肝细胞癌（HCC）占 80%~90%，其次为胆管细胞癌和混合细胞癌。本病起病隐匿，进展迅速，疗效差，死亡率高。本病可发生于任何年龄，以 40~49 岁为多，男女比（2~5）：1。

（一）发病机制

1. 病毒性肝炎 乙型肝炎和丙型肝炎病毒感染作为肝癌的直接病因目前尚未得到证实，但是就目前研究认为肯定与肝癌的发生密切相关。依据如下：①流行病学结果提示病毒性肝炎与原发性肝癌的发病率的地理分布相一致；原发性肝癌患者中约 1/3 有慢性肝炎史；高发区人群 HBsAg 阳性率高于低发区。②组织学显示肝癌细胞中有 HBsAg 存在。③分子生物学证实乙肝病毒的 DNA 序列可整合到宿主肝细胞核 DNA 中。

2. 肝硬化　一般认为血吸虫性肝纤维化、胆汁性和淤血性肝硬化与原发性肝癌的发生无关。在欧美国家肝癌常发生在酒精性肝硬化的基础上，而我国与病毒性肝炎有关。依据如下：①原发性肝癌合并肝硬化者占 50%~90%。②病理发现肝癌合并肝硬化多为肝炎后的大结节性肝硬化。

3. 黄曲霉素（aflatoxin，AF）　黄曲霉素 B1 是具有强烈毒性的致癌物质，被列为一类致癌物。依据如下：①流行病学发现在粮油、食品受黄曲霉素 B1 污染严重的地区，肝癌的发病率高。②动物实验发现 AF 可使多种动物急性和慢性中毒，急性中毒主要是肝坏死、出血、肾炎和肺充血，慢性主要致突变、致畸和致癌作用。

4. 饮用水污染　目前研究提出饮用水是独立于肝炎病毒感染和黄曲霉素等以外的肝癌危险因素，其有机致癌物质（如六氯苯、苯并芘，MCYST 等）污染与发病密切相关。

5. 其他　化学物质如乙醇等，以及寄生虫感染等。

（二）转移途径

1. 血行转移　肝内血行转移是发生最早，也是最常见的转移方式，为肿瘤侵犯肝内门静脉分支形成瘤栓，然后脱落后在肝内引起多发性转移灶。如门静脉干支癌栓形成可导致门脉高压。血行肝外转移最常见的部位是肺，其次是肾上腺、骨、肾、脑等部位。

2. 淋巴转移　以肝门部淋巴结转移最多，也可转移至胰、脾、主动脉旁淋巴结、锁骨上淋巴结。

3. 种植转移　较少见，从肝脏脱落的癌细胞可种植于腹膜、胸腔、横膈等处引起血性胸腹水，种植于盆腔在卵巢形成较大肿块。

二、肝癌病理分型与分期

（一）肝癌病理分型

1. 病理大体分型

（1）巨块型：最多见，大小癌块直径>10 cm 者称之，结节数量可呈单个、多个或融合成块，形状多为圆形，质地坚硬，呈膨胀性生长，此类癌块组织易出现坏死，引起肝破裂。

（2）结节型：为大小、结节数目不等的癌结节组成，一般直径 5 cm 左右，多位于肝右叶，与周围组织界限不如上型清楚，常伴有肝硬化。

（3）弥漫型：为米粒状至黄豆大小的癌结节组成，分布于全肝，肉眼不易与肝硬化区别，肝肿大不明显甚至缩小。

（4）小癌型：小癌型是指早期、体积较小的肝癌，标准为单个结节最大直径<3 cm 或癌结节数不超过 2 个，最大直径之和<3 cm。

2. 病理细胞学分型

（1）肝细胞型：此型占肝癌的 90%，癌细胞由肝细胞发展而来。

（2）胆管细胞型：此型较少见，由胆管细胞发展而来。

（3）混合型：此型更为少见，为上述两型同时存在或呈过渡形态，既不像肝细胞，又不像胆管细胞。

（二）分期

1. 美国癌症联合委员会（AJCC）分期

T——原发肿瘤

T_x——原发肿瘤大小无法测量；

T_0——没有原发肿瘤的证据；

T_1——单个肿瘤结节，无血管浸润；

T_2——单个肿瘤结节，伴有血管浸润；或多个肿瘤结节，≤5 cm；

T_3——多个肿瘤结节，>5 cm；或肿瘤侵犯门静脉或肝静脉的主要分支；

T_4——肿瘤直接侵犯除胆囊以外的附近脏器；或穿破内脏腹膜。

N——区域淋巴结

N_x——淋巴结转移情况无法判断；

N_0——无局部淋巴结转移；

N_1——有局部淋巴结转移。

M——远处转移

M_x——无法评价有无远处转移；

M_0——无远处转移；

M_1——有远处转移。

2. 临床分期

Ⅰ期	T_1	N_0	M_0
Ⅱ期	T_2	N_0	M_0
Ⅲa 期	T_3	N_0	M_0
Ⅲb 期	T_4	N_0	M_0
Ⅲc 期	任何 T	N_1	M_0
Ⅳ期	任何 T	任何 N	M_1

3. 肝癌的中国分期

Ⅰ A　单个肿瘤最大直径<3 cm，无癌栓、腹腔淋巴结及远处转移；肝功能分级 Child A。

Ⅰ B　单个或两个肿瘤最大直径之和<5 cm，在半肝，无癌栓、腹腔淋巴结及远处转移；肝功能分级 Child A。

Ⅱ A　单个或两个肿瘤最大直径之和<10 cm，在半肝或两个肿瘤最大直径之和<5 cm，在左、右两半肝，无癌栓、腹腔淋巴结及远处转移；肝功能分级 Child A。

Ⅱ B　单个或两个肿瘤最大直径之和>10 cm，在半肝或两个肿瘤最大直径之和>5 cm，在左、右两半肝，或多个肿瘤无癌栓、腹腔淋巴结及远处转移；肝功能分级 Chiild A。肿瘤情况不论，有门静脉分支、肝静脉或胆管癌栓和（或）肝功能分级 Child B。

Ⅲ A　肿瘤情况不论，有门静脉主干或下腔静脉癌栓、腹腔淋巴结或远处转移之一；肝功能分级 Child A 或 B。

Ⅲ B　肿瘤情况不论，癌栓、转移情况不论；肝功能分级 Child C。

三、肝癌的诊断与鉴别诊断

（一）临床表现

原发性肝癌早期起病隐匿，早期缺乏典型症状。临床上将经 AFP 检测和（或）B 超发现而缺乏临床症状和体征的翠期小肝癌称之"亚临床肝癌"或"Ⅰ期肝癌"。中晚期常见的症状和体征有：

1. 主要症状　肝区疼痛、乏力、纳差及消瘦是肝癌较为典型的临床症状。

（1）肝区疼痛：是肝癌最为常见的症状，多为持续性胀痛或钝痛，为迅速增长的肿瘤细胞使肝包膜牵拉所致。如肿瘤细胞生长缓慢则可完全无痛或轻微疼痛，疼痛与肿瘤的部位有关，如侵犯膈肌可出现右肩和右背放射性疼痛；向后生长可出现腰痛。当出现剧烈而突发性疼痛或伴有腹膜刺激征时，应警惕癌结节破裂出血的可能。

（2）消化不良症状：为首发症状时，常易被忽视。

（3）乏力、消瘦、全身衰竭，晚期患者可呈恶液质。

（4）发热：一般为低热，多为持续性午后低热，除外感染因素外，主要原因是癌热，与肿瘤代谢旺盛、肿瘤坏死产物吸收有关。

（5）转移灶症状：①肿瘤转移之处可出现相应的症状，有时可成为本病的首发症状，故应引起注意。如转移至肺可出现咳嗽、咯血；②胸膜转移可出现胸痛和血性胸腔积液；③癌栓栓塞肺动脉或其分支可引起肺梗塞，出现突发性严重胸痛和呼吸困难；④癌栓阻塞下腔静脉可出现下肢严重水肿甚至血压下降；⑤癌栓栓塞肝静脉导致布-加综合征；⑥骨转移可出现局部疼痛乃至病理性骨折；⑦脊柱转移可出现局部疼痛甚至截瘫；⑧脑转移可出现相应的临床症状和体征甚至脑疝形成。

（6）伴癌综合征：是指癌肿本身代谢异常或癌组织对机体发生各种影响引起的内分泌或代谢方面紊乱而引起的临床综合征称之伴瘟综合征。常见的有：

1）自发性低血糖症：10%～30% 的患者可出现，严重者可导致、昏迷、休克甚至死亡。原因：①肝细胞能异位分泌胰岛素或胰岛素样物质；②肿瘤抑制胰岛素酶使其降解减少；③肿瘤分泌 β 细胞刺激因子使胰岛素合成分泌增多；④癌组织鞘耗葡萄糖增多。

2）红细胞增多症：2%～10% 患者可出现，与循环系统中促红细胞生成素增多有关。

3）罕见的还有高血钙、高血脂、类癌综合征、性早熟和促性腺激素分泌综合征、皮肤卟啉症和异常纤维蛋白原血症等。

2. 体征

（1）进行性肝大：是最常见的具有特征性的体征。肝脏质地坚硬，表面凹凸不平，可触及结节或巨块，边沿不整齐，常有不同程度的压痛。如突出右肋弓或剑突下可出现局部饱满或隆起；如位于膈面可出现膈面抬高而在肝下缘触不到肝脏；有时可闻及肝区血管杂音（系由于巨大的癌肿压迫肝动脉或腹主动脉、或丰富的血供所致）或肝区摩擦音（肝包膜受累所致）。

（2）肝硬化征象：多见于合并肝硬化和门脉高压的患者，可有脾肿大、腹水甚至侧支循环的建立。脾肿大主要是门静脉或脾静脉内癌栓形成或外肿块压迫所致；腹水一般为漏出液，一旦出现，增长迅速，往往为顽固性腹水，肿瘤侵犯肝包膜或向腹腔内破溃以及凝血机制障碍可出现血性腹水。

（3）黄疸：一般为晚期患者的常见体征，当肝癌广泛浸润是引起肝细胞损害出现肝细胞性黄疸；当肿瘤侵犯肝内胆管或肝门淋巴结转移肿大压迫胆道可出现进行性梗阻性黄疸；当肿瘤坏死组织和血块脱落入胆道引起急性胆道梗阻出现梗阻性黄疸。

（二）诊断要点

除上述临床表现外，以下辅助检查有利于明确本病的诊断：

1. 实验室检查肿瘤标志物甲胎蛋白（AFP）的检测　就肝癌而言，AFP 仍是特异性最强的标志物和诊断肝癌的主要指标。

（1）诊断标准

1）AFP>500 μg/L，持续 4 周。

2）AFP 由低浓度逐渐升高不降。

3）AFP 在 200 μg/L 以上的中等水平持续 8 周。

注意除外妊娠、生殖腺胚胎瘤、少数转移性肿瘤如胃癌、肝炎、肝硬化。

（2）AFP 在慢性肝病中的变化：20%～45% 慢性肝病中 AFP 呈低浓度阳性，一般波动在 25～200 μg/L，一般谷丙转氨酶（ALT）与病情呈同步关系；如 AFP 呈低浓度阳性（50～200 μg/L）持续大于 2 个月，ALT 正常，应警惕亚临床肝癌的存在。

（3）AFP 异质体：原发性肝癌、继发性肝癌、生殖腺胚胎瘤和良性肝病等均可合成 AFP，但是 AFP 在糖链上的结构有所差异，在糖基化过程中表现与植物凝集素如扁豆凝集素（LCA）和刀豆凝集素（ConA）反应时呈现不同的亲和性，从而分出不同的异质体。应用亲和层析和电泳技术可将 AFP 分为 LCA 结合型（AFP-R-L）和 LCA 非结合型（AFP-N-L）。临床意义一是可作为良恶性肝病的鉴别指标之一，肝癌患者 AFP-R-L 明显高于良性肝病；二是对小肝癌有一定的诊断价值，因为 AFP 异质体对肝癌的诊断不受 AFP 的浓度、肿瘤的大小和病期早晚的影响。

（4）AFP 单克隆抗体：较现有 AFP 的异种多克隆抗体更敏感、特异性更强。

2. 血清酶学检查　目前已有数十种血清酶检测用于肝癌的诊断，对肝癌的诊断有一定的价值，但是对肝癌诊断的敏感性抑或特异性不尽人意；或者操作复杂、实验的稳定性及重复性差，目前尚无任何酶学检查可代替 AFP 的检测。在诊断困难时可选用 2～3 项联合检测，有望提高肝癌的检出率。目前比较成熟的、可与 AFP 互补的有 GGT-2、ALP-1。

3. 影像学检查

（1）B 型超声波检查：B 超为本病的首先检查方法，尤其适用于普查的筛选，本法的优点是迅速、准确、价廉、无创伤性、可重复检查，可显示直径>2 cm 的肿瘤，并可定位，结合 AFP 检查更具有诊断价值。现彩色多普勒血流成像还可提供病灶血流情况，有助于良恶性病变的鉴别。

（2）CT 检查：增强 CT 扫描，有助于良恶性病变的鉴别。如结合肝动脉造影可发现直径<1.0 cm 的肿瘤，是目前诊断小肝癌或微小肝癌的最佳方法。

（3）MRI 检查：能清楚显示癌内结构特征，对显示子瘤和癌栓有价值。

（4）DSA 血管造影（数字减影肝动脉造影）：意义同上。

（5）正电子发射计算机断层成像（PET/CT）：探测肿瘤远处转移最有效的影像学方法，可较全面的评估患者病情，确定肿瘤分期，协助临床确定个体化治疗方案。

4. 病理及细胞学检查　肝癌病理诊断的标本主要来自：①细针穿刺活检组织；②腹腔镜及术中活检组织；③腹水及腹腔冲洗液；④血液。

（三）鉴别诊断

1. 肝硬变　病程发展缓慢，肿大的肝脏仍保持正常的轮廓。B 超检查、核素扫描及血清 AFP 测定有助于鉴别。肝硬变呈结节状，或肝萎缩，反射性核素肝扫描图上表现为放射性稀疏区时不易鉴别。应密切观察，动态观察血清 AFP。

2. 继发性肝癌　病程发展相对较缓慢。主要鉴别方法是寻找肝脏以外有无胃肠道、泌尿生殖系统、呼吸系统、乳腺等处原发灶。

3. 肝脓肿　一般都有化脓性感染或阿米巴肠病病史和寒战发热等临床表现。肿大肝脏表面无结节，但多有压痛。B 超检查肝区内有液性暗区。

4. 肝包虫病　右上腹或上腹部有表面光滑的肿块，患者一般无明显的自觉症状。肝包虫皮内试验阳性可资鉴别。

5. 肝外肿瘤　腹膜后的软组织肿瘤，来自肾、肾上腺、胰腺、结肠等处的肿瘤也可在上腹部呈现肿块。超声以及 CT 检查有助于区别肿块的部位和性质。

6. 肝良性占位病变　肝血管瘤、多囊肝、肝腺瘤等可应用 CT、核素血池扫描、MRI 和超声检查帮助诊断。

四、肝癌的治疗

（一）综合治疗原则

目前将肿瘤分期治疗方案和预期生存相结合的唯一分期系统是巴塞罗那分期系统。A 期（早期）：根治性治疗如肝切除及肝移植等，5 年存活率为 50%～70%；B 期（中期）：肝动脉栓塞化疗及其他局部肿瘤微创治疗综合治疗；C 期（晚期）：可以进入临床试验如分子靶向新药的治疗，可考虑联合局部微创治疗。对 B、C 期患者，包括射频消融、瘤内无水乙醇注射、聚焦超声、热疗等局部治疗手段的应用及分子靶向治疗如索拉非尼的临床应用已经为大家熟悉。我们的临床实践中注重多种介入治疗的序贯应用，并且口服中药扶正抗癌，增效减毒贯穿始终，3 年生存率 20%～40%；D 期（终末期）：最佳支持治疗，1 年存活率 10%。治疗注意事项：①强调整合治疗以提高疗效和防止复发。②治疗中要注意保护肝脏功能。③以提高患者生活质量为重点。

治疗方法：①手术治疗：早期根治性肝切除术（肿瘤不超过 2 个、无肝内外转移、无静脉癌栓等）、肝移植（小肝癌）和姑息性切除治疗（多发性肿瘤、周围脏器受侵犯等）。②非手术治疗：局部治疗（肿瘤直径<5 cm、病灶不超过 3 处、患者全身状况差等）、TACE（无法切除的中晚期肝癌）、化疗、放疗（患者全身状况好、肝功基本正常的局限性肿瘤等）、生物治疗、分子靶向治疗、中医中药治疗。③其他治疗：参加临床试验。

由于我国大多数患者有乙肝和（或）肝硬化背景，肝功能障碍及多灶复发是肝癌各种现代医学手段的主要治疗难点，多学科综合治疗，为患者制定最佳的个体化治疗方案为业界共识。而中医药以整体观为指导，强调个体化的辨证论治，注重肝功能的保全，具有使用方便，毒剜反应小，应用范围广的特点，其特色和优势恰与现代医学取长补短，在肝癌的综合治疗中占有重要地位。

（二）手术治疗

肝癌的治疗仍以手术切除为首选，早期切除是提高生存率的关键，肿瘤越小，五年生存率越高。手术适应证为：①诊断明确，估计病变局限于一叶或半肝者。②无明显黄疸、腹水或远处转移者。③肝功能代偿尚好，凝血酶时间不低于 50% 者。④心、肝、肾功能耐受者。在肝功能正常者肝切除量不超过 70%，中度肝硬化者不超过 50%，或仅能作左半肝切除；严重肝硬化者不能作肝叶切除。手术和病理证实约 80% 以上肝癌合并肝硬化，公认以局部切除代替规则性肝叶切除效果相同，而术后肝功能紊乱减轻，手术死亡率亦降低。由于根治切除仍有相当高的复发率，故术后宜定期复查 AFP 及超声显像以监察复发。对较大的肿瘤估计一期切除困难，可先栓塞，然后再手术切除。由予根治切除术后随访密切，故常检测到"亚临床期"复发的小肝癌，乃以再手术为首选，第二次手术后五年生存率仍可高达38.7%。另外，肝移植术不失为治疗肝癌的一种方法。

（三）肝动脉栓塞化疗（TACE）

这是 80 年代发展的一种非手术的肿瘤治疗方法，对肝癌有很好疗效，甚至被推荐为非手术疗法中的首选方案。多采用碘化油（Lipiodol）混合化疗法药或 90 钇微球等栓塞肿瘤远端血供，再用明胶海棉栓塞肿瘤近端肝动脉，使之难以建立侧支循环，致使肿瘤病灶缺血坏死。化疗药常用 DDP 80~100 mg，5-Fu 1 000 mg 丝裂霉素 10 mg 或阿霉素（ADM）40~60 mg，先行动脉内灌注，再混合 MMC10 mg 于超声乳化的碘化油内行远端肝动脉栓塞。肝动脉栓塞化疗应反复多次治疗，效果较好。但 TACE 治疗后，会造成不同程度的胃肠道反应、骨髓抑制、肝肾功能损害及免疫抑制等，使患者生活质量下降，生存期受到影响。中药栓塞的副作用则相对较少，可采用鸦胆子油（碘油混合液按 1 ∶ 1 配比）灌注栓塞。鸦胆子油乳可通过激活凝赢系统形成血栓而起栓塞作用，此外，还具有免疫增强、抗炎、抗病毒和促进黏膜修复等作用，对肝功能无明显影响，无骨髓抑制，并有升高白细胞等作用。

（四）肝癌的消融治疗

肝癌消融治疗可分为温度治疗和化学治疗 2 种。温度消融是利用光、电、声等导入肿瘤组织内制造冷场（冰冻消融）或热场（微波消融、射频消融、激光消融和高强度超声聚焦），使肿瘤组织产生凝固性坏死（热场）或促使细胞脱水、形成冰晶而致肿瘤组织坏死。化学消融的原理是通过化学物质（乙醇、醋酸等）导致肿瘤细胞坏死，达到肿瘤消融的目的。

1. 肝癌消融治疗的适应证　根据 2009 年《原发性肝癌规范化诊治专家共识》，消融治疗的适应证为：直径≤5 cm 的单发肿瘤或最大直径 3 cm 的多发结节转移（3 个以上），无血管、胆管侵犯或远处转移，肝功能 Child A 或 B 级的早期肝癌患者，射频或微波消融是外科手术以外的最好选择。对于单发肿瘤直径≤3 cm 的小肝癌可获得根治性消融，乙醇消融也能达到同样的目的；对于无严重肝、肾、心、脑等器官功能障碍且凝血功能正常或接近正常的肝癌，不愿接受手术治疗的小肝癌以及深部或中心型小肝癌，手术切除后复发或中晚期癌等由于各种原因不能手术切除的肝癌，肝脏转移性肿瘤化疗后、等待肝移植前控制肿瘤生长以及移植后复发转移等患者均可采用消融治疗。

2. 消融治疗的禁忌证　①位于肝脏脏面，其中 1/3 以上外裸的肿瘤。②肝功能 Child C 级，TNM Ⅳ期或肿瘤呈浸润状。③肝脏显著萎缩，肿瘤过大，需消融范围达 1/3 肝脏体积者。④近期有食管静脉曲张破裂出血。⑤弥漫性肝癌合并门静脉主干至二级分支癌栓或肝静脉癌栓。⑥主要脏器严重功能衰竭。⑦活动性感染尤其是胆系炎症等。⑧不可纠正的凝血功能障碍及血象严重异常的血液病。⑨顽固性大量腹水。⑩意识障碍或恶病质。

3. 消融治疗的并发症　目前认为射频消融和微波消融的并发症相同。严重的致死性并发症通常有败血症、肝功能衰竭和门静脉血栓形成。常见的非致死性并发症包括腹腔内出血、肝脓肿、胆道损伤、肝功能失代偿和电极烧伤，轻微的并发症通常是自限性和短暂的，一般包括术后疼痛、低热、乏力、转氨酶一过性升高、自限性的胸腔或腹腔积液等，针道转移并不常见。化学消融术的并发症较少，除了极少数患者对乙醇过敏外，大多对乙醇有良好的耐受性。

（五）放射治疗

放射治疗是利用放射线照射来杀伤肿瘤细胞的一种治疗方法。自从报告肝癌放射治疗以来近40年，大体经历了全肝照射-局部照射-全肝移动条照射-手术准确定位局部照射-超分割照射等变迁。据国内研究，凡病灶局限、肝硬化不严重的情况下，放射准确，尽可能覆盖整个肿瘤，并采用较少剂量、较长疗程，积累总剂量足够大，适当联合化疗，疗效相当理想。

肝癌放射治疗的方法主要有三种：

1. 全肝照射　适用于弥漫型和巨块型病灶。全肝照射每日1.5 Gy，总量25~30 Gy后缩小照射野，肿瘤部位剂量50~55 Gy/6~7周。

2. 局部放射治疗　仰卧位用AP-PA照射野或加用侧野（用楔形板）。照射野包括肿瘤边缘外2~3 cm。单次剂量视照射野大小而定，一般在1.5~2.0 Gy。放射治疗30 Gy后，缩小照射野到肿瘤局部，加量照射到总剂量50~55Cy/5~6周。

3. 立体定向放射治疗　取仰卧位，采用适当方法固定体位后用CT；模拟机作扫描定位。利用所得的CT图像勾划靶区（GTV、CTV及PTV）及周围重要的器官轮廓，利用三维治疗计划系统制定治疗计划利用剂量-体积直方图进行优化。对优化的治疗计划作物理剂量验证后开始三维适形放射治疗或调强适形放射治疗。

肝癌放疗对原发性肝癌肿瘤缓解复发有一定的疗效，但同时放射线没有肿瘤细胞识别能力，在照射肿瘤病变时对炎体正常细胞也造成损害，对患者身体造成损伤。

放射治疗随着照射时间和照射范围的延长和扩大，对人体造成的损害亦大，因此，肝癌放射时间不宜太长，照射范围根据肝癌患者病变部位确定范围，尽量减少对人体的损伤。

近年来，放疗技术不断改进，在肝癌常规治疗中占有重要的辅助作用，但并不是所有的肝癌患者都适合于放射治疗，其有一定的适应证与禁忌证。

1. 肝癌放疗适应证

（1）只要一般情况好，且无严重肝功能损害和肝硬化，无黄疸、腹水，肿瘤局限而且发展缓慢，无远处转移的患者，可采用根治性放疗或经放疗使肿瘤缩小后行手术切除。

（2）患者虽已有肝内播散或为弥漫型肝癌，但一般情况好，无黄疸、腹水，可行全肝移动条野放疗。

（3）只要不是严重肝硬化伴有肝功能损害，就可行放射治疗。

（4）对肿瘤位于肝门区压迫所致的黄疸或腹水者，可对准肝门靶区适形放疗，以期解除压迫，缓解症状。

（5）有肝硬化，肝脏代偿能力尚可的患者。

（6）术后有局部小范围复发者及接受经导管肝动脉化疗栓塞术（TACE）后局部复发或残留者。

2. 肝癌放疗禁忌证

（1）肝癌伴严重肝硬化或肝功能异常者。

（2）弥漫性肝癌或巨大肿块型肝癌。

（3）炎症型肝癌，病情危险，不宜放疗。

（4）肝功能Child-Pugh评价为B或C级者。

总之，类似于肝功严重受损，严重肝硬化，肝内病灶广泛，全身情况差，恶液质的肝癌患者均不适合肝癌放疗。

肝癌单纯放疗效果并不明显，放射治疗虽然可以杀灭肿瘤细胞，其毒刮作用也十分明显，特别是其免疫抑制作用对患者危害很大。患者长期放疗会严重影响其生活质量，也阻碍了治疗的深入进行。所以一般放疗时都会配合一些抗癌扶正药物进行辅助治疗，可考虑联合生物免疫治疗来提高放疗疗效，修复放疗对人体造成的损伤，提高患者免疫功能，增强患者抗肿瘤体质。

（六）化学药物治疗

化疗在肝癌的非手术治疗中占有重要地位，主要方式为全身化疗和化疗相关治疗，如肝动脉栓塞化疗等。卡培他滨等新一代细胞毒性药物应用于临床后显著提高了肝癌疗效，同时进一步推动了肝癌系统性全身化疗的研究。

1. 卡培他滨联合 DDP

（1）研究一：Shim 等回顾性分析 178 例 HCC 患者资料，90% 为 IV 期患者，评价卡培他滨联合 DDP 的疗效。

结果显示，总缓解率为 19.7%，45.0% 患者肿瘤生长得到控制。中位疾病进展时间（TTP）为 2.8 个月，中位 OS 为 10.5 个月；血清 AFP<400 ng/ml、CLIP 评分≤2、单结节性肝内肿瘤或残留肝内肿瘤合并肝外肿瘤患者的疗效明显较高（P<0.05）。

研究提示，在不考虑肝外肿瘤状态的前提下，卡培他滨联合 DDP 方案对于单结节或无残留肝内肿瘤的 HCC 患者具有一定疗效。

（2）研究二：Lee 等评价卡培他滨联合 DDP 治疗转移性肝癌患者的疗效和安全性。研究纳入 32 例转移性肝癌患者，中位年龄为 53 岁，口服卡培他滨 2 000 mg/m²，服用 2 周后停用 1 周；DDP 60 mg/m²，d1，每 3 周重复。

结果显示，总缓解率为 6.3%，疾病控制率（DCR）为 34.4%；中位 TTP 为 2 个月，中位 OS 为 12.2 个月；3/4 级血液学不良反应包括血小板减少（7.6%）、中性粒细胞减少（4.3%）、贫血（2.1%）；3/4 级非血液学不良反应包括转氨酶升高（12.9%）、黄疸（3.2%）、黏膜炎（3.2%）和恶心（3.2%）。

研究提示，卡培他滨与 DDP 联合化疗对于一线治疗后转移性 HCC 患者有温和抗肿瘤疗效，不良反应可耐受。

2. 吉西他滨联合铂类

（1）吉西他滨联合奥沙利铂：Taieb 等采用该方案治疗 21 例肝癌患者，11 例患者在第 1 天接受吉西他滨 1 000 mg/m²，第 2 天奥沙利铂 100 mg/m²（CEMOX-1）；另外，10 例患者在第 1 天接受吉西他滨 1 500 mg/m²，奥沙利铂 85 mg/m²（GEMOX-2）。结果显示，缓解率（RR）约为 19%，疾病控制率（DCR）约为 70%，中位 OS 为 10~11 个月；化疗可耐受，主要不良反应为血小板减少；GEMOX-2 较 GEMOX-1 的不良反应严重。

（2）吉西他滨联合 DDP：Uka K 等采用系统的吉西他滨化疗联合动脉内小剂量 DDP 和 5-氟尿嘧啶（GEMFP）方案对无法切除的 HCC 患者进行临床试验。

结果显示，客观缓解率为 57%；7 例患者均发生白细胞减少，其中 6 例发生中性粒细胞减少，1 例还发生血小板减少和贫血。GEMFP 方案或有潜在治疗无法切除的进展期 HCC 的作用，但也有严重血液学不良反应。

3. 吉西他滨联合奥沙利铂和厄洛替尼 Patt 等采用该方案治疗 HCC。结果显示，入组的 26 例患者中，1 例 PR，10 例 SD，9 例 PD。中位生存时间为 196 d，中位 PFS 为 149 d，1 年生存率为 40%；3 级不良反应为疲乏、嗜中性白细胞减少症、血小板减少、腹泻。研究表明，吉西他滨联合奥沙利铂和厄洛替尼治疗肝癌有效，但仍需大量临床数据。

4. FOLFOX4 方案 秦叔逵教授等开展的Ⅲ期临床研究（EACH），在亚洲晚期肝癌患者中对比 FOLFOX 方案与多柔比星系统化疗。

该研究共入组 371 例局部晚期或转移性肝癌患者，随机接受 FOLFOX4（奥沙利铂+5-氟尿嘧啶+亚叶酸钙）方案或多柔比星治疗。主要终点是 OS，次要终点包括 PFS、RR、DCR 及安全性等。结果显示，FOLFOX 组、多柔比星组的 OS 分别为 6.5 个月和 4.9 个月（P=0.04），PFS 分别为 3.0 个月和 1.8 个月（P=0.000 3），客观缓解率分别为 8.7% 和 2.8%（P=0.01），DCR 分别为 53.3% 和 32.6%（P<0.000 1）；FOLFOX 组除轻微的手足麻木外，其他不良反应与多柔比星组比较差异无统计学意义。

（七）分子靶向治疗

分子靶向治疗是当今肿瘤临床研究最活跃的领域之一。索拉非尼治疗晚期肝细胞癌的作用已经有充分循证医学证据的支持。索拉非尼联合介入治疗（TACE、DEB）或根治性治疗（肝移植、切除、局部消融）后辅助治疗的疗效有待于多中心的随机对照临床试验结果来证实。目前索拉非尼延长生存改善预后的疗效还很有限，亟须进一步探索与其他抗肿瘤治疗的联合应用，以及其他分子靶向药物治疗 HCC 的临床研究，形成针对 HCC 多信号道路的多靶点综合治疗。其他新的分子靶向药物单药或联合应用治疗肝癌的临床试验正在陆续开展。

（八）止痛治疗

晚期肝癌出现顽固性疼痛者，可按世界卫生组织（WHO）推荐的"三阶梯止痛"原则控制疼痛。对肝癌侵犯腹腔神经丛出现持续上腹部及腰背部疼痛，剧烈难忍者可行腹腔神经丛阻滞止痛，常用药物有 6% 石炭酸或无水乙醇。

（九）其他治疗

有人使用沙利度胺治疗中晚期肝癌，有一定的姑息治疗效果。沙利度胺开始作为一种镇静剂进入临床，1961 年因其致畸作用而被禁用，现因其抗血管生成和免疫调节性质，又重新引起人们的兴趣。近年来研究发现，沙利度胺具有更广泛的药理作用谱，其抗癌机制可能有：①抑制由血管内皮生长因子（VEGF）和碱性纤维母细胞生长因子诱导的血管新生，抗肿瘤血管新生。②加速降解 TNF-αmRNA，从而抑制 TNF-α 的合成，减少 IL-6 的产生，抑制肿瘤生长。③通过非自由基介导的 DNA 氧化损伤直径抑制或杀伤瘤细胞。④通过下调表皮及内皮细胞表面的黏附分子及减少血液循环中辅助 T 细胞的同时升高血液循环中的抑制性 T 细胞，调节细胞表面的整合素受体，抑制整合素的合成分泌，进而起到抗肿瘤的作用。

五、预防与康复指导

（一）预防要点

预防肝癌关键是纠正不健康的生活方式，养成健康的生活方式。

1. 首先要从调整膳食结构着手，尽量少食高脂肪、高蛋白、煎、油炸、烧焦和烤煳的食物，少吃咸鱼、咸菜、腌菜等高盐食物，这样可以减少 2/3 以上肝癌的发生。日常饮食宜清淡，多选择食用五谷杂粮、豆类、甘薯以及新鲜蔬菜水果。

2. 生活作息要有规律，工作、学习、进餐、睡眠、娱乐应有规律进行，尤其要有充足睡眠，不要打乱人体的"生物钟"。一日三餐应八分饱。切勿暴饮暴食，否则，轻则引起消化不良或超重，重则引起胃肠炎。作息不规律，特别经常熬夜，透支身体，导致抵抗力降低，引发多种疾病的发生。

3. 适当体育锻炼，增强体质，避免体重超重和肥胖。

4. 戒烟酒、少饮咖啡，目前认为乙醇与肝癌的发生有着密切的关系。

5. 定期进行防癌普查，对40岁以上的人群，特别是有肝炎背景者，有条件者定期进行B超检查及肿瘤标记物（如AFP等）检查，一以便早发现。早诊断及早治疗。经过综合治疗的肝癌患者也应遵医嘱定期复查，及时发现复发或转移，早诊早治取得更好的治疗效果。

（二）康复要点

1. 心理调整　调整好心态非常重要。肝癌患者治疗后需要长期后续治疗与康复，故一定要有必胜的信心和长期与疾病作战和克服困难的思想准备。保持乐观的情绪，尽量避免在遇到困难和病情出现反复时产生急躁、焦虑、恐惧、绝望、抑郁等情绪，以防导致机体内分泌失调，抗病力下降而不利于治疗。

2. 注意劳逸结合　不宜整天卧床或过多过剧锻炼，根据自身条件和爱好，做一些力所能及的运动，如步行、气功、体操、太极拳、爬山等。

3. 饮食调理　适当服食补益气血、健脾和胃之品，如黄芪、党参、怀山药、枸杞子、淡菜、无花果、牛奶、陈皮粥等，因为本病的发生、复发、转移主要与脾胃失健运，导致抵抗力下降有关。

4. 戒掉不良饮食习惯　养成良好的饮食习惯，戒烟戒酒，忌食一切煎炸、烧、烤食物以及不易消化的食物，多食新鲜蔬果，最好五色俱全的各种蔬菜水果。

5. 遵照医嘱定期复查　治疗前2年内每1~3个月复查一次，2年后3~6个月1次，检查项目根据具体情况有一般体检，肿瘤标记物检查、B超、胸片、CT或MRI等。

（刘晓晨）

第六节　肝脓肿

肝脓肿是指肝实质内单发或多发的脓性物积聚，大多是细菌性、阿米巴性或混合性脓肿，是消化系统常见严重疾病。而细菌性肝脓肿是指化脓性细菌侵入肝脏，造成局部肝组织炎症、坏死、液化，脓液积聚而形成的肝内化脓性感染。

一、流行病学

细菌性肝脓肿多继发于体内其他感染，最常见于胆道感染（尤其由胆道手术、胆管结石、恶性肿瘤、蛔虫梗阻所致感染）或身体其他脏器感染所致菌血症，常见于阑尾炎、憩室炎时细菌经肠系膜循环入门静脉侵入肝脏。炎症性肠病（尤其是克罗恩病）时肠黏膜屏障的受损亦为肝脓肿的危险因素。此外，未经治疗的口腔感染和细菌性心内膜炎所致菌血症也不可忽视。而钝性或穿透性肝损伤和邻近器官脓肿扩大至肝脏引起肝脓肿则较为少见。临床上也有部分患者的传播途径不明，称之为隐源性肝脓肿。细菌性肝脓肿发病率没有明显的性别、种族或地理差异，50~70岁的年龄发病率相对较高。

二、病原菌

20世纪80年代以前，普遍认为引起细菌性肝脓肿的病原体以肠道来源菌群为主，如大肠埃希菌及其他肠杆菌科，链球菌属及肠球菌属。随着病原菌流行病学变化及抗生素的广泛应用，在东南亚，肺炎克雷白杆菌已取代大肠埃希菌等占据主要地位；在中欧，细菌性肝脓肿主要病原菌是大肠埃希菌、链球菌或金黄色葡萄球菌。其中肺炎克雷白杆菌性肝脓肿多伴发于糖尿病患者。一方面，糖尿病患者的葡萄糖降解率减少，为白细胞提供能量的功能受抑制，中性粒细胞趋化功能缺陷，杀菌活性减弱；另一方面，长期高血糖有利于细菌生长，尤其是呼吸道、泌尿道、皮肤和女性外阴部等处；同时，糖尿病患者易发生血管病变，导致局部血液循环障碍，周围组织供氧减少，不仅影响局部组织对感染的反应，也有利于厌氧菌生长和降低白细胞依赖氧的杀菌能力。

三、临床表现

细菌性肝脓肿的症状都是非特异性的。临床上常见高热、全身乏力、食欲缺乏、体重减轻，也有5%~20%患者无发热症状，约一半患者有肝区疼痛，约1/3患者有恶心呕吐。少数患者可有黄疸，除非继发于胆道感染，否则一般出现较迟。体格检查可发现肝大、压痛、肝区叩痛。

四、辅助检查

（一）实验室检查

实验室检查白细胞计数明显升高，核左移或有中毒颗粒。部分患者有贫血。大部分患者有血沉增快，部分患者可出现肝功能轻度异常（血清ALP、GGT多增高），同时应对患者行血糖检测。

（二）影像学检查

1. X线检查　右叶肝脓肿可有右侧膈肌升高，活动度减小；并发脓胸或支气管胸膜瘘者，肋膈角消失并有肺内阴影。

2. 超声　超声常作为诊断首选。脓肿前期，病灶为不均匀、边界不清楚的低回声区，周围组织水肿可产生较宽的声圈。肝脓肿液化后，表现为边缘清楚的无回声区，壁厚。脓腔内可随液化程度形成不同的回声表现。

3. GT检查　平扫时，脓腔为单发或多发低密度区，巨大脓腔的内壁不规则。病灶边界多数不清楚，脓肿壁呈稍高于脓腔低于正常肝的环形带。增强扫描后，脓肿壁可呈单环、双环甚至三环，由外到内分别为水肿、纤维肉芽组织和炎性坏死组织的病理结构。

4. MRI检查　具有多序列成像及功能成像的优势，T_1WI中表现为低信号，T_2WI中为高信号。脓肿腔可表现为均匀或不均匀信号，注入对比剂后，肝脓肿典型表现为周边强化，而后病变中央信号缓慢升高。

五、诊断

感染性疾病（尤其是胆道感染、菌血症者）出现高热、肝区疼痛及肝区叩击痛、肝大并触痛者，应高度怀疑。结合腹部B超、CT和MRI诊断多不困难，B超、CT可检出>2 cm脓肿病灶，而MRI可检出<2 cm脓肿病灶。肝穿刺抽得脓液即可确诊。

六、鉴别诊断

1. **阿米巴肝脓肿** 本病发展过程较为缓慢，主要为发热、肝区疼痛及肝大。粪检常能发现阿米巴包囊或滋养体，超声检查脓肿所在部位可显示不均质的液性暗区。

2. **右膈下脓肿** 多继发于化脓性腹膜炎或上腹部大手术后。全身反应如寒战、发热等和局部体征不如肝脓肿明显，但右肩牵涉痛较显著，深吸气时尤重。X 线检查右膈下常有液气面出现，右侧横膈升高，膈肌运动受限。

3. **原发性肝癌** 巨块型肝癌中心坏死液化，继发感染时临床表现与细菌性肝脓肿相近，但前者一般情况较差，肿大肝表面不平有结节感或可触及较硬的包块，血清甲胎蛋白及脓肿穿刺病理学检查有重要鉴别意义。

4. **胆道感染** 多有右上腹绞痛及黄疸，压痛主要在胆囊区，肝大及肝压痛不明显。X 线检查无膈肌升高、运动受限等表现，B 型超声检查肝区无液性暗区。

七、治疗

（一）药物

一旦考虑为细菌性肝脓肿，需尽早使用抗生素治疗。对于脓肿直径≤3 cm 及散在小脓肿、脓肿早期且尚未完全液化、局部中毒症状轻者，选择应用能覆盖 G^+ 及 G^- 细菌的大剂量广谱抗生素，而该病多合并有厌氧菌感染，应加用抗厌氧菌药物。遵循足量、全程的用药原则，防止耐药菌株的产生。同时对合并糖尿病患者应及时药物控制血糖。

（二）介入治疗

随着影像技术的广泛应用，B 超或 CT 引导下经皮肝穿刺抽脓或置管引流术已作为治疗细菌性肝脓肿的首选方案。指征：①保守治疗效果不佳。②脓肿液化明显，脓肿壁已形成。③脓肿直径>3 cm 且直径<5 cm 时，经反复穿刺抽脓即可获得理想疗效；对于直径≥5 cm，脓液多且不易抽净而建议行置管引流；对于脓腔≥10 cm，有学者建议在 B 超引导下从不同部位向同一脓腔分别置入 2 根引流管以便充分引流。④凝血功能正常，全身状况差不能耐受开腹手术者。随着介入超声技术和操作器械的发展，内镜超声引导下细菌性肝脓肿引流治疗成为一种新的选择，其优势在于可以到达经皮穿刺方式不易处理的部位（如肝尾状叶和肝左叶腹腔面脓肿）。

八、预后

随着诊疗技术的进步，多数病例采取超声或 CT 定位经皮肝穿刺抽脓、引流、高效广谱抗生素等非手术疗法而治愈。患者预后显著改观，病死率已由原来的 70% 下降到 4%~16%。然而如果不能得到及时有效的治疗，患者可并发败血症死亡。

（刘晓晨）

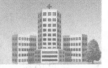

第五章　胆囊及胆道系统疾病

第一节　急性胆囊炎

一、概述

急性胆囊炎是胆囊的急性化学或细菌性炎症病变。早在 1877 年 Charcot 即第一次报道了急性胆系感染的病例。急性非结石性胆囊炎是一种特殊类型的急性胆囊炎，通常起病严重，预后比急性结石性胆囊炎差，总病死率为 15%。

所有腹痛的患者中，有 3%~10% 为急性胆囊炎患者。在 50 岁以下的腹痛患者中，急性胆囊炎患者所占比例为 6.3%，而在年龄为 50 岁及以上的腹痛患者中急性胆囊炎患者可占到 20.9%。近年来急性胆囊炎的患者数逐年增多。急性结石性胆囊炎在女性患者中的发病率较男性高，在 50 岁左右时男女比率约为 1 : 3，而 50 岁以后的比率约为 1 : 1.5。相反，急性非结石性胆囊炎的男性发病率较高，男女比例为 1.5 : 1。每年有 6%~8% 的急性胆囊炎患者因症状恶化而行胆囊切除术。

二、病因学

90%~95% 的急性胆囊炎是由胆囊结石引起，5%~10% 为非结石性胆囊炎。前者的危险因素包括艾滋病、蛔虫、妊娠、肥胖等。同时，短期服用纤维素类、噻嗪类、第三代头孢菌素类、红霉素、氨苄西林等药物，长期应用奥曲肽、激素替代治疗均可能诱发急性胆囊炎。急性非结石性胆囊炎的危险因素主要有：大手术、严重创伤、烧伤、肠外营养、肿瘤、感染以及糖尿病等。

（一）艾滋病

艾滋病全称为"获得性免疫缺陷综合征"（acquired immunodeficiency syndrome，AIDS），导致胆道疾病可能通过两种机制：一种是 AIDS 相关性胆管病变；另一种是急性非结石性胆囊炎。而在 AIDS 患者中也有患有硬化性胆管炎的患者。

1. AIDS 相关性胆管病变　在患有 AIDS 1 年以上的中年患者经常可以观察到其患有急性胆囊炎。90% 的患者以右上腹痛为主诉，行腹部超声时可以观察到肝内及肝外胆管扩张。约有 81% 的患者腹部彩超及 78% 的患者 CT 可以观察到异常。肝脏生化检查可以观察到碱性磷酸酶水平的增高。

2. 非结石性胆囊炎　AIDS 导致的非结石性胆囊炎患者的特征是：①发病年龄小于无 AIDS 患者。②存在口服给药。③右上腹痛。④碱性磷酸酶及血清胆红素异常增高。⑤与巨细胞病毒和隐孢子虫感染相关。有研究指出，急性胆囊炎是 AIDS 患者进行开腹手术的最常见的病因。

（二）药物

Michielsen 等进行研究表明，部分药物可以导致胆囊结石的形成，从而间接地导致急性胆囊炎的发生。由药物导致胆囊疾病的发病机制如表 5-1 所示。

表 5-1　药物导致胆囊疾病的发病机制

发病机制	药物
直接化学毒性促进胆汁形成结石	肝动脉灌注
抑制 ACAT 活性	黄体酮、贝特类降脂药
增加肝脏脂蛋白受体	雌激素
诱导胆囊结石患者发生胆囊炎	利尿剂
促进胆汁中钙盐的沉积	头孢曲松、奥曲肽
免疫机制	抗微生物药物（红霉素、氨苄西林）

（三）蛔虫

蛔虫病的并发症包括肝、胆道及胰腺疾病。发生于胆道的并发症包括：①非结石性胆囊炎。②急性胆管炎。③急性胰腺炎。④肝脓肿。⑤由蛔虫导致的胆囊结石形成。当蛔虫由十二指肠乳头进入胆道后，会导致肝脏及胆道的损伤，从而引起胆道疾病。通常进入胆道的蛔虫在 1 周内便会返回十二指肠，如果它们逗留超过 10 天，就会死亡并且为结石的形成提供病灶。蛔虫病相关的胆道疾病在女性多发（男女比例约为 1 : 3），婴幼儿少见。怀孕的女性较未怀孕的女性发生胆道并发症的危险性要高。在蛔虫病的流行地区，蛔虫是胆囊结石的常见原因。

（四）妊娠

有研究指出，胆囊结石发生的危险性从进入青春期开始增高，进入更年期后开始下降。同样也有研究得出应用口服避孕药会致胆囊疾病的危险性增加的结论。因此，有人认为雌激素和黄体酮的水平与胆囊结石的形成有关。事实上，在妊娠期间常规行腹部超声检查可发现 3.5% 的孕妇存在胆囊结石，而胆囊结石也是妊娠女性发生胆囊炎最常见的原因，约占所有胆囊炎的 90% 或更大的比例；胆囊炎也成为继阑尾炎之后，妊娠女性发生腹痛的第二大原因，发生率为 1/1 600～1/10 000。而因为在怀孕期间行胆囊切除术的女性很少，因此腹腔镜手术是否增加孕妇及婴儿的危险尚没有定论。

（五）急性胆囊炎与"5F"

通常，患有胆囊结石的患者有 5 个特征，可以用 5 个英文单词来总结，即 5F：fair（白皙），fat（肥胖），female（女性），fertile（育龄期），forty（40 岁）。而拥有这 5 项特质的人们体内的雌激素与黄体酮的水平较高。Framingham 等对年龄在 30～59 岁的人群进行了长达 10 年的随访，用以评估胆囊结石的危险因素。他们得出结论，年龄在 55～62 岁的患者患有胆囊结石的危险性最高，并且绝大多数患者是在其 50～60 岁被诊断为胆囊结石。同时，胆囊结石在女性人群的发病率是男性的 2 倍，此差距会随着年龄的增长而逐渐缩小。

胆囊结石是与肥胖有关的主要疾病之一。同时，Framingham 等也证实了患有胆囊结石的患者比没有胆囊结石的患者更易发生肥胖，而这种趋势在女性患者要更明显。不仅肥胖，节食也与胆囊结石相关。有研究证明，胆囊结石与胆囊炎在 BMI≥34 的女性和 BMI≥38 的男性中的发生率显著高于非肥胖人群。

三、病理生理学

对多数患者来说，结石是其发生胆囊炎的常见原因。急性结石性胆囊炎可能是因为胆囊颈部或胆囊管被结石或由结石引起的局部黏膜糜烂和严重性水肿造成梗阻所引起。这种梗阻导致胆囊压力的增加并随之引起浆膜下水肿、静脉和淋巴管梗阻、细胞浸润和区域局限性缺血。有两个因素会影响病程的发展，即梗阻的程度以及梗阻持续的时间。如果梗阻发生在局部且持续时间较短，则患者表现为胆绞痛；如果梗阻为完全性且持续时间较长，则会发展为急性胆囊炎。这类患者如果未能接受早期治疗，病情会日趋严重，并有发生并发症的危险。急性胆囊炎病理分型如下。

1. 水肿性胆囊炎　胆囊毛细血管及淋巴管扩张，胆囊壁水肿，胆囊组织结构完整，浆膜下水肿。

2. 坏死性胆囊炎　胆囊部分区域出现出血和坏死，胆囊壁内压力逐渐增高，血流阻塞，组织学显示血管血栓形成及阻塞，散在区域性坏死，但这种改变仅局限于表面，不累及胆囊全层。

3. 化脓性胆囊炎　胆囊壁有白细胞浸润，并且存在坏死、化脓。在这个阶段，存在明显的炎症的修复过程。增大的胆囊开始收缩，胆囊壁因为纤维增生开始增厚。胆囊壁内形成脓肿并且逐渐累及全层，胆囊周围脓肿形成。

4. 慢性胆囊炎　慢性胆囊炎发生在反复发生的轻度胆囊炎之后，其特点是胆囊壁黏膜萎缩及纤维化。它也可能是由于胆囊结石的慢性刺激，并且常常引起急性胆囊炎。

5. 急性胆囊炎的特殊类型　急性胆囊炎存在四种特殊的类型。

（1）非结石性胆囊炎：其继发坏疽和穿孔的危险性较高。

（2）黄色肉芽肿性胆囊炎：当胆囊结石阻塞合并感染发生组织坏死时，胆汁浸润到组织间质 Rokitansky-Aschoff 窦，引起其破裂，其内的胆汁和黏蛋白释放并浸润胆囊壁及周围组织，同时胆汁中的胆固醇和脂质诱发组织细胞增生并吞噬胆固醇形成特有的泡沫细胞。因此，黄色肉芽肿性胆囊炎的形成是间质组织对胆汁外渗的反应。

（3）急性气肿性胆囊炎：该病是由于产气荚膜梭菌等产气的厌氧菌感染导致胆囊产生气体所致，以胆囊壁和腔内存在气体为特征，仅占胆囊炎总数的1%。常突然发病，除右上腹痛、恶心、呕吐外，患者多迅速呈中毒表现，并有可能发展为败血症及坏疽性胆囊炎，经常见于糖尿病患者。

（4）胆囊扭转：可以是先天的，也可以是后天获得的或其他原因。解剖学上的两个异常与之相关：一是胆囊仅靠胆囊管和胆囊动脉二者间很短的系膜悬吊在腹膜腔内；二是胆囊虽借系膜位于肝内的正常位置，但该系膜较长，足以发生任何方向上的扭转。急性胆囊扭转不但引起右侧腹痛，而且触诊时可在下腹触及一扭转梗塞的胆囊。该病的治疗为胆囊切除术。

四、病理学

病理学上可发现胆囊体积增大、浆膜表面充血并可有坏疽或坏死区。胆囊壁水肿和增厚，在胆囊壶腹部或胆囊管处可发现梗阻的结石，胆囊腔内可有脓或血性胆汁。显微镜检查时可发现黏膜脱落物。发病24小时内，可发现嗜中性粒细胞，并且随着时间进展而变得明显。

约65%急性胆囊炎患者，病理也存在慢性胆囊炎的表现，如胆囊壁纤维化、慢性炎细胞浸润和 Rokitansky-Aschoff 窦以及黏膜扁平等。

五、临床表现

急性胆囊炎的临床表现为腹痛（大部分为右上腹痛）、恶心、呕吐、发热。

（一）腹痛

几乎每位患者均存在胆囊区持续性疼痛，常发生于进餐之后、夜间或清晨，可能与结石梗阻引起胆囊强力收缩有关。结石通常嵌顿在胆囊壶腹部或胆囊管，随着急性胆囊炎的发生、进展，依次出现胆囊扩张、水肿、静脉和淋巴管梗阻以及缺血等过程。此时的疼痛可能是因胆囊扩张引起；随后则由胆囊及相邻腹膜表面的炎症所致。因为不同患者的体型及胆囊的确切部位不同，疼痛部位可能发生于右上腹、上腹部或两者皆有。疼痛的放射区也位于右侧并朝向右肩胛骨尖端周围。若炎症刺激了膈肌时可出现右肩痛。疼痛的持续性和严重性可用于区别胆绞痛发作和急性胆囊炎。前者极少存在数小时以上，经常为一过性的痉挛性疼痛，后者则持续30~60分钟无缓解。

（二）恶心和呕吐

恶心和呕吐出现于60%~70%的患者中，是除腹痛外唯一有价值的症状。其发生可能是与胆囊压力迅速上升导致的反射现象有关。由于患者呕吐后感到舒适，故常有诱发呕吐的想法。

（三）发热

约80%的患者表现为体温增高，但当患者年纪较大或免疫功能受损，以及服用类固醇或非类固醇抗炎药物时可能无发热。

触诊时可在右上腹、上腹正中或两处均存在压痛。约半数患者有肌紧张；1/4的患者存在反跳痛。Murphy征阳性率在76%~96%。当发生弥漫性腹膜炎时，会导致十二指肠远端发生麻痹性肠梗阻，从而引起肠鸣音消失。约40%患者可触及胆囊区肿块，该肿块可能是扩张的胆囊或因炎症反应而黏附在胆囊上的大网膜。而疾病晚期出现的包块则是发生了胆囊周围脓肿的标志。

六、并发症

急性胆囊炎的并发症主要有胆囊穿孔、胆汁性腹膜炎、胆囊周围脓肿、胆瘘等，这些都是胆囊壁缺血和坏死的后果。其发生率为7%~26%，总病死率为0~10%。急性胆囊炎患者一旦出现并发症，往往提示预后不佳。

（一）胆囊穿孔

胆囊穿孔占并发症的1/3，经常发生于急性胆囊炎、创伤或肿瘤等情况，当胆囊的坏疽区发展到坏死至胆汁漏至腹腔时，便发生胆囊穿孔。

（二）胆汁性腹膜炎

发生于各种情况导致胆汁进入腹腔时，包括胆囊炎导致的胆囊穿孔、胆道手术后缝合不完全等情况。

（三）胆囊周围脓肿

因胆囊穿孔而引起的胆囊周围脓肿是由大网膜或相邻器官如结肠、胃、十二指肠所包围形成，占所有并发症的50%。脓肿既可在胆囊与其周围组织结构之间形成，也可在胆囊与胆囊后面肝的裸区之间形成。

（四）胆瘘

当胆囊与一部分胃肠道发生附着并且向其腔内穿透时便成为瘘，约占急性胆囊炎并发症的15%。通常发生在十二指肠，其次是结肠，胆囊空肠瘘和胆囊胃瘘少见。当较大结石从胆囊排至小肠并且其大小足以堵塞狭细的末端回肠肠腔时，患者会发展为胆石性肠梗阻。

七、辅助检查

（一）实验室检查

血清学检测没有明显的特异性。85%的患者白细胞计数增高，但在服用抗生素或老年患者中可能无增高。约50%患者胆红素增高，可能与胆色素经受损的胆囊黏膜进入血循环或由于胆囊周围炎症过程继发胆总管括约肌痉挛引起胆道系统生理性梗阻有关。当评估疾病的严重程度时，应测定胆红素、肌酐、尿素氮及凝血酶原时间的值。

（二）影像学检查

1. 胆道核素造影　急性胆囊炎的特异性检验是用锝（^{99m}Tc）氨基二乙酸衍生物进行胆道核素造影（^{99m}Tc-IDA 扫描）。其对于急性结石性胆囊炎的诊断敏感性几乎为100%，特异性为95%。在急性胆囊炎时，可能是因胆囊出口或胆囊管梗阻导致胆囊不显影。该检查还可发现胆总管或肝总管的完全梗阻，但是其分辨能力的程度却不足以对结石或其他病变进行鉴别。

2. 腹部超声　虽然超声检查能准确地发现胆囊内的结石，但此项检查对急性结石性胆囊炎并不特异。

（1）早期：多为胆囊稍增大、壁稍增厚。

（2）急性化脓性胆囊炎：①胆囊肿大，壁毛糙。②黏膜水肿，出血和炎症浸润，可见胆囊壁弥漫性增厚，呈"双边"影。③胆囊积脓的表现，腔内透声差，内可见稀疏或致密的细小或粗大的弱强回声点，不形成沉积带。部分患者胆汁可无异常。④常伴有胆囊结石或胆囊颈部结石嵌顿。⑤急性胆囊炎发生穿孔时，可见胆囊壁局部外膨或回声缺损，胆囊窝局限性积液以及包裹的大网膜强回声。⑥胆囊壁内动脉血流明显减少。⑦超声墨菲征阳性。

八、诊断与鉴别诊断

（一）急性胆囊炎诊断标准

1. 急性胆囊炎的早期诊断会为早期治疗提供帮助并且可以降低死亡率。其诊断标准如表5-2所示。

表5-2　急性胆囊炎的诊断标准

诊断依据	诊断标准
症状和体征	右上腹疼痛（可向右肩背部放射），Murphy 征阳性，右上腹包块/压痛/肌紧张/反跳痛
全身反应	发热，C 反应蛋白升高（≥30 mg/L），白细胞升高
影像学检查超声、CT、MRI	检查发现胆囊增大（长轴直径>8 cm，短轴直径>4 cm），胆囊壁增厚 [>4 mm，当患者不存在慢性肝病和（或）腹腔积液或右心衰竭]，Murphy 征阳性（用超声探头压迫胆囊时出现疼痛），胆囊颈部结石嵌顿、胆囊周围积液，胆囊壁"双边征"等表现

注：确诊急性胆囊炎，症状和体征及全身反应中至少各有1项为阳性；疑似急性胆囊炎，仅有影像学证据支持。必须排除急性肝炎、其他急性腹部疾病和慢性胆囊炎。

2. 当怀疑有急性非结石性胆囊炎时，应行胆道核素造影，但其准确性仅为88%。同时，假阳性率也较高。

（二）急性胆囊炎严重程度评估

急性胆囊炎严重程度可以从轻度自限性到暴发性危及生命。我们可以把其分为轻度、中度及重度三个阶段。具体分级如表5-3所示。

表5-3　急性胆囊炎严重程度分级

严重程度	评估标准
轻度	胆囊炎症较轻，未达到中、重度评估标准；健康人群没有其他器官功能障碍，仅仅有胆囊轻度炎症，进行胆囊切除术是安全及低风险的
中度（腹腔镜手术应在发病96小时内进行）	①白细胞>18×10^9/L ②右上腹可触及包块 ③发病持续时间>72小时 ④局部炎症严重：坏疽性胆囊炎、胆囊周围脓肿、胆源性腹膜炎、气肿性胆囊炎、肝脓肿
重度（急性胆囊炎伴有器官功能障碍）	①循环障碍［低血压，需要使用多巴胺>5 μg/（kg·min）维持，或需要使用多巴酚丁胺］ ②神经功能障碍（意识障碍） ③呼吸功能障碍，氧合指数<300 mmHg（1 mmHg=0.133 kPa） ④肝功能失代偿，凝血酶原时间国际标准化比值>1.5 ⑤肾功能不全，少尿（尿量<17 mL/h），血肌酐>20 mg/L ⑥血小板<10×10^9/L

大部分急性胆囊炎患者的病情属于轻度或中度，对于此类患者，需要解决的问题是是否在胆囊炎急性期进行胆囊切除术，或者在胆囊切除术后是否有其他的治疗措施。重度胆囊炎患者需要紧急手术或者引流来救治生命。

1. 轻度急性胆囊炎　此程度胆囊炎未达到中、重度胆囊炎评估标准，患者没有器官功能障碍，对于此类患者进行胆囊切除术的危险性低。

2. 中度急性胆囊炎　符合中度评估标准1~4项中任何1项；炎症程度的增加导致胆囊切除术的难度增加。

3. 重度急性胆囊炎　诊断标准符合重度评估标准中任何1项为重度急性胆囊炎，此类患者存在器官功能障碍。

（三）鉴别诊断

1. 急性胆囊炎应当与其他急腹症鉴别，包括急性阑尾炎、穿孔性或穿透性十二指肠溃疡、急性或穿孔性胃溃疡及急性胰腺炎等。通常这些疾病通过仔细询问病史和详细的体格检查很容易进行鉴别。

多数急性阑尾炎较容易与胆囊炎进行鉴别，但如果患者存在较长的腹膜后位阑尾时，因其尖端紧靠胆囊，故鉴别尚有困难。此时，应行胆道核素造影进行鉴别。

2. 急性胆囊炎还必须与包括由于肝脏迅速增大或肝脏急性炎症而引起腹痛的疾病相鉴别，例如病毒性肝炎、急性酒精性肝炎、右心衰和淋球菌性肝脏周围炎等。通常这些疾病与急性胆囊炎不难鉴别。

九、治疗

急性胆囊炎需要及时的治疗，尤其是当患者存在胆囊扭转、化脓性胆囊炎时。

（一）抗感染治疗

对于大多数急性胆囊炎患者需进行抗感染治疗，而对于所有急性胆囊炎患者均应进行胆汁和血液培养。在我国引起胆道系统感染的致病菌中，革兰阴性菌约占2/3，前3位依次为大肠埃希菌、铜绿假单胞菌、肺炎克雷伯菌。革兰阳性菌前3位依次为粪肠球菌、屎肠球菌、表皮葡萄球菌。14.0%～75.5%的患者同时合并厌氧菌感染，其中以脆弱拟杆菌为主。

1. 抗感染治疗适应证　目的可以分为三种：假定或经验性治疗、明确或特异性治疗以及预防治疗。经验性治疗是指当怀疑患者存在感染并且致病菌未明确，微生物检查结果尚未得出时，应用抗生素进行治疗。当微生物检查结果回报后，抗生素就应做相应的调整，此时为明确或特异治疗。预防治疗指对于可能发生的感染进行初级和次级预防。

除了轻度急性胆囊炎，其余的急性胆囊炎的患者都需应用抗生素治疗。轻度急性胆囊炎若腹部疼痛不明显，实验室和影像学检查提示轻度的炎症反应（与胆绞痛相类似），可以口服抗菌药物甚至无须抗菌药物治疗，具体推荐药物下文会详细介绍。同时，这类患者可适当使用非甾体消炎药物。如果已经进行胆囊切除术的患者，可以应用抗生素作为预防用药。

2. 在选择抗生素时应该考虑的因素

（1）对于致病菌的抑菌活性：在胆囊炎的致病菌中，大肠埃希菌和肺炎克雷伯菌对第三代、第四代头孢菌素耐药率分别为56.6%和31.1%，对氟喹诺酮类药物耐药率分别为64.6%和29.2%。铜绿假单胞菌对亚胺培南、头孢哌酮舒巴坦耐药率分别为28.7%、19.8%。屎肠球菌对抗菌药物耐药率高于粪肠球菌，革兰阳性细菌对万古霉素和替考拉宁耐药率较低。

（2）急性胆囊炎的严重程度：抗生素的选择应首先评估疾病的严重程度。使用抗生素时剂量应充足。已经经验用药的患者在通过微生物学培养确定致病菌并进行药敏测试之后，应根据结果及时更换抗生素种类。

（3）患者有无肝肾功能障碍：因为大部分头孢菌素类、青霉素类、氨基苷类抗生素、碳青霉烯类抗生素都是通过肾脏代谢，因此当患者肾功能不全时，应下调抗生素的剂量（而使用头孢曲松时，需要评估肝脏功能，相对来讲，其对肾脏功能的要求不是很高）。桑福德抗微生物治疗指南及古德曼吉尔曼治疗学的药理学基础均推荐肾功能的评估应依靠以下公式：

血清肌酐清除率 =（140－年龄）×最佳体重/（72×血清肌酐 mg/dL），女性按计算结果×0.85

男性最佳体重（身高在 150 cm 及以上）= 50 kg+0.9 kg/cm×（身高－150 cm）

女性最佳体重（身高在 150 cm 及以上）= 45.5 kg+0.91 kg/cm×（身高－150 cm）

（4）患者抗菌药物接触史。

（5）抗生素的抗菌谱：需要注意的是，由于广谱抗生素的应用可能抑制肠内微生物（如第三代、第四代头孢菌素），并影响维生素 K 的吸收，导致出血性疾病，因此如果患者的胆道损伤已经影响到肠肝循环时，应该给予静脉注射维生素 K。

3. 渗入胆囊壁的药物的选用　通常人们认为在治疗胆道疾病时，应该选择能够渗入胆囊壁的抗生素。但是，这种观点尚存在争议。现在尚没有临床或实验数据支持这个观点。能够较好地渗入胆囊壁的药物如表 5-4 所示。

表 5-4　能够较好地渗入胆囊壁的药物

类别	药物
青霉素类	氨苄西林、哌拉西林、哌拉西林/他唑巴坦
头孢菌素	
第一代	头孢唑林
第二代	头孢美唑、氟氧头孢、头孢替安
第三、四代	头孢哌酮/舒巴坦、头孢曲松、头孢他啶、头孢吡肟、头孢唑兰
喹诺酮类	环丙沙星、帕珠沙星
β 内酰胺类	氨曲南
碳青霉烯类	美罗培南、帕尼培南/倍他米隆
林可酰胺类	克林霉素

4. 胆汁及血培养　对于急性胆囊炎，尤其是重度急性胆囊炎患者，应及时进行胆汁和血培养。急性胆囊炎患者微生物学检查的临床意义取决于疾病的严重程度。尽管多数轻度和中度急性胆囊炎患者可以不依赖于微生物学的检测结果而痊愈，但是胆道感染的患者是较容易合并术后并发症，并且重症患者有更高的死亡率。在胆囊炎发病 24 小时内，胆汁培养的阳性率为 30%，在发病 72 小时，胆汁培养的阳性率为 80%。胆汁培养阳性的患者可能发展为重度胆囊炎。因此，急性胆囊炎患者需及时行微生物学检查及药敏测试，并且分开送一份胆囊壁的样本，如果有必要的话，行病理组织学检查。急性胆囊炎胆汁培养的阳性率在 40%~50%。相对来说，血培养的重要程度具有限制性。

5. 非甾体消炎药的应用　已经有胆绞痛症状的患者应用非甾体消炎药物（nonsteroidal antiinflammatory drugs，NSAID），如双氯芬酸钠或吲哚美辛之类，可以起到止痛的效果，并且可以抑制胆囊壁前列腺素的释放。一项 NSAID 治疗胆绞痛患者的随机对照试验（双氯芬酸钠，75 mg，肌内注射）显示，NSAID 可以缓解患者的疼痛，并且预防疾病发展为急性胆囊炎。尽管有报道证明 NSAID 可以改善慢性胆囊炎患者的胆囊功能，但没有报道证明在急性胆囊炎病情开始之后，应用 NSAID 可以缓解疾病，是否常规应用有待进一步研究。

轻度急性胆囊炎的推荐用药：轻度急性胆囊炎通常为单一的肠道致病菌感染，例如大肠埃希菌等，因此可以应用口服单一抗生素进行治疗。推荐药物如表 5-5 所示。因为肠道微生物会产生 β-内酰胺酶，因此推荐使用 β-内酰胺酶抑制剂，例如哌拉西林/他唑巴坦、氨苄西林/舒巴坦等。轻度急性胆囊炎的患者，伴有轻度的腹部疼痛，实验室检查及影像学存在轻度的炎症反应，临床症状与胆绞痛类似，可以口服抗生素或无须使用抗生素。对于中度急性胆囊炎患者，广谱青霉素、第二代头孢菌素都可以作为患者首选经验性用药，同时应静脉给药，具体药物如表 5-6 所示。而对于重症急性胆囊炎患者，因为其经常为多重耐药菌感染，故首选广谱的第三代和第四代头孢菌素类药物。

表 5-5　轻度急性胆囊炎的推荐用药

种类	药物
口服喹诺酮类	左氧氟沙星，环丙沙星
口服头孢菌素类	头孢替安，头孢卡品
第一代头孢菌素	头孢唑林
广谱青霉素/β-内酰胺酶抑制剂	氨苄西林/舒巴坦

表 5-6　中度急性胆囊炎推荐用药

种类	药物
含 β-内酰胺酶抑制剂的复合制剂	哌拉西林/他唑巴坦，氨苄西林/舒巴坦
第二代头孢菌素	头孢美唑，头孢替安，氧头孢烯类，氟氧头孢
当怀疑或证实存在厌氧菌感染	上述药物之一+甲硝唑

如果首选用药无效，则应改用氟喹诺酮类和碳青霉烯类。需要注意的是，不恰当或过度使用第三代和第四代头孢菌素和碳青霉烯类抗生素，会导致耐药菌的出现。具体推荐用药如表 5-7 所示。

表 5-7　重度急性胆囊炎推荐用药

种类	药物
首选	
第三代和第四代头孢菌素	头孢哌酮/舒巴坦，头孢曲松，头孢他啶，头孢吡肟，头孢唑兰
β-内酰胺类	氨曲南
当怀疑或证实存在厌氧菌感染	上述药物之一+甲硝唑
第二选择	
喹诺酮类	环丙沙星，氧氟沙星，帕珠沙星+甲硝唑（当存在厌氧菌感染或共同感染时）
碳青霉烯类	美罗培南，亚胺培南/西司他丁，帕尼培南/倍他米隆

6. 抗生素的给药方案　当选定合适的抗生素后，为了达到更好的临床效果，避免细菌耐药性的出现，就应基于药物的药代动力学和药效学决定其合适的剂量。Andes 等将抗生素分为时间依赖性抗生素和浓度依赖性抗生素。时间依赖性抗生素是指抗生素的抗菌能力和达到有效浓度时间长短有关系，达到最小有效浓度后再增加药物浓度不会提高其抗菌效能，因此，为了获得更好的临床疗效，应严格控制抗生素的给药间隔。这类抗生素主要包括 β-内酰胺类和大环内酯类。和其相对应的是浓度依赖型抗生素，代表有氨基苷类和喹诺酮类，这类抗生素抗菌活性主要和其峰浓度有关。因此，当为患者选择合适的抗生素后，应根据其类型制定合适的剂量及给药时间。

急性胆囊炎抗菌治疗 3~5 天后，如果急性感染症状、体征消失，体温和白细胞计数正常可以考虑停药。

（二）胆囊穿刺引流

虽然急性胆囊炎的标准治疗是早期进行胆囊切除术，但对于中度和重度胆囊炎的患者来说，胆囊穿刺引流有可能是更适宜的，目前有两种胆囊穿刺引流术，即经皮经肝胆囊穿刺置管引流术（percutaneous transhepatic gallbladder drainage，PTGBD）和经皮经肝胆囊穿刺抽吸术（percutaneous transhepatic gallbladder aspiration，PTGBA）。

1. PTGBD　是急性胆囊炎非手术操作的一个基本治疗方法。它适用于中度胆囊炎保守治疗无效时以及重度胆囊炎患者。这项技术的优势在于其操作的简便性。但其缺点在于拔管的时间限制性，即只能在引流管周围形成窦道之后才能拔除引流管，患者带管时间长，而在此期间引流管随时有脱落的危险。同时，尚无随机对照试验证明此项技术与保守治疗的优劣性。

2. PTGBA　是在超声引导下进行的经皮经肝胆道穿刺抽吸。它与 PTGBD 相比优点很多，比如并发症相对比较少、置管时间短等，也因此对患者日常生活的影响较小。但需要注意的是，在进行 PTGBA 时有发生胆汁漏到腹腔的可能，所以应选择经肝穿刺，并且在抽吸时胆囊内容物要全部被抽吸干净。应用较大型号的穿刺针在抽吸时较为容易，尤其是包含炎症物质的胆汁或胆汁淤滞，但是在拔出穿刺针时胆瘘发生的可能性较大。而应用小型号穿刺针时发生胆瘘的危险相对降低，但吸取胆汁的难度也相应增加。

（三）外科手术治疗

胆囊切除术已经被广泛用于急性胆囊炎治疗。同时，腹腔镜胆囊切除术也已经被广泛地用于临床，其已作为胆囊切除术的首选术式。腹腔镜胆囊切除术的并发症通常为胆道损伤、肠道损伤、肝脏损伤，以及伤口感染、肠梗阻、腹腔出血、肺不张、深静脉血栓，以及尿路感染等。其与开腹胆囊切除术对比，具有并发症发病率低、住院时间短、术后恢复快等优点。

1. 急性胆囊炎胆囊切除术术式选择 多项研究显示，对于急性胆囊炎的患者更早的腹腔镜胆囊切除术有更好的疗效。而腹腔镜胆囊切除术要在一定程度上优于开腹手术。当然也要遵循个体化原则，根据患者的病情而定，如果患者病情较重，手术难度较大无法行早期胆囊切除术时，应在抗菌药物、对症支持等保守治疗无效时，行经皮经肝胆囊穿刺置管引流术（4级）或行胆囊造瘘术，待患者一般情况好转后行二期手术切除胆囊。而一些特殊患者，如因为胆囊穿孔导致弥漫性腹膜炎的患者、存在胆总管结石的患者以及伴有严重心肺疾病的患者等，此类患者应根据病情选择合适的治疗方案。

此外，如果在腹腔镜胆囊切除术过程中存在困难时，比如在此操作下不能安全地完成或当出血或胆汁渗漏不能止住并有损伤重要组织的危险时，均应立即改为开腹胆囊切除术。对于急性胆囊炎来说，从腹腔镜胆囊切除术转换为开腹胆囊切除术的发生率很高。

2. 急性胆囊炎胆囊切除术手术时机

（1）轻度急性胆囊炎：可以选择早期即进行胆囊切除术。

（2）中度急性胆囊炎：可以选择早期胆囊切除术。但如果患者存在严重的局部炎症，应进行胆道穿刺引流。可以根据病情，如果早期胆囊切除术难度太大，可以选择延后进行并辅以辅助治疗。

（3）重度急性胆囊炎：必须尽快纠正多器官功能障碍，以及尽快进行经皮经肝胆囊穿刺置管引流术以减轻局部炎症，抗菌治疗的同时延期手术切除胆囊。

3. PTGBD 术后患者的手术时机 对于危重症急性胆囊炎患者，尤其是对于年龄较大或合并有并发症的急性胆囊炎患者来说，PTGBD 是一种有效的治疗方法，它可以改善患者症状，控制病情发展。但是到目前为止，尚没有此类患者进行胆囊切除术的最佳时间的随机对照试验。一般来说，在进行PTGBD 后，如果患者症状改善，并且没有相应并发症发生（如肝内血肿、胆囊周围脓肿、胆汁性胸腔积液、胆汁性腹膜炎等），即应早期进行二期手术切除胆囊。

4. 胆囊及胆总管结石的患者手术术式及时机 在进行内镜取石后进行腹腔镜胆囊切除术的最佳时机腹腔镜胆囊切除术和利用内镜逆行胰胆管造影进行内镜取石术（endoscopic stone extraction，ESE）的联合应用已经被认为是急性胆囊炎的有效治疗措施。但是到目前为止，腹腔镜胆囊切除术的时机仍然具有争议性。有几篇相关的病例报道应用两种措施的间隔为几天。因此建议患者在进行 ESE 之后如果没有相关的并发症发生，应当在同一次的住院期间内尽早地进行胆囊切除术。

（四）胆石消融疗法

对于腹腔镜胆囊切除术存在相对或绝对禁忌的急性结石性胆囊炎患者，如果同时存在晚期心肺疾病或肝病，可试用鹅胆酸与熊胆酸（UDCA）联合疗法或 UDCA 单药治疗。如胆囊尚有功能，约 60% 患者的多发性小胆石（<5 mm）有可能被消融。但如果 CT 已发现胆石钙化，则疗效较差，只有约 10% 患者

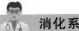

的结石可被消融。在进行治疗后，胆囊结石一般以每月 1 mm 速度消融。此后 5 年内，复发率约为每年 10%，但 5 年后复发很少见。

利用聚焦超声束进行的体外震波碎石疗法（extracorporeal shock wave lithotripsy），可使较大结石破碎，而能通过胆囊管，进入胆总管。仍滞留在胆囊后方的碎片，以 UDCA 进行消融。经此处理后，50% 以上病例的胆石可望消失，但他们中间约 50% 仍将复发，特别是多发性胆石和胆囊收缩功能不良的患者。

十、预后

急性胆囊炎的死亡率在 0~10%。老年人（年龄在 75 岁及以上）的死亡率要高于年轻人。有伴随疾病如糖尿病等会增加死亡的风险。虽然存在很多关于急性胆囊炎的病死率和发病率的研究，但因为疾病的诊断、就诊时间、手术类型及伴随疾病、住院期间医院的护理都是因人而异的，因此不同的研究结果之间很难进行比较。

据报道，胆囊切除术后患者死亡的原因绝大多数与术后感染有关，例如肝脓肿、败血症等。自 1980 年以后，术后感染逐渐下降，死亡的原因逐渐变为心肌梗死、心力衰竭以及肺栓塞。在 20 世纪 60 年代以前，胆囊造口术的最常见的死亡原因为肺炎和败血症。而目前其主要原因包括恶性肿瘤、呼吸衰竭以及心力衰竭等。

（仝建松）

第二节　慢性胆囊炎

一、概述

在临床上，慢性胆囊炎可按其病因分为慢性结石性胆囊炎（chronic calculous cholecystitis，CCC）以及慢性非结石性胆囊炎（chronic acalculous cholecystitis，CAC）。

二、病因学

慢性结石性胆囊炎是因为胆囊结石造成反复发作的炎症及慢性阻塞，导致胆囊收缩功能减退、胆汁淤积以及细菌的过度增长，并最终导致炎症反应的进一步恶化。

三、病理生理学

慢性非结石性胆囊炎的组织病理学改变除了其没有因为结石的嵌入导致的侵蚀或溃疡外，其他组织病理学改变与慢性结石性胆囊炎相类似，包括单核细胞浸润和纤维化。而慢性非结石性胆囊炎的化生程度比结石性要显著。运动障碍意味着胆囊收缩与 Oddi 括约肌的不同步，它是导致胆囊收缩素异常的无结石性胆囊炎临床症状的根源。也有报道指出，胆囊排空异常是结石性胆囊炎的早期阶段。

四、病理学

急性胆囊炎的主要特征是胆囊壁显著增厚，随后还有浆膜下出血，显著的炎性浸润和黏膜坏死。若未进展至穿孔时，上述各项异常表现可在 3~4 周时间消退。与此同时，在急性胆囊炎的第 1 周末开始有肉芽肿形成，2~3 周后开始出现成纤维增生和胶原形成。而这些均是慢性胆囊炎的典型表现，至第 5 周时会变得更为明显。肉芽肿中常包含胆固醇的裂片，还存在 Rokitansky-Aschoff 窦和黏膜外翻。黏膜本身变薄并失去其绒毛的外观；肌层则可见纤维化。

五、临床表现

慢性胆囊炎临床症状不典型，多数患者是反复发作性右上腹或上腹部疼痛或不适，常出现在餐后，通常为进食油腻食物后，时间间隔不定期，疼痛程度轻重不一。发病时可能伴有恶心和呕吐，患者呕吐后会感到舒服。腹部不适可持续几小时或数日。不同患者在疼痛间隔期表现不一。通常无发热或无其他炎症表现，病程可能为连续迁延性，也可中断数年之久。由于临床症状不典型，查体常无阳性体征，部分患者经过数次检查后被诊断为功能性肠病、肠易激综合征或功能性消化不良。

慢性结石性胆囊炎患者的腹痛通常是因结石阻塞胆囊管或壶腹部造成暂时性出口梗阻引起的胆囊绞痛所致。而在进食后因为胆囊收缩素（cholecystokinin，CCK）释放会导致胆囊收缩从而使梗阻处受到挤压，导致患者常在进食后发生疼痛。疼痛通常沿右侧向右肩胛骨尖端放射，部分患者疼痛放射至背部或胸骨下区。亦有部分患者不能耐受油脂性食物，存在腹胀、打嗝、胃部灼热和上腹部隐痛等临床症状。

只有在症状发作时体格检查才能存在阳性体征，包括右上腹或上腹部压痛及肌紧张，但通常无反跳痛。

六、辅助检查

血液检查通常无明显改变，白细胞计数及分类、血红蛋白、红细胞沉降率通常在正常范围。部分患者有所增高，类似急性胆囊炎。腹部 X 线检查可以看到钙化的胆结石。而影像学检查首选腹部超声。

慢性非结石性胆囊炎的主要诊断手段是动态超声（dynamic ultrasonography，DUS）、口服胆囊造影（oral cholecystography，OCG）等。

1. 胆囊收缩素刺激的肝脏亚氨二醋酸核素扫描　目前可以用胆囊收缩素刺激的肝脏亚氨二醋酸核素扫描（CCK-HIDA）来评估胆囊排空能力来协助诊断。大多数研究认为在实施 CCK-HIDA 后，当胆囊胆汁排空率在 1 小时少于 35% 时可以认为有胆囊运动障碍存在，并适宜进行胆囊切除术。但必须与临床症状相结合方能进行诊断。

2. 口服胆囊造影　口服胆囊造影（oral cholecystography，OCG）是在服用碘番酸 14 小时后，药物经肝排出进入胆囊浓缩后拍腹部 X 线片，可显示胆囊结石、息肉或肿瘤等病变。进食脂肪餐后可了解胆囊收缩功能。但因影响因素多、正确诊断率低，目前主要用于选择胆囊结石的非手术疗法时来评价胆囊功能。

七、诊断与鉴别诊断

慢性非结石性胆囊炎的临床症状不典型，可有典型或不典型胆绞痛，或仅有餐后上腹不适等消化道症状；B 超可见胆囊壁粗糙、囊壁增厚、胆囊缩小、萎缩，胆囊排空功能减退或排空功能丧失。但是，由于该病诊断自由度大，其临床症状不典型，多数疾病都可出现类似消化道症状，难以从症状上鉴别，而 B 超下胆囊壁粗糙十分常见，因操作者判断导致误差可能性大。

需要注意的是，慢性非结石性胆囊炎的临床症状与多种消化道疾病重叠，一部分慢性胆囊炎患者同时患有其他疾病，如慢性胃炎、乙型病毒性肝炎、脂肪肝等，以至于在诊断胆囊疾病后出现漏诊并存的其他疾病；或者将并存的其他疾病引起的症状误作胆囊炎或胆囊切除术后症状，延误并存疾病的及时治疗。

而对于慢性结石性胆囊炎的患者，其胆结石家族史、既往黄疸病史、肥胖及多次生育可作为疾病背景，具有上述背景的患者出现腹胀或上腹部不适等症状时，高度怀疑该病。

八、治疗

由于对此种疾病认识的缺乏，在医学领域，此病的手术适应证尚存在争议。导致患者重复地进行看病及检查。慢性胆囊炎通常以保守治疗为主。对于症状轻、不影响正常生活的患者，可选用保守治疗，即通过低脂饮食，长期口服利胆药物，如消炎利胆片、熊胆胶囊、羟甲烟胺（利胆素）等进行长期系统治疗，若腹痛时可用颠茄类解痉药物对症治疗。

对于症状重或反复发作的胆绞痛且伴有胆囊结石的患者，可选择手术治疗。腹腔镜胆囊切除术是其标准的手术治疗方案。

慢性非结石性胆囊炎患者行胆囊切除术占所有胆囊切除术的 5%~20%。腹腔镜胆囊切除术对于慢性非结石性胆囊炎的有效性是众所周知的。

九、预后

慢性结石性胆囊炎一般不缩短寿命，但一旦出现临床症状，2 年内的复发率约为 40%。晚期发展为胆囊癌的患者较罕见。

（仝建松）

第三节　胆石症

一、概述

胆石症是指胆道系统（包括胆囊和胆管）的任何部位发生结石的疾病，病因不明，考虑是由营养代谢因素、胃肠道疾病、感染和基因等多种因素导致。根据构成成分不同，胆结石分为三种类型：胆固醇结石、黑色胆色素结石、棕色胆色素结石。

胆石症在西方国家发病率为 10%~20%，发病率与种族、性别有关，不同种族发病率不同，女性发病率为男性的 2 倍。胆囊结石发病率还有地区差异，欧洲、美洲高于亚洲和非洲，可能与环境因素有关。高脂饮食能够显著增加胆石症者的促石胆汁生成率，而对健康人群无影响，这说明胆固醇的吸收以及分泌还与基因有关。流行病学调查研究发现胆石症与肥胖、2 型糖尿病有关，而肥胖、2 型糖尿病可能由"thrifty"基因引起。因此，胆石症的发病可能是遗传、膳食和其他环境因素共同作用的结果。

二、病因学

目前胆石症病因尚未完全明确。可能与以下因素有关：

（一）营养及代谢因素

调查发现，长期营养过剩、进食过多精细碳水化合物和高脂食物、膳食纤维摄入少，胆固醇结石发病率高。摄食减少可以引起胆囊动力下降，导致胆泥淤积。肥胖者体内胆固醇合成增加。50%重度肥胖者手术时发现患有胆石症。体重迅速下降导致肝脏合成胆固醇增多，胆盐吸收减少，黏蛋白分泌减少，胆囊动力下降，容易形成胆固醇结石。胆固醇结石与高密度脂蛋白水平降低也有关，高三酰甘油血症比肥胖更易引起胆固醇结石。

（二）胃肠道疾病或手术

回肠切除、结肠全切或次全切的患者由于胆盐的肠肝循环受损，容易形成胆结石。胃切除术患者胆石症发病率增高。回肠克罗恩病患者由于回肠吸收胆盐减少结肠吸收胆红素增加，容易形成胆色素结石。

（三）细菌和寄生虫感染

细菌感染在棕色胆色素结石形成过程中起到了一定作用，通过电子显微镜发现大多数棕色胆色素结石中含有细菌。在亚洲国家，棕色胆色素结石与寄生虫感染如华支睾吸虫和蛔虫感染有关，常常形成肝内胆管结石。长期以来认为细菌感染在胆固醇结石发病中起的作用非常小，但是研究发现在胆固醇结石中发现了细菌的 DNA。

（四）年龄、性别和雌激素

胆固醇结石发病率随着年龄的增加逐步升高，这可能与胆汁中胆固醇含量增加、胆盐分泌减少有关。到 75 岁时，大约 20% 的男性和 35% 的女性均患有胆固醇结石。50～70 岁的人群更容易出现临床症状。但是，临床上也有关于儿童患胆固醇结石和胆色素结石的病例报道。50 岁以前，女性胆固醇结石发病率是男性的 2 倍。经产妇发病率高于未产妇。长期服用避孕药的女性以及绝经后女性服用雌激素后胆固醇结石患病率增高。前列腺癌患者服用雌激素后胆汁中胆固醇含量增加。

（五）基因

胆石症患者的亲属胆石症发病率增高，而且与年龄、体重及饮食无关。载脂蛋白 E 的等位基因与胆固醇结石发病率相关。

（六）药物

长期服用考来烯胺增加胆盐的流失，促进胆石形成。氯贝丁酯增加胆固醇的分泌，结石发病率高。13%～60% 肢端肥大症患者由于长期应用奥曲肽治疗出现胆固醇胆结石。

（七）其他

1. 肝硬化　肝硬化患者胆石症发病率约为 30%，尤其是 Child 分级 C 级的肝硬化患者和酒精性肝硬化患者，具体病因不明。

2. 孕妇　胆囊排空功能障碍，胆石症发病率增高。

3. 糖尿病　胆石症患者糖尿病发病率增高，糖尿病患者胆石症发病率也增高，高胰岛素血症可能与胆石症有关。

4. 慢性溶血性疾病　如遗传性球形红细胞增多症、镰状细胞病、心脏人工瓣膜，易患黑色胆色素结石。

三、病理生理学

由于构成成分不同，胆结石主要分为三种类型：胆固醇结石、黑色胆色素结石、棕色胆色素结石。

多种机制导致胆汁中的胆固醇、未结合胆红素不完全溶解，形成胆固醇结石或黑色胆色素结石。西方国家中，80%胆结石为胆固醇结石。胆固醇结石主要由胆固醇晶体构成，可含有少量的未结合胆红素、磷酸钙、黏蛋白和蛋白质。黑色胆色素结石主要由胆红素钙聚合体构成，含少量的钙。由于钙含量不同，与胆固醇结石相比，黑色胆色素结石不易透过射线。除了胆囊外，肝脏和肠道也参与了胆固醇结石和黑色胆色素结石的形成。棕色胆色素结石主要是由于胆管梗阻、胆汁淤积引起细菌感染，脂类降解形成不溶解物质，如胆红素钙。

（一）胆固醇结石的形成

主要有三种因素影响胆固醇结石的形成。这三种因素是：胆汁成分的改变、胆固醇结晶成核和胆囊功能变化。胆汁中胆固醇过饱和和脱氧胆酸含量增加可以促进结石的形成。

1. 胆汁的构成 胆汁由肝脏产生，是一种水相的脂质溶液，其中85%~90%为水，脂质成分主要有三种，胆盐（67%）、磷脂（22%）和胆固醇（4%）。胆汁中大部分磷脂为卵磷脂，达到90%。胆盐由胆固醇合成而来，但是胆固醇不溶于水，胆盐易溶于水。胆固醇首先在胆固醇 7α-羟化酶的催化下生成 7α-羟胆固醇，后者再经过固醇核的还原、羟化、侧链的缩短和加辅酶 A 等多步反应，生成初级胆汁酸，即胆酸（3α，7α，12α-三羟-5β-胆烷酸）和鹅脱氧胆酸（3α，7α-二羟-5β-胆烷酸）。胆酸和鹅脱氧胆酸与甘氨酸或牛磺酸结合生成初级结合胆汁酸，再与钠、钾离子相结合，形成胆汁酸盐，随胆汁入肠。体内大约2/3的胆汁酸与甘氨酸结合，1/3的胆汁酸与牛磺酸结合，结合胆汁酸盐可以在生理 pH 条件下维持溶解状态，如游离胆汁酸盐沉淀条件是 pH<7，但是甘氨酸结合胆汁酸盐沉淀条件是 pH<4.5，牛磺酸结合胆汁酸盐沉淀条件是 pH<1，因此只有结合性胆汁酸可以在肠道中保持活性，起到重要生理作用。进入肠道的初级胆汁酸在发挥促进脂类物质消化吸收的作用后，在回肠和结肠上段，经过肠道细菌酶催化，去结合和脱 7α-羟基，生成次级胆汁酸，其中胆酸脱去 7α-羟基生成脱氧胆酸，鹅脱氧胆酸脱 7α-羟基生成石胆酸。

2. 胆汁形成的分子机制 肝脏能产生 ABC 转运蛋白，这是一种 ATP 依赖转运蛋白，可以运输胆盐、磷脂和胆固醇出肝。其中 ABCB11 转运蛋白负责转运胆盐，ABCB4 转运卵磷脂，ABCG5/ABCG8 异二聚体转运胆固醇。

羟基可以介导水相和油相界面相互作用，胆酸含两个羟基，鹅脱氧胆酸含三个羟基，当胆盐浓度增大到某一程度时，可以自发聚集形成微胶粒状态，疏水面在内部，乳化胆固醇等疏水分子。胆汁被分泌至胆管后，卵磷脂和胆固醇先形成亚稳定状态的单层囊泡结构，然后与胆盐形成混合微胶粒。肝胆汁与胆管上皮细胞分泌的富含 HCO_3^-、Cl^- 和水的液体相混合。胆管上皮细胞上有一个重要的 Cl^- 通道，即 CFTR（cystic fibrosis transmembrane conductance regulator），它的基因突变可以引起囊性纤维化。

3. 肝胆汁成分的变化 胆固醇是疏水分子，其在胆汁中的稳定性主要取决于磷脂和胆盐在胆汁中的浓度以及类型。胆固醇饱和指数（cholesterol saturation index，CSI）是指实测胆汁中胆固醇浓度与该胆汁达到胆固醇饱和状态时的胆固醇浓度之比（胆汁中磷脂和胆盐浓度不变）。CSI=1，胆汁饱和；CSI>1，胆汁超饱和；CSI<1，胆汁不饱和。

当胆汁中含有较多胆盐，胆固醇不饱和时，囊泡溶解成混合微胶粒，外层为亲水层，内层为疏水层。胆固醇位于疏水的内层，磷脂位于外层，因而形成稳态结构。当胆汁中胆固醇过饱和或胆盐浓度降低时，多余的胆固醇不能形成混合微胶粒，继续以磷脂囊泡结构存在。磷脂囊泡结构不稳定，聚集形成大的多层囊泡结构，即液态结晶，这种多层囊泡结构就是胆固醇结晶成核的基础结构（图5-1）。这中间涉及一系列复杂的过程和许多不同类型的囊泡、微胶粒。胆固醇沉淀的形式有很多，如非水化胆固醇形成细丝状、螺旋状、管状，单水化胆固醇形成特征性的层板状。

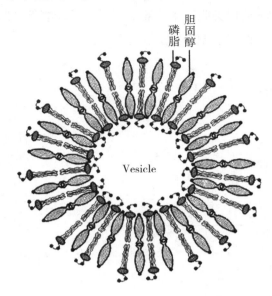

图 5-1　胆固醇、磷脂形成的囊泡结构

胆汁中胆盐的类型影响胆结石的形成。脱氧胆酸是一种疏水性胆汁酸盐，分泌入胆汁后能够促进胆固醇的分泌，增加胆固醇的饱和度，还能促进胆固醇结晶形成。胆汁酸有肠肝循环，结肠中的胆酸在细菌作用下脱羟基形成脱氧胆酸，胆酸池中脱氧胆酸的含量取决于食物在大肠中的通过时间，通过时间增加时，如应用奥曲肽治疗肢端肥大症时，血清中脱氧胆酸水平也相应增加。其他因素也影响脱氧胆酸的形成。胆石症患者小肠通过时间明显延长，粪便中细菌脱羟基活性增加。

胆结石的形成是一个复杂的过程，目前还有很多机制尚未明确。尽管胆固醇过饱和是形成结石的前提条件，但是还有其他很多因素也参与了胆石形成。

4. **胆固醇成核**　胆固醇从多层囊泡结构到单水化结晶成核是胆石形成的关键步骤。胆石症者和健康人群最主要的区别不是胆固醇过饱和程度的差别，而是胆汁促进及抑制胆固醇成核的能力差别。胆石症者的成核时间明显短于健康人群。多发结石患者的成核时间明显短于单发结石者。成核各因素之间的相互作用非常复杂。致石性胆汁中蛋白含量明显增加，有促进胆固醇成核作用的蛋白质包括胆囊黏蛋白、氨基肽酶-N、α_1酸性糖蛋白、免疫球蛋白和磷脂酶 C。阿司匹林有抑制胆囊黏膜生成黏液的作用，这也许是 NSAID 类药物可以抑制胆石形成的原因。载脂蛋白 A1、A2 以及 120 kDa 糖蛋白能够抑制胆固醇成核。熊去氧胆酸有减轻胆固醇饱和度和延长成核时间的作用，可能能够预防胆石症的复发。胆固醇结石的核心也含有胆红素，并且胆固醇晶体核心外面包被着胆色素蛋白质混合物（图 5-2）。

5. **胆囊功能**　胆囊收缩功能和黏膜分泌功能在胆结石形成过程中也发挥了重要作用。空腹时，胆囊内充满了肝胆汁，进餐时，胆囊浓缩胆汁并将其分泌到十二指肠肠腔内。胆囊必须具备排空功能，否则残留的胆泥容易诱发结石，尤其是与胆固醇过饱和、成核时间缩短并存时。长期接触富含胆固醇的胆汁，会改变细胞膜上的脂质成分，降低胆囊收缩能力。

黏蛋白是一种高度糖基化的蛋白质，黏性强，能够结合胆汁中疏水性脂质成分，如果黏蛋白分泌增多，则可促进胆固醇结晶形成。

6. **胆泥淤积**　是指胆固醇单水化结晶、胆红素钙颗粒和其他钙盐等沉淀物形成的黏性悬浮物质。

它通常由摄食减少或胃肠外营养导致胆囊动力下降所致。如果交感神经传导受阻也会出现胆泥淤积。70%的胆泥会消失，大约20%会出现胆结石或急性胆囊炎等并发症。

7. 肠道的作用　肠道内的细菌促进胆酸生成脱氧胆酸，后者有促进胆固醇结石形成的作用。结肠通过时间延长，脱氧胆酸生成增加，可以促进结石生成。

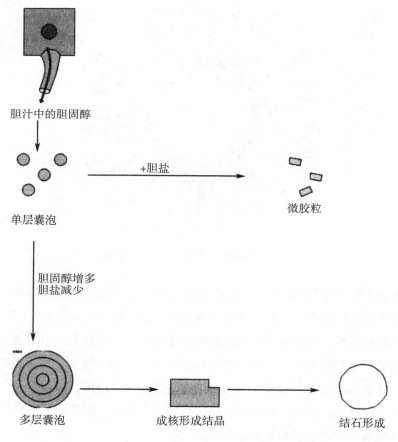

图 5-2　胆固醇结石形成示意图

（二）胆色素结石的形成

当结石内胆固醇含量<30%时，称为胆色素结石。胆色素结石有两种类型：黑色和棕色胆色素结石。胆囊结石中20%~30%是黑色胆色素结石。

1. 黑色胆色素结石　主要是由胆红素聚合物和磷酸钙、碳酸钙构成，不含胆固醇。形成机制尚不明确，可能与胆汁中未结合型胆红素含量增加、pH变化、钙浓度改变、糖蛋白生成增加有关。结合型胆红素是胆汁中胆红素的主要形式，但是少量的非酶化降解和组织来源的β-葡萄糖醛酸酶，将结合型胆红素转变为非结合胆红素，溶解在胆盐微胶粒中。但是在钙离子存在的情况下，未结合型胆红素以钙盐的形式沉积，形成不溶于水的聚合物，黏糖蛋白形成黑色胆色素结石的基质成分。人体内胆红素主要来自衰老红细胞破坏所释放的血红蛋白的分解，因此任何造成血红素分解增多的因素，有可能促进黑色胆色素结石的形成。慢性溶血性疾病，如遗传性球形红细胞增多症、镰状细胞病，易患黑色胆色素结石。慢性肝脏疾病胆石症发病率增高，其中大部分是黑色胆色素结石，可能与脾亢、门静脉高压导致溶血增加有关。

此外，还可能与肝硬化导致胆盐生成减少有关。回肠克罗恩病患者由于回肠吸收胆盐减少结肠吸收胆红素增加，容易形成胆色素结石。全胃肠外营养时，由于缺乏 CCK 的刺激，容易出现胆汁淤积，此外，肠道动力下降，未结合胆红素重吸收增加，导致结合胆红素分泌增加，容易出现黑色胆色素结石。

2. 棕色胆色素结石　含有胆红素钙、棕榈酸钙、硬脂酸盐和胆固醇。胆囊棕色胆色素结石少见。棕色胆色素结石在胆管内形成，与胆汁淤积和感染有关。90%以上的棕色胆色素结石内含有细菌。

棕色胆色素结石常出现在硬化性胆管炎胆管狭窄上方、Caroli 病胆管扩张处。乳头旁十二指肠憩室也容易合并棕色胆色素结石。此外，在亚洲国家，棕色胆色素结石还和寄生虫感染如华支睾吸虫和蛔虫感染有关，常形成肝内胆管结石。

四、临床表现

目前认为，胆石症的自然病程有三个阶段：无症状阶段、有症状阶段和并发症阶段。

1. 无症状阶段　大多数胆石症不引起临床症状，有的胆囊结石是在体检时被发现的。患者无不适反应。

2. 有症状阶段　仅有 15%~20% 的胆石症会出现临床症状，每年发生率为 1%~2%，主要是由于结石进入胆囊颈部或胆总管处。

初发症状通常为胆绞痛，以并发症为首发表现者少见。症状出现后，相当一部分患者症状会反复发作。每年有 1%~2% 的有症状结石患者出现并发症。胆结石症状主要是胆绞痛，右上腹部或季肋部疼痛，向后背或右肩部放散。通常由结石嵌顿在胆囊颈部或胆囊管引起，还与胆囊收缩有关。疼痛持续时间 30 分钟到 6 小时不等，出现和缓解都比较慢，可伴有恶心、呕吐。疼痛一般在餐后 15 分钟到 2 小时出现，也可与进食无关。有的患者夜间会因疼痛而醒来。出现典型的胆绞痛时常预示着出现并发症的概率会增大。打嗝、腹胀、口苦其实并不是由胆囊结石引起。脂肪泻并不是胆石症患者所特有的症状。

3. 并发症阶段　该阶段包括急性胆囊炎、慢性胆囊炎、胆总管结石、胆道梗阻、逆行性胆管炎、急性胰腺炎、胆肠瘘和胆囊癌。胆囊动力减退和肥胖的患者更易出现并发症。胆囊结石进入胆囊颈部会引起胆囊管梗阻，胆囊内压力升高。滞留的胆汁会对胆囊黏膜产生化学刺激，容易引起细菌入侵，导致急性或慢性胆囊炎。

（1）急性胆囊炎：持续的胆囊管梗阻引发炎症反应，疼痛持续时间长且重，常超过 5 小时，出现发热、恶心、呕吐、白细胞增多，查体时发现标志性的右肋下压痛以及 Murphy 征。如果不经过治疗，急性胆囊炎自行好转，但慢性炎症持续存在，可能会再次出现急性胆囊炎发作。急性胆囊炎如果病情加重会出现胆囊穿孔和坏疽形成脓肿。腹膜炎少见。

（2）慢性胆囊炎：是由急性胆囊炎或胆绞痛反复发作引起。结石症或急性胆囊炎反复发作，会引起胆囊局部创伤、缺血，导致纤维化、萎缩、胆囊功能丧失等慢性炎症反应。慢性胆囊炎的症状和查体常常比较模糊，不明确，也可以无临床症状出现。典型的表现是右上腹部疼痛或不适，尤其是饱餐后。其他不典型的症状包括腹胀、胃肠胀气，如果出现胆囊管梗阻，查体可触到肿大的胆囊。有时因为伴随一些消化道症状，导致部分患者行胆囊切除术。手术可以治愈胆囊炎，但可能会引起胆囊切除术后综合征或胆管狭窄。

（3）胆总管结石：常常来源于胆囊结石，由胆囊结石进入胆总管所致，大约 15% 胆囊结石患者同时合并胆总管结石，约 95% 的胆管结石患者同时合并胆囊结石。胆管的原发性结石通常由寄生虫或细菌感染引起，主要是棕色胆色素结石。进入胆总管的结石，可以排入十二指肠内，不引起临床症状，也可引起急性胰腺炎发作，或是继续在胆总管内，但不引起临床症状。胆总管结石临床症状的发生率高于胆囊结石，胆总管结石的症状主要是肝外胆道梗阻或胆管炎，胆结石进入胆总管后，可能引起胆道部分梗阻，出现梗阻性黄疸，胆道梗阻后容易引起感染，出现胆管炎，继而可引起肝脓肿。相比胆囊结石，胆总管结石引起的并发症更重、更常见。胆总管结石可以引起肝内外胆管扩张，如果胆总管结石持续存在，可能引起胆管狭窄和继发性胆汁性肝硬化，甚至胆管癌。

（4）急性细菌性胆管炎：常常是由结石堵塞胆总管远端所致，典型的临床表现包括胆绞痛、黄疸和发热（Charcot 三联征），寒战也很常见，尤其是年老患者更易出现意识模糊、嗜睡、谵妄。80%以上的患者会出现白细胞增多、血清胆红素水平超过 2 mg/dL。急性细菌性胆管炎常见的细菌感染是大肠杆菌、克雷伯杆菌、假单胞菌、肠球菌、变形杆菌，也可见厌氧菌如脆弱类杆菌和产气荚膜杆菌。如果细菌由胆道入血，可引起菌血症和败血症休克。如果不经过积极治疗，死亡率极高。

（5）胆内瘘：是由于胆囊炎导致结石进入邻近器官所致，常见的是胆十二指肠瘘，急性和慢性胆囊炎均可引起，但慢性胆囊炎更常见。结石可以通过粪便排出，也可堵塞在肠腔内，尤其是回肠末端，引起结石性肠梗阻。

（6）其他：如果结石堵塞在壶腹部胆管内，会引起胆源性胰腺炎。相对于大结石，胆泥或小结石更易引起胆源性胰腺炎。Mirizzi 综合征临床少见，是由结石聚集在胆囊管，胆总管受压导致胆汁淤积所致。胆囊结石很少引起胆囊癌，如果为预防胆囊癌行胆囊切除术，是不可取的。

五、辅助检查

影像学检查对于胆石症的诊断和定位都是比较准确的。

（一）腹部 X 线片

与肾结石不同，约 90%的肾结石不能透过射线，但是仅有 10%的胆结石不能透过射线。腹部 X 线片对于结石的检查主要是根据结石内的钙含量。

（二）超声检查

超声检查方便、价格低廉、无创伤，成为诊断胆结石最常用的辅助手段。目前大多数胆结石是在检查其他疾病时通过超声检查发现的。胆囊结石的超声图像为活动性良好的强回声光点，后方有声影。超声检查诊断胆囊结石的准确性超过 90%，对于直径超过 2 mm 的结石超声诊断的特异性超过 95%。超声检查对于急性胆囊炎的诊断也非常有价值，超声图像显示为胆囊增大，胆囊壁增厚>4 mm。超声检查还可检测出胆泥淤积。超声、Murphy 征、胆周积液对诊断急性胆囊炎有一定的价值。超声检查还可测量胆囊体积和评估胆囊动力，体积（mL）= 0.52×矢状面直径×横截面直径×纵截面直径（cm）。超声检查对于诊断胆总管结石的价值有限，检出率仅为 25%~40%，绝大多数情况下，只能看到间接征象，如扩张的胆管合并胆囊结石。

（三）CT 检查

CT 对于诊断胆石症的价值有限，但是可以发现胆囊结石的并发症，如胰腺炎、胰周积液、胆囊穿孔、脓肿形成。

（四）内镜逆行胰胆管造影（ERCP）和超声内镜检查（EUS）

ERCP 和 EUS 对诊断胆管结石的敏感性和特异性非常好，均>90%。如果高度疑似胆总管结石，ERCP 是最佳的检查手段，因为可以随之进行治疗。磁共振胰胆管造影（MRCP）对诊断 5 mm 以上的胆总管结石的敏感性和特异性为 90%~95%，适合于排除诊断胆管结石。

（五）MRI 和 MRCP 检查

普通 MRI 检查对于诊断胆囊结石价值有限。MRCP 能够对胆道系统进行三维重建检查，应用价值较大。MRCP 诊断胆总管结石的敏感性达到 95%。

六、治疗

（一）胆囊结石

1. 无症状的胆囊结石患者　不建议行胆囊切除术，因为术后带来的并发症的风险大于预防结石并发症出现带来的益处。但对于直径>3 cm 的胆囊结石，由于发生胆囊癌的风险增高，可以考虑行胆囊切除术。

2. 胆绞痛　可以应用解痉药对症处置。

3. 胆囊切除术　可以彻底治疗胆囊结石，并且能够预防以后结石复发以及并发症的出现。有两种方法：腹腔镜和开腹胆囊切除术。

（1）开腹胆囊切除术：在 65 岁以下患者的死亡率是 0.03%，65 岁以上患者死亡率是 0.5%，是安全的治疗方法。但是对于超过 75 岁并发胆囊穿孔和胆源性腹膜炎需要行急诊手术的患者以及需要行胆总管探查术的患者，开腹胆囊切除术死亡率增高。因此对于有症状的胆囊结石患者，尤其是高龄者，建议早期手术治疗。疑似胆总管结石者，应行开腹胆囊切除术，术中应用胆道镜探查胆总管，减少结石的遗漏率。

（2）腹腔镜胆囊切除术：该术在全身麻醉状态下进行，向腹腔内吹入 CO_2，置入腹腔镜，仔细辨认夹闭胆囊管和血管，应用电凝或激光止血，将胆囊从胆囊窝内分离出来。

腹腔镜胆囊切除术有如下优点：可以减少术后疼痛以及并发症的发生率，如胸痛和感染；手术住院时间短，康复期短；手术切口小。因此腹腔镜手术目前应用广泛，有取代开腹手术的趋势，但是对于腹腔镜手术失败或者不能行腹腔镜手术治疗的患者，仍需要行开腹手术，如急性胆囊炎并发脓肿。腹腔镜胆囊切除术手术并发症发生率为 1.6%～8%，有切口感染、胆道损伤和胆管结石遗漏；死亡率<0.1%，低于开腹手术。与开腹手术相比，腹腔镜手术时胆道损伤的发生率并没有增加。胆囊切除术中胆道损伤包括：①小胆管瘘，可以自发愈合。②胆管狭窄，可于内镜下置入支架。③胆道完全梗阻，需要再次手术治疗。④严重的胆瘘，需要手术治疗。胆囊结石进入腹腔内可引起脓肿，应尽量取出。

4. ERCP　约 15% 胆囊结石患者同时合并胆总管结石，如果出现黄疸、胆管炎、胰腺炎、肝功能异常、胆道扩张等高度疑似胆总管结石的佐证，建议术前行 ERCP 检查，乳头肌切开后可以取石。如果疑似胆总管结石的证据不是特别充分，可行 MRCP 检查。

5. 药物溶石治疗　胆囊结石时机体胆盐池含量减少，因此溶石治疗的机制是减少胆汁中胆固醇的含量。适应证是：症状轻度至中度者，胆固醇结石直径不超过 15 mm，尤其是<5 mm，且不适合或不愿意手术的治疗的胆石症患者。无症状结石不适宜用药治疗。用药前建议行 CT 检查评估结石钙化程度，CT 值<100 Hu 结石容易溶解。患者需要做好长期用药的准备，至少 2 年。药物治疗的有效率为 40%。直径<5 mm，含钙量少的结石用药治疗 12 个月后完全溶解率为 80%～90%。结石复发率为 25%～50%，每年有 10% 患者复发。复发常见于用药的前 2 年。胆囊多发结石者容易复发。

（1）鹅去氧胆酸，西方国家常用的剂量：①非肥胖者 12～15 mg/（kg·d）。②肥胖者 18～20 mg/（kg·d）。从 500 mg/d 开始，逐渐加量，睡前给药。不良反应有腹泻和肝功能转氨酶升高，后者呈剂量依赖性，会逐渐好转。因此，用药期间需要监测肝功能，最初 3 个月每个月查一次肝功能，然后在第 6 个月、12 个月、18 个月和 24 个月的时候监测肝功能。

（2）熊去氧胆酸（UDCA）：从熊中提取，是鹅脱氧胆酸的 7β 差向异构体。生理条件下，胆盐池中 UDCA 的含量少，不到 10%，UDCA 可以减少肠道中胆固醇的吸收，减少胆汁中胆固醇的分泌，增加胆固醇的溶解度。应用 UDCA 治疗的不良反应少于鹅去氧胆酸，约 10% 的患者可能会出现腹泻，并未发现严重不良反应。

6. 体外冲击波碎石治疗（ESWL）　主要是针对体积较大的结石，将其碎裂成为小结石，从而使其可以自行排出或者应用 UDSA 溶石治疗。只有 20%~25% 的患者适合 ESWL 治疗，即胆囊结石 ≤3 个，透光，总直径<30 mm，胆囊造影检查显示胆囊功能正常，有症状，无其他伴随疾病。治疗时，用超声将胆囊结石定位于最大能量发射处，冲击波经过软组织时基本不被吸收，绝大部分能量被结石吸收，从而达到碎石目的。冲击波应该避免经过肺部和骨骼。现在 ESWL 无须应用麻醉药物和止痛药物。ESWL 治疗 9~12 个月后，碎石率可达 76%~85%。胆囊收缩功能良好，直径<2 cm 且 CT 值<84 Hu 的结石最适合应用 ESWL。不足之处：①约 36% 的患者出现胆绞痛。②5 年后复发率高达 31%~60%，10 年后高达 80%。③可能会出现并发症，如胆绞痛、皮肤瘀点、血尿、急性胰腺炎和一过性胆汁淤积。由于腹腔镜胆囊切除术损伤小，效果好，因此 ESWL 不是最佳的治疗方法。

（二）胆总管结石

胆总管结石容易出现严重的并发症，因此发现胆总管结石，建议进行治疗。根据结石出现的部位、产生的并发症、是否有胆囊切除术病史决定治疗方案。

1. 胆总管结石不并发胆管炎　通常行择期内镜下胆管造影、乳头肌切开取石术。术中应用抗生素，也可用球囊扩张乳头肌代替乳头肌切除术。

胆总管结石并发胆囊结石时，治疗方案的选择取决于患者的年龄和基础状况。随访 1~9 年发现，对于高龄患者，仅有 5%~10% 的患者在行乳头肌切开取石术之后需要行胆囊切除术。另一项研究发现，乳头肌切开取石术随访 17 个月之后有 15% 的患者需要行胆囊切除术；但是胆囊切除术后仅有 4% 的患者需要行乳头肌切开术治疗胆总管结石。因此对于不适合胆囊切除术的患者，可行内镜下乳头肌切开取石术。但是对于年轻患者来说，首选胆囊切除术。

胆囊结石进入胆总管时可能引起急性胰腺炎发作。如果结石特别小，被排入肠道，则病情会好转；如果结石嵌顿于壶腹部，则可能会引起急性重症胰腺炎。对于后者，建议早期行 ERCP 和乳头肌切开取石术，以减少并发症和胆管炎发生的概率（图 5-3）。

对于直径>15 mm 的胆总管结石，乳头肌切开后很难用标准网篮取出。可以考虑行以下几种方法。①机械碎石：可将大结石碎裂，但是受限于网篮设计和石头的形状大小。②体外冲击波碎石：成功率达 70%~90%，30 天内死亡率不超过 1%。

2. 胆总管结石并发急性梗阻性化脓性胆管炎　当出现发热、腹痛、黄疸、意识障碍和低血压时，高度疑似此病。本病属于急重症，需要立即处理。治疗的主要目的是胆管减压以减轻毒血症，首选内镜下乳头肌切开取石术，其次是经皮经肝胆道外引流，手术死亡率高，不建议作为首选。

治疗上注意以下内容。①应用强效广谱抗生素：选择能够覆盖革兰阴性菌的抗生素，可联合应用哌拉西林/他唑巴坦和氨基苷类抗生素，疗程不少于 1 周，但要注意氨基苷类抗生素有肾毒性，不能长期应用。②ERCP+乳头肌切开取石术：如果病情允许，行 ERCP 和乳头肌切开取石术。③鼻胆管引流：如果不能行乳头肌切开取石术，立即行鼻胆管引流。④补液。

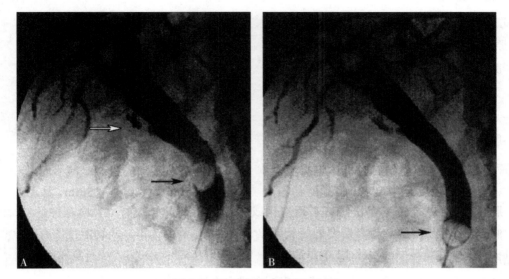

图 5-3 胆囊切除术后行 ERCP

A. 胆囊切除术后行 ERCP，黑色箭头显示胆总管结石；B. 内镜下网篮取石

3. 胆总管结石并发急性胆管炎　治疗原则同急性梗阻性化脓性胆管炎，但是可择期进行内镜下治疗。如果不能行内镜下乳头肌切开取石术，可选择鼻胆管引流，然后行胆囊切除术。抗生素常常选择头孢菌素，也可应用喹诺酮类抗生素。

（三）肝内胆管结石

多在原发性硬化性胆管炎和 Caroli 病导致胆道慢性狭窄的基础上形成，常为棕色胆色素结石。如果出现继发感染会引起肝内多发脓肿。肝内胆管结石治疗有一定的难度。治疗的目的是取出结石、缓解胆道梗阻。可采用经皮经肝胆管引流联合手术治疗，或者采用经皮经肝胆道镜治疗。如果病灶局限，可以考虑行肝叶切除术。内镜下取石十分困难。口服溶石药物效果不佳。

（四）胆瘘的治疗

建议手术治疗，分离并缝合受累的邻近器官，行胆囊切除术和胆总管引流。手术死亡率约为 10%。

（仝建松）

第四节　胆囊癌及胆管癌

一、胆囊癌

胆囊为胆系原发性恶性肿瘤中最常见的发病部位。胆囊癌（Gallbladder Cancer）发病率居消化道恶性肿瘤的第 5 位，每年胆囊癌的新发病例占肝胆系原发恶性肿瘤的10%以下。胆管癌是源于肝内外胆管上皮的恶性肿瘤，较少见，高发年龄在 50~60 岁，男性的发病率稍高于女性。

（一）病理分类

胆囊癌：75%~90%为腺癌、乳头状腺癌和黏液腺癌，10%为未分化癌，5%为鳞状细胞癌。

（二）临床分期

1. TNM 分期　不包括类癌和肉瘤。

T——原发肿瘤

T_x——原发肿瘤不能确定；

T_0——无原发肿瘤；

T_{is}——原位癌；

T_1——肿瘤侵犯黏膜层或肌层；

T_{1a}——肿瘤侵犯黏膜层；

T_{1b}——肿瘤侵犯肌层；

T_2——肿瘤肌层周围结缔组织，但未扩展至肝或浆膜；

T_3——肿瘤浸透浆膜（脏层腹膜），和（或）直接侵犯肝，和（或）侵犯邻近组织器官，如胃、十二指肠、结肠、胰腺、大网膜和肝外胆管；

T_4——肿瘤侵犯门静脉主干或肝动脉或侵犯 2 个或多个肝外组织器官。

N——区域淋巴结

N_x——淋巴结转移无法评估；

N_0——无区域淋巴结转移；

N_1——转移至胆囊管、胆总管、肝动脉和（或）门静脉周围淋巴结；

N_2——转移至主动脉周围、腔静脉周围、肠系膜上动脉和（或）腹腔动脉淋巴结。

M——远处转移

M_x——无法评估远处转移；

M_0——无远处转移；

M_1——有远处转移。

2. 临床分期

0 期	T_{is}	N_0	M_0
Ⅰ 期	T_1	N_0	M_0
Ⅱ 期	T_2	N_0	M_0
ⅢA 期	T_3	N_0	M_0
ⅢB 期	$T_{1\sim3}$	N_1	M_0
ⅣA 期	T_4	$N_{0\sim1}$	M_0
ⅣB 期	任何 T	N_2	M_0
	任何 T	任何 N	M_1

（三）治疗原则和综合治疗

原发肿瘤局限在黏膜或肌层（T_1），常规胆囊切除后，大部分患者可治愈。对于局限期（Ⅰ～Ⅱ期）胆囊癌，主要对应于Ⅰ期患者，局限于黏膜层的无症状胆囊癌接受手术切除的根治率>80%，因此，对于Ⅰ期胆囊癌行常规胆囊切除术即可。

进展期胆囊癌包括Ⅲ～Ⅳ期，除了 $T_1N_1M_0$ 或 $T_2N_2M_0$ 外，其他患者都不可切除。主要治疗是减轻痛苦的姑息对症治疗。有黄疸的Ⅲ或Ⅳ期患者，术前应予经皮肝穿刺胆汁引流，减轻胆道梗阻。临床上未发现而经病理证实局限在黏膜内的胆囊癌，治愈率达 80%，一旦穿透肌层或浆膜层，治愈率仅为 5%。

Tsukada 等报道 111 例外科治疗胆囊癌。外科手术包括胆囊切除术后、肝脏楔形切除术，肝外胆管切除术，区域淋巴结（N_1 和 N_2）清扫术。$T_2 \sim T_4$ 淋巴结阴性患者的 5 年生存率为 42.5%，$T_2 \sim T_4$ 淋巴结阳性患者的 5 年生存率为 31%。解除胆道梗阻可以缓解症状，因此姑息治疗主要包括行胆管引流术或内镜下支架置入来缓解胆道梗阻等。早期病例 T_1、T_2 行单纯胆囊切除术或扩大胆囊切除术，中期 T_3 行扩大胆囊切除术加系统淋巴结清扫术。晚期病例 T_4 行联合脏器切除术（患者条件许可时）、姑息性切除术、减瘤术，可做胆管黄疸引流术。术后可行放疗和（或）化疗。无手术指征或已有远处转移者可行放疗和化疗。

（四）肿瘤内科治疗

有证据显示化疗可以延长晚期胆囊癌患者的生存期。目前用于胆囊癌的化疗药物有氟尿嘧啶、顺铂、奥沙利铂和吉西他滨等。氟尿嘧啶在吉西他滨出现前是胆囊癌化疗中最常用的药物，其单药或联合方案的有效率为 0 ~ 36%，中位生存期为 0 ~ 6 个月，Glimelius 的 Ⅱ 期临床试验发现在氟尿嘧啶联合甲酰四氢叶酸钙（LV）加或不加依托泊苷（VP-16）的中位生存期明显高于最佳支持治疗组（6.5 个月比 2.5 个月）。Scheitauer 等对各种不同剂量吉西他滨的 Ⅱ 期临床试验显示，有效率为 8% ~ 6%，中位生存期为 6.5 ~ 11.5 个月。其他 4 项吉西他滨联合氟尿嘧啶的 Ⅱ 期临床试验，有效率为 9.5% ~ 33%，无进展生存期为 3.8 ~ 6.8 个月，总生存期为 6.8 ~ 10.3 个月。吉西他滨联合顺铂方案进行了 Ⅱ 期临床试验，有效率为 30% ~ 48%，生存期为 7 ~ 13 个月。

（五）化疗方案

1. HELF 联合干扰素方案

HCPT 6 mg/m² 静脉滴注，每日 1 次，第 1 ~ 5 天；

VP-16 60 mg/m² 静脉滴注，每日 1 次，第 1 ~ 5 天；

CF 200 mg/m² 静脉滴注 2 小时，每日 1 次，第 1 ~ 5 天；

5-FU 500 mg/m² 静脉滴注，每日 1 次，第 1 ~ 5 天。

28 天为 1 周期。

干扰素 α-2b 300 万 U 肌内注射，隔日 1 次，连用 3 个月以上。

2. GF 方案

GEM 1 000 mg/m² 静脉滴注，第 1、8 天；

5-FU 500 mg/m² 静脉滴注，第 1 天。

21 天为 1 周期，3 周期为 1 个疗程。

疗效：总有效率为 19% ~ 33%，中位总生存期为 6.8 ~ 10.3 个月，中位无进展生存期为 3.8 ~ 6.8 个月。

3. OX/Cape 方案

卡培他滨 1 250 mg/m² 口服，每日 1 次，第 1 ~ 14 天；

L-OHP 100 mg/m² 静脉滴注，第 1 天，

14 天为 1 周期，3 周期为 1 个疗程。

疗效：总有效率为 23%，其中稳定为 58%。

4. GFL 方案

GEM 1 000 mg/m² 静脉滴注，第 1、8、15 天；

CF 120 mg/m² 静脉滴注，每日 1 次，第 1~5 天；

5-FU 350 mg/m² 静脉滴注，每日 1 次，第 1~5 天。

28 天为 1 周期，3 周期为 1 个疗程。

5. OGFL 方案

GEM 1 000 mg/m² 静脉滴注，第 1、8、l5 天；

OXA 130 mg/m² 静脉滴注，第 2 天；

CF 120 mg/m² 静脉滴注，每日 1 次，第 1~5 天；

5-FU 350 mg/m² 静脉滴注，每日 1 次，第 1~5 天。

28 天为 1 周期，3 周期为 1 个疗程。

二、胆管癌

（一）病理分类

胆管癌（Cancer of Bile Duct）：大多为腺癌，少数为未分化癌和乳头状癌。鳞癌、类癌和肉瘤等少见。大体形态分为浸润型、结节型或硬化型和息肉型。

（二）临床分期

1. TNM 分期

T——原发肿瘤

T_x——原发肿瘤不能确定；

T_0——未发现原发肿瘤；

T_{is}——原位癌；

T_1——肿瘤局限于胆管；

T_2——肿瘤侵犯胆管壁；

T_3——肿瘤侵犯肝脏、胰腺、胆囊、和（或）门静脉分支、或肝动脉的一侧分支（左或右）；

T_4——肿瘤侵犯以下任何结构：门静脉主干或其双侧分支，肝总动脉或其他邻近组织，如结肠、胃、十二指肠或腹壁。

N——区域淋巴结

N_x——区域淋巴结转移不能确定；

N_0——无区域淋巴结转移；

N_1——有区域淋巴结转移。

M——远处转移

M_x——远处转移不能评估；

M_0——无远处转移；

M_1——有远处转移。

2. 临床分期

| 0 期 | T_{is} | N_0 | M_0 |

Ⅰ A 期	T_1	N_0	M_0
Ⅰ B 期	T_2	N_0	M_0
Ⅱ A 期	T_3	N_0	M_0
Ⅱ B 期	$T_{1\sim3}$	N_1	M_0
Ⅲ 期	T_4	任何 N	M_0
Ⅳ 期	任何 T	任何 N	M_1

（三）治疗原则和综合治疗

由于胆管癌生长缓慢和隐蔽，多数患者的肿瘤发生在肝管汇合处，手术时癌肿常已浸润周围组织，故手术切除率很低，不足 20%。

Ⅰ期行肿瘤局部切除手术。Ⅱ期患者做肿瘤局部切除，或附加肝门区或肝方叶切除。Ⅲ期做肿瘤局部切除，或行相应的左半肝或右半肝切除。Ⅳ期可做肿瘤局部姑息性切除手术。如不能切除，也可采用胆肠内引流术（肝内胆管与空肠吻合术）或外引流术或术中做插管至梗阻近端扩张的胆管内，以引流黄疸，减轻肝损害和患者难以忍受的瘙痒，为进一步化疗及放疗创造条件。晚期病例可做放疗和（或）化疗；保肝、支持治疗也有作用。根治性剂量照射放疗，对晚期胆管癌有一定的效果，可延长晚期胆管癌患者的生存期，但缺少大型随机临床试验证实。可手术的胆囊癌术中经胃网膜动脉插管至肝动脉留置药物泵导管，皮下埋泵，术后经药物泵给化疗药，常用的有氟尿嘧啶单用或联合丝裂霉素、吉西他滨和铂类药物以及干扰素。

（四）肿瘤内科治疗和化疗方案

参见胆囊癌。

（仝建松）

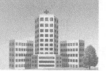

第六章 胰腺疾病

第一节 急性胰腺炎

急性胰腺炎（AP）是胰腺的急性炎症和细胞损害过程，在不同程度上波及邻近组织和其他脏器系统，AP 可分为轻症急性胰腺炎（MAP）和重症急性胰腺炎（SAP）两型。SAP 中病情极其凶险者又冠名为暴发性胰腺炎。

近年来 AP 患者呈逐年增加趋势，这与胆石症、饮酒、高脂饮食增加密切相关。检查措施（CT、超声内镜和 ERCP）的优化使得 AP 的诊断率更高。近年来 AP 患者的平均死亡率下降、平均病程缩短与及时合理运用疾病风险评估有关，增加了诊断治疗措施的有效性。

二、病因与发病机制

（一）病因分类

引起急性胰腺炎的病因很多。

1. 常见病因　胆石症、酒精和高脂血症，占病例数 70% 以上。

2. 其他病因　约占病例数的 10%，包括自身免疫性、先天性、医源性、感染性、代谢性、坏死性、梗阻性、中毒性、创伤性、血管源性的病因等。

3. 经各项检查不能确定病因者称为特发性。

（二）发病机制

各种胰酶原的不适时提前被激活是 AP 形成的主要始动因素。

正常情况下，胰腺腺泡细胞内酶蛋白的形成与分泌过程处于与细胞质隔绝状态。胰腺有多种安全机制以对付酶原的自体激活问题。一种机制是胰腺分泌胰蛋白酶抑制剂（PSTI），PSTI 可在分泌小粒中发现。PSTI 以 1∶1 的比例和胰蛋白酶的活化位点结合以抑制该酶的活性。当超过 10% 的胰蛋白酶原已被激活时，该机制就失效了。故任何对该保护机制有负面影响或压倒性作用的不利因素均可导致胰腺炎。

胰腺实质与胰管、胰管与十二指肠之间存在压力差，胰液的分泌压也大于胆汁分泌压，因此，一般情况下，十二指肠液和胆汁不会反流进入胰腺，激活胰酶。

另外，正常胰管具有黏膜屏障作用，它可以抵挡少量蛋白酶的消化作用。如胆汁中的细菌等有害因子破坏了胰管的黏膜屏障后，胰腺就有可能因各种自身酶的消化而产生炎症。

1. 共同通道梗阻　见图6-1。

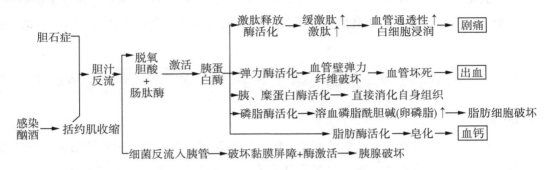

图6-1　梗阻引起AP示意

2. 十二指肠液反流　十二指肠腔内压力异常增高（呕吐、肠系膜上动脉压迫综合征）或感染等因素引起肝胰壶腹部括约肌松弛，其诱发AP的机制与上述过程相似。

3. 酗酒　长期饮酒可明显增强胰腺对胆碱能和促胰酶素的反应而引起富含酶的胰液分泌增加，另外，长期饮酒者的胰腺溶酶体的脆性增加，溶酶体酶可激活胰蛋白酶。酒精代谢酶5'二磷酸尿嘧啶核苷葡萄糖醛酸转移酶的基因多态性与酒精性胰腺炎的易感性上升有关，环境因素和辅助因素如抽烟和高脂肪膳食都与患者对此病的易感性有关。

4. 胰管梗阻　当结石、虫卵、肿瘤使胰管出现完全或不完全阻塞时，胰腺分泌物不能通过胰管及时排泄，会使胰管内压力增高而胀破胰管，胰液流入胰实质破坏胰腺。

5. 高脂血症　胰腺毛细血管床中的脂肪酶作用于血清中高水平的三酰甘油，产生有毒性的游离脂肪酸，损伤胰腺小血管内皮，产生炎症细胞和血栓。该型胰腺炎血清淀粉酶可不升高，但脂肪酶升高。

6. 炎症介质　胰腺炎期间，产生并释出多种炎症介质，它们募集炎症细胞，促使炎症细胞活化并贴附于血管壁，或直接造成细胞损伤。也可引起系统性炎症反应综合征，发生多系统脏器衰竭。其中包括：①氧衍生自由基，可直接改变线粒体膜通透性转变孔开关，导致细胞凋亡和坏死。使细胞内溶酶体释放，消化酶活化导致胰腺急性损伤。②肿瘤坏死因子，具有重要的炎症、免疫调节反应功能，导致AP和内毒素的产生，从而使病情进一步恶化。③IL-8，可促使AP早期中性粒细胞活化及其弹性蛋白酶的释放，加重炎症反应。研究中发现个体循环中增加的IL-8水平与其酒精消耗量水平成正比例关系。④IL-18，主要由单核巨噬细胞产生，是AP时胰腺损伤和全身并发症如低血压和多器官功能障碍的介质之一。⑤腺苷酸环化酶多肽，属于血管活性肠肽，其过度表达增加AP的进程。⑥胰腺炎相关蛋白，可能介导局部和全身性炎症反应，在胰腺炎的炎症过程中发挥调节作用，是炎症反应的调节器，兼具抗炎和炎症影响。

三、病理

AP的病理变化表现为从水肿到出血坏死等一系列改变。从病理上可分为急性水肿型和出血坏死型两种。

（一）急性水肿型

约占AP的90%。外形肿大、质地结实；胰周组织可有少量坏死。显微镜下见胰腺间质充血、水肿和炎症细胞浸润为主，可见少量腺泡坏死，血管变化常不明显。内外分泌腺无损伤表现。

（二）急性出血坏死型

此型少见。其基本病变：①胰实质坏死。②血管损害引起水肿、出血和血栓形成。③脂肪坏死。④伴随的炎症反应。大体形态上可见钙皂呈大小不等、稍隆起的象牙色斑点或斑块，散落在大网膜和胰腺上。

四、临床表现

（一）症状

1. 腹痛　95%的 AP 患者有腹痛，多呈突然发作，与饱餐和酗酒有关。腹痛性质为持续性刀割样；以中上腹为多，其次为右上腹或左上腹，也可为束带样，脐周和下腹部极少见。50%患者的腹痛可向左背部放射，呈"一"字样分布；蜷曲体位和前倾体位可使疼痛缓解。腹痛通常可持续 48 小时，偶可超过 1 周。腹痛的主要机制：①胰腺的急性水肿、炎症刺激和牵拉其包膜上的神经末梢。②胰腺的炎性渗出液刺激毗邻的腹膜和腹膜后组织，产生局限性腹膜炎。③胰腺炎症累及肠道，引起肠充气和麻痹性肠梗阻。④胰管阻塞或伴胆囊炎、胆石症引起疼痛。极少数 AP 患者可以没有腹痛，而仅表现为明显腹胀。

2. 发热　多为中度发热，少数为高热，一般持续 3~5 天。如发热不退或逐日升高，尤其持续 2 周以上者，要警惕胰腺脓肿可能。发热由胆管感染或胰腺炎症、坏死组织的吸收等引起。

3. 恶心、呕吐　多数患者有恶心、呕吐。酒精性胰腺炎患者的呕吐常于腹痛时出现，胆源性胰腺炎患者的呕吐常于腹痛发生后出现。呕吐物为胃内容物，重者可混有胆汁，甚至血液。呕吐后，患者无舒适感。

4. 黄疸　病情较轻的 AP 可无黄疸。下列原因可引起黄疸：①胆管感染、胆石症引起胆总管梗阻。②肿大的胰头压迫胆总管。③并发胰腺脓肿或胰腺假囊肿压迫胆总管。④并发肝脏损害等情况。不同原因的黄疸持续时间不一样。

（二）体征

1. MAP 患者有腹部的深压痛，但与患者自觉症状不成比例；SAP 可出现肌紧张、压痛、反跳痛等腹膜刺激征三联征。三联征可局限于左上腹，也可累及整个腹腔。

2. 10%~20%的患者可在上腹部扪及块状物。块状物常为急性胰腺假囊肿或胰腺脓肿，一般见于起病 4 周以后。

3. 大多数患者有持续 24~96 小时的假性肠梗阻表现。

4. SAP 患者可出现皮下青紫表现，出现在两肋部者，称为 Grey-Tuner 征；出现在脐部者，称为 Cullen 征。它们在 SAP 中的发生率不到 3%。Grey-Tuner 征是由于血性液体从肾旁间隙后面渗透至腰方肌后缘，然后再通过肋腹部筋膜流到皮下；Cullen 征是由于后腹膜出血渗入镰状韧带，随后由覆盖于韧带复合体周围的结缔组织进入皮下。

5. 其他　气急、胸腹腔积液等。

五、并发症

（一）局部并发症

1. 急性液体积聚 发生于 AP 病程的早期，胰腺内、胰周或胰腺远端间隙液体积聚，并缺乏完整包膜。影像学上为无明显囊壁包裹的急性液体积聚。根据有无坏死，将病程 4 周以内的急性积液分为急性坏死性液体积聚（ANC）和急性胰周液体积聚（APFC）。

2. 胰腺坏死 胰腺实质的弥漫性或局灶性坏死，伴有胰周脂肪坏死。根据有无感染，胰腺坏死又可分为感染性坏死和无菌性坏死。增强 CT 是目前诊断胰腺坏死的最佳方法。

3. 胰腺假性囊肿 在病程 4 周后，随着时间的推移，持续存在的急性胰周液体积聚一旦形成囊壁包裹，称为胰腺假性囊肿。假性囊肿通常位于小网膜腔内，胃与结肠、胃与肝之间或横结肠系膜之间。囊肿可引起压迫症状，体格检查常可扪及肿块，并有压痛。假性囊肿可破裂，造成慢性胰源性腹腔积液，腹腔积液中淀粉酶和脂肪酶的含量均明显增高，且可破入胸腔，进入后腹膜、纵隔，甚至颈部。

4. 包裹性坏死 急性坏死性液体积聚被囊壁包裹称为包裹性坏死（WON）。

ANC、APFC、WON 和胰腺假性囊肿 4 种类型均可以是无菌性的或感染性的。胰腺实质内液体积聚只能是 ANC 或 WON，而不是假性囊肿。一些专业术语如"胰腺脓肿"和"胰腺内假性囊肿"已被弃用。

（二）全身并发症

1. 低血压及休克 SAP 常有低血压及休克，患者烦躁不安，皮肤苍白、湿冷，呈花斑状，脉搏细弱、血压下降，少数患者可在发病后短期内死亡。

2. 消化道出血 可表现为呕血或便血。呕血是应激性溃疡或胃黏膜糜烂，或胃黏膜下多发性脓肿引起；便血可由胰腺坏死穿透横结肠引起，便血者预后极差。

3. 细菌及真菌感染 SAP 患者的机体抵抗力低下，极易发生感染。感染一般出现在起病后 2 周~2 个月内。感染可引起胰周脓肿、腹腔脓肿、败血症及呼吸道、泌尿道、输液导管感染等。早期病原菌以革兰阴性菌为主，如大肠杆菌、克雷伯杆菌、变形杆菌和肠杆菌等，后期常为双重或多重细菌感染，主要细菌有绿脓杆菌、假单胞菌属、变形杆菌、沙雷杆菌、金黄色葡萄球菌、产气杆菌、肠球菌等。大量使用广谱抗生素造成严重菌群失调，加上明显低下的机体抵抗力，极易引起真菌感染。常见病原菌有白色念珠菌和酵母菌。

4. 慢性胰腺炎和糖尿病 慢性胰腺炎与胰腺腺泡大量破坏及胰腺外分泌功能不全有关；糖尿病与胰腺 β 细胞破坏、胰岛素分泌减少有关，其发生率约 4%。

5. 代谢异常 SAP 时可有下列代谢异常：①低钙血症，30%～60% 的患者出现本症，血钙<2 mmol/L（8 mg/dL）。当血钙<1.75 mmol/L（7 mg/dL），且持续数天，预后多不良。其产生机制：磷脂酶 A 和脂肪酶的激活，产生脂肪酸，脂肪酸与血钙发生皂化作用；SAP 时，白蛋白水平的降低可使总钙的测定数值降低；降钙素分泌增加时血钙下降；钙-甲状旁腺轴失平衡，后者对低血钙的反应性减弱；钙被转移至脂肪、肌肉和肝组织中。②高脂血症，约 20% 的患者可发生本症，患者可出现血清脂质微粒的凝聚，产生脂肪栓塞。③糖代谢异常，约 50% 的患者出现暂时性高血糖，30% 的患者有糖尿，偶可发生糖尿病酮症酸中毒或高渗性昏迷；有 1%～5% 患者并发低血糖。糖代谢异常与 AP 时胰岛素、胰高糖素、生长抑素及糖皮质激素的浓度及相互作用有关。

6. **血液学异常**　包括贫血、DIC、门脉和（或）脾静脉栓塞。SAP 时，患者的纤维蛋白原和凝血因子Ⅷ升高，引起高凝状态，出现血栓形成和局部循环障碍，严重时可发生 DIC。

7. **心功能不全或衰竭**　50%的患者可有 ST-T 改变、传导阻滞、期前收缩为主的心电图变化。少数患者还可出现心力衰竭和严重心律失常。

8. **肾功能不全或衰竭**　20%的 SAP 可出现肾衰竭，与其有关的死亡率可达 80%。发生原因与低血容量、休克和激肽-缓激肽系统的作用有关。

9. **呼吸功能不全或衰竭**　是最严重的并发症。气急可能是呼吸功能不全的唯一症状，如不注意观察和及时诊断治疗，患者往往会发展到急性呼吸衰竭（成人呼吸窘迫综合征，ARDS），此时，患者可有明显气急、发绀等，常规的氧疗法不能使之缓解；血气分析 $PaO_2 < 8.0$ kPa（60 mmHg）。为了减少 ARDS 的发生和及早发现、及早治疗，建议在 SAP 患者入院的初期，应每日至少做 2 次血气分析。

10. **胰性脑病**　发生率为 5.9%~11.9%。表现为神经精神异常，定向力缺乏，精神错乱，伴有幻想、幻觉、躁狂状态等。其发生与 PLA_2 损害脑细胞，引起脑灰白质广泛脱髓鞘改变有关。常为一过性，可完全恢复，也可留有精神异常。

11. **多脏器功能衰竭**　多脏器功能衰竭（MOF）可包括心功能不全、肾功能不全、呼吸功能不全等。而 ARDS 是 MOF 发生的一个重要因素。胰腺炎、腹膜炎、脓毒血症等被称为全身性炎症反应综合征（SIRS），SIRS 时，体内有大量炎细胞因子及中性粒细胞聚集而诱发 ARDS，如不及时识别 ARDS，并作相应治疗，则会发展到 MOF。

六、辅助检查

（一）实验室检查

1. 血清酶学检查

（1）血淀粉酶：AP 起病 6 小时后，血淀粉酶>500 U/L（Somogyi 单位）或 12 小时后尿淀粉酶>1 000 U/L（Somogyi 单位）可作为参考。

（2）淀粉酶同工酶：淀粉酶有腮腺型和胰腺型两种同工酶，因此，测定淀粉酶同工酶有利于 AP 的诊断。胰腺型淀粉酶同工酶的参考值，血清<53 U/L，尿液<325 U/L。

（3）血脂肪酶：AP 时血清脂肪酶水平增高是与淀粉酶平行的。但脂肪酶增高持续时间较长，故有助于发作过后胰腺炎的诊断。不仅如此，脂肪酶水平在巨淀粉酶血症和腮腺炎时是正常的。

要注意的是血清酶活性高低与病情程度不呈相关性。

2. 血清标志物　C-反应蛋白（CRP）发病 72 小时后>150 mg/L 提示胰腺组织坏死。动态测定IL-6 水平增高提示预后不良。

3. 血常规　白细胞总数和分类均增高，重者有血细胞比容降低。

4. 血钙　血钙值的明显下降提示胰腺有广泛的脂肪坏死。血钙<1.75 mmol/L（7 mg/dL）提示患者预后不良。

5. 其他血液检测　血清胆红素和转氨酶、碱性磷酸的水平增高，约见于半数病例，这是由于胰腺发炎压迫胆总管，或病变严重时伴随的非梗阻性胆汁淤积。白蛋白从腹膜后炎症区和腹膜表面外渗，可使血中白蛋白水平减低。所有患者都应测定血清三酰甘油水平，因为它有病原学意义，还须由此分析血清淀粉酶意外不增高的现象。酗酒者三酰甘油大多都是中度暂时增高，因此可能只是胰腺炎的表象而非真正的病因。

（二）辅助检查

1. 胸、腹部平片　对发现有无胸腔积液、肠梗阻有帮助。

2. B超　在 MAP 时，B 超扫描可显示出胰腺呈弥漫性、均匀地增大，外形饱满，界限模糊，内部回声减弱，但比较均匀，也可表现为胰腺局部肿大（如胰头、体或尾部）。SAP 时，胰腺实质肿胀，失去正常的形态，内部回声不规则，可表现为回声减弱或增强，或出现无回声区，回声的改变取决于胰腺坏死和内出血情况。可用于有无胆管结石和胰腺水肿、坏死的判断。

3. CT 扫描　CT 扫描能确切地显示胰腺的解剖，认为是诊断 AP 的标准方法，可确定急性胰腺炎是否存在及其严重程度以及有无局部并发症，鉴别囊性或实质性病变，判断有无出血坏死，评价炎症浸润的范围，且不受肠道气体的干扰。平扫 CT 对坏死性胰腺炎诊断的敏感性较低，增强 CT 可使之明显提高。

4. MRI　除了与腹部 CT 有同样诊断作用外，MRI 检查对胰腺炎的诊断并不优于 CT。MRI 还可通过胆胰管造影（MRCP）判断有无胆胰管梗阻。

5. ERCP 和超声内镜（EUS）　对 AP 的诊治均有重要作用。EUS 主要用于诊断，尤其对于鉴别诊断恶性肿瘤和癌前病变（如壶腹部腺瘤、微小结石病等）有重要意义。ERCP 主要用于治疗，但对一些少见病因（如 Oddi 括约肌功能障碍等）有帮助诊断作用。

七、诊断

（一）急性胰腺炎的诊断

对任何患有上腹疼痛、难以解释的休克或血尿淀粉酶增高的患者，均应考虑急性胰腺炎的可能。急性胰腺炎的诊断标准为：①急性发作的上腹痛伴有上腹部压痛或腹膜刺激征。②血、尿和（或）腹腔积液、胸腔积液中淀粉酶升高。③影像学（B 超、CT 等）或手术发现胰腺炎症、坏死等间接或直接的改变。具有上述第 1 项在内的 2 项以上标准，并排除其他急腹症后（如消化性溃疡并发穿孔、肠系膜动脉栓塞以及异位妊娠破裂等）诊断即可成立（动态 CT 扫描具有重要诊断价值）。

（二）胆源性 AP 的诊断依据

当 AP 中有：①B 型超声检查示胆总管内有结石或胆总管扩张幅度>4 mm（胆囊切除者胆总管扩张>8 mm）。②血清 SB>40 μmol/L。③胆囊结石同时伴有 AKP 和（或）ALT 高于正常上限的 3 倍。即可诊为胆源性胰腺炎。

（三）急性重症胰腺炎的评估标准

Ranson 标准是最为人熟知的重症胰腺炎的评估标准（表 6-1），包括 11 项特征。5 项特征是入院时检查，反映炎症反应的轻重；另 6 项是起病 48 小时检查，一般说来，少于 2 项的患者，死亡率<1%。反之，6 项以上阳性的病例，发生胰腺坏死和感染的可能性增加，死亡率也较高。BISAP 系统可用于住院 48 小时内的任何时候，虽只测定 5 个参数（表 6-1），但其对预后评估的准确性似与 Ranson 标准相似。急性生理学与慢性健康评估Ⅱ（APACHEⅡ）系统采用 14 项常规检查指标，在统计患者与正常范围偏离的基础上产生数字评分，但较复杂，在重症监护室（ICU）外较难应用。

常规 CT 和对比增强 CT 都能提供实用的预后信息。CT 严重度指数（表 6-1）评估病情轻重与 Ranson 标准相当。对比增强 CT 检查胰坏死的存在和程度，这与发病率及死亡率是极为相关的。亚特兰大分类标准将急性胰腺炎分为轻症及重症。CT 扫描未见胰实质坏死地称之为间质性或水肿型胰腺炎，常为轻症。符合以下四条标准之一的患者为急性重症胰腺炎。①具有以下一条以上的器官衰竭：休克（收缩压<90 mmHg），肺功能不全（PaO_2<60 mmHg），肾功能衰竭（补水后血肌酐>2 mg/dL），胃肠道出血（24 小时内>500 mL）。②出现坏死、假性囊肿、脓肿等局部并发症。③至少符合 Ranson 标准 3 条。④至少符合 APACHE Ⅱ 标准 8 条。

表 6-1 急性重症胰腺炎的评估标准

评估系统	标准	SAP 限定分数
Ranson	入院时	总评分≥3
	年龄>55 岁	
	WBC >16 000/μL	
	血糖>11. 1 mmol/L	
	AST >250 U/L	
	LDH >350 U/L	
	入院后 48 小时	
	HCT 下降>10%	
	液体隔离>6 L	
	血 Ca^{2+}<2. 0 mmol/L	
	动脉血氧分压<60 mmHg	
	BUN 上升>1. 79 mmol/L	
	碱缺失>4 mmol/L	
APACHE-Ⅱ	多项临床及实验室指标	总评分≥8
BISAP	BUN>8. 93 mmol/L	总评分>2
	精神障碍	
	存在 SIRS	
	年龄>60 岁	
	胸腔积液	
CT	A. 正常	级别>C
	B. 局部或弥散胰腺增大	
	C. B+胰腺和（或）胰腺周围炎症，轻度渗出	
	D. C+单个液体积聚	
	E. 多个液体积聚，胰腺和脂及坏死，胰腺脓肿	
CT 严重指数	CT 评分等级	总评分>5
	A=0　B=1	
	C=2　D=3	
	E=4	
	加坏死等级	
	无坏死=0	
	<30%坏死=2	
	30%~50%坏死=4	
	>50%坏死=6	

注：AST，天冬氨酸氨基转移酶；BUN，血尿素氮；Ca^{2+}，血钙水平；HCT，血细胞比容；WBC，白细胞计数；SIRS，全身性炎症反应综合征。

除 Ranson 评分及 APACHE－Ⅱ评分外，还有一些有临床价值的判别指标，如体质指数（BMD）>28 kg/m²、胸膜渗出尤其是双侧胸腔积液、72 小时后 C-反应蛋白（CRP）>150 mg/L，并持续升高等均为临床上有价值的严重度评估指标。

2011 年梅奥医学中心建议按照下列标准将 AP 病情程度划分为 3 类：①重度 AP（持续性器官功能衰竭或多器官功能衰竭，有或没有局部并发症）。②中度 AP（有局部并发症或短暂性器官功能衰竭，但没有持续性器官功能衰竭）。③轻度 AP（没有器官功能衰竭和局部并发症）。增加中度 AP 新分类的意义在于，可使医师更自信地告知患者，他们有更低的病死率，但仍需要长时间的治疗管理。

八、治疗

（一）MAP 以内科治疗为主

1. 抑制胰腺分泌

（1）禁食及胃肠减压：可减少胰腺分泌。在 MAP 中，经过 4~7 天，当疼痛减轻，发热消退，白细胞计数和血、尿淀粉酶降至正常后，即可先给予少量无脂流质，数日后逐渐增加低脂低蛋白饮食。若有复发表现，需再度禁食。

（2）H₂ 受体阻断药或质子泵抑制药：抑制胃酸以保护胃黏膜及减少胰腺分泌。

（3）生长抑素及类似物：临床报道普遍认为该类药物是目前治疗胰腺炎有效的药物。具有多种内分泌活性：抑制胃酸分泌；抑制胰腺的外分泌，使胰液量、碳酸氢盐、消化酶分泌减少；抑制胰岛素、胰高血糖素、胆囊收缩素等多种激素等被认为对胰腺细胞有保护作用，可阻止急性胰腺炎的进展。在 AP 早期应用，能迅速控制病情、缓解临床症状，使血淀粉酶快速下降并减少并发症，提高治愈率。施他宁的剂量为首剂 250 μg 加入 10% 葡萄糖溶液 20 mL 中缓慢静脉推注，继而 3~6 mg 加入 10% 葡萄糖溶液 500 mL 中静脉滴注维持 12~24 小时。善宁首剂为 0.1 mg 加入 10% 葡萄糖溶液 20 mL 静脉缓慢注射，继而 0.6 mg 加入 10% 葡萄糖溶液 500 mL 维持治疗 12~24 小时。

2. 抑制胰酶活性减少胰酶合成

（1）抑肽酶：抑制肠肽酶，中断瀑布效应，应早用，剂量宜大。参考剂量：第 1 天 50 000 U/h，总量 100 000~250 000 U，随后 20 000~40 000 U/d，疗程 1~2 周。

（2）加贝脂：为一种非肽类蛋白分解酶抑制剂，该药为从大豆中提取的小分子膜酶拮抗剂，对胰蛋白酶、血管舒缓素、磷脂酶 A₂ 等均有极强的抑制作用，另外对肝胰壶腹部（Oddi）括约肌有松弛作用。用法：100 mg 加入 250 mL 补液内，3 次/日，3 天，症状减轻后 100 mg，1 次/日，均经静脉滴注，疗程 7~10 天。滴速为 1 mg/（kg·h），不宜>2.5 mg/（kg·h）。用药期间要注意皮疹及过敏性休克。

（3）乌司他丁：系从人尿中提取的糖蛋白，为一种蛋白酶抑制剂，可以抑制胰蛋白酶等各种胰酶，此外，它还有稳定溶酶体膜、抑制溶酶体酶的释放、抑制心肌抑制因子产生和炎性介质的释放。用法：100 000 U+补液 500 mL，静滴，1~2 小时内滴完，1~3 次/日。

3. 镇痛　急性重症胰腺炎患者常有明显疼痛，甚至可因疼痛而引起休克，因此镇痛对患者很重要。常用的有山莨菪碱或哌替啶肌内注射；0.1% 普鲁卡因静脉滴注，但一般不用吗啡和胆碱能受体抑制剂。

4. 抗生素的应用　胆源性 AP 可选用氨基糖苷类、喹诺酮类、头孢菌素类及抗厌氧菌药物，其他病因的轻型 AP 也可不用。

（二）SAP

1. 内科治疗

（1）禁食和胃肠减压：可减少胰腺分泌，减少胃酸的刺激及减轻肠胀气和肠麻痹，在 SAP 中，只要腹痛缓解，血清淀粉酶接近正常，没有其他并发症也可以开始进食，应采取个体化的原则。

（2）营养支持：营养支持在 AP 尤其是 SAP 中的治疗作用已得到普遍肯定。营养支持常贯穿于 SAP 的整个病程治疗中，对保护肠黏膜屏障功能，降低感染等并发症十分重要，可以明显改善疾病治疗效果。SAP 患者在血流动力学和心脏功能稳定情况下，应早期进行营养支持，初期的营养支持主要是肠外营养（PN），但应尽早过渡到肠内营养（EN）模式。研究认为个体化阶段性营养支持是治疗 AP 的合理营养方式。目前认为，空肠内输注营养不增加胰液分泌。可在内镜或 X 线引导下将鼻空肠营养管放置到 Treitz 韧带下方，这是实施 EN 的关键。EN 药物主要包括高能要素合剂，由麦芽糖糊精、葡萄糖糖浆、乳清蛋白水解物、植物油、中链三酰甘油、维生素、矿物质、微量元素等组成。

发生 SAP 时，由于炎症反应、肠道菌群失调、生长因子缺乏和肠黏膜上皮细胞过度凋亡而导致肠黏膜屏障损伤等因素，可发生肠道衰竭，导致细菌及内毒素易位，肠源性细菌到达胰腺，形成胰腺及胰腺周围组织继发感染与脓毒症，与 MOF 的发生密切相关。因此，肠道衰竭被称为 SAP 发生 MOF 的"发动机"。控制 SAP 时肠道衰竭的发生对阻止疾病的发展，改善 SAP 患者的预后显得至关重要。

EN 能维持肠屏障功能，是防止肠道衰竭的重要措施。EN 增加肠黏膜血流灌注和促进肠蠕动。通过肠黏膜与营养素的接触，可以直接向肠黏膜提供其代谢所需的营养物质，阻止肠黏膜的氧化损伤，避免肠道屏障功能的破坏和菌群易位，维持肠道内细菌的平衡和肠道免疫的"觉醒"状态改善肠道的通透性，从而限制由肠道介导的全身炎症反应。有研究显示，肠内营养显著降低了总的并发症（包括脓毒症）的发生，费用及住院时间明显缩短。

（3）应用广谱高效抗生素：目前，SAP 患者的死亡原因 80% 为感染，无感染的 SAP 患者死亡率为 10%，如感染后不及时治疗者，死亡率可达 100%。因此预防和治疗感染已成为降低 SAP 死亡率的关键。感染细菌极可能来自结肠内细菌的移位，抗生素的选择应是高效广谱。用药时应注意以下几点：①抗菌谱应广，因为每一病例都可分离出数种病原菌。②药物对主要病原菌应有强大的杀灭、抑制作用。③抗生素必须兼顾厌氧菌，可选用第三代头孢菌素或甲砜霉素类（如亚胺匹能）以降低胰腺坏死后感染。SAP 患者应及早应用抗生素治疗，且至少维持 14 天。

（4）生长抑素和生长激素联合疗法：在这一疗法中，生长激素的作用主要是促进蛋白合成、调节免疫和可能的抗感染效果，动物试验表明，外源性生长激素可以通过促进肠上皮的增生、维持肠黏膜屏障的完整性而防止肠道内细菌移位的发生。生长激素的用量一般为 4~8 U，皮下注射，每日 2 次。但应注意高血糖等不良反应。

（5）抗休克：SAP 患者常有大量体液的丢失，而造成有效血液循环量的减少。胰腺组织对血流量的变化极为敏感，有效血液循环量的减少会引起胰腺微循环灌注减少而加重胰腺组织的坏死，因此应及时补足血液循环量，常用胶体液（鲜血、血浆、白蛋白）和晶体液（平衡液、羟甲淀粉），用量需根据患者的血压、心率、神志、尿量等指标综合考虑。

（6）纠正水、电解质及酸碱平衡紊乱。

（7）糖皮质激素：一般不用，除非出现重要脏器严重并发症，常用的有甲基泼尼松龙，40~80 mg/d，静脉滴注，每天 1~2 次。

（8）中药：目前 SAP 时常用的中药是大承气汤和生大黄，实验提示生大黄对胰蛋白酶、胰脂肪酶、胰淀粉酶具有明显的抑制作用，从而有利于抑制胰酶的自身消化；生大黄所含的番泻苷甲可以促进肠道排空以减少胰腺的分泌；生大黄具有止血和降低血管通透性的作用，防止和改善休克的产生和胰腺的血液循环。用法：生大黄 25~30 g/d，用开水 100~200 mL，浸泡 15~30 分钟后，去渣分 3 次服用。

（9）血浆置换：如有严重高脂血症可用血浆置换法降低血中三酰甘油含量。

2. 减少腹腔内有毒液体　SAP 患者腹腔内有积液时，积液中有大量血管活性物质及毒性细胞因子，这些物质对胰腺炎的恶化和全身病理生理变化影响很大。传统方法为手术清除加引流，该法创伤大，感染机会多。目前，国内已有人试用在腹腔镜下作腹腔灌洗，并获初步成功。

3. 内镜治疗　近 10 年来国内外众多研究结果表明对疑有胆源性胰腺炎的患者应实行早期（发病后 24~72 小时内）ERCP，其首选治疗是内镜下行 Oddi 括约肌切开或放置鼻胆管引流，条件许可时行胆管结石清除，以达到胆管引流通畅、减少胆汁胰管反流的目的，使重症胆源性胰腺炎患者病情迅速改善。疗效明显优于传统常规治疗，成功率可达 90% 以上。

4. 对局部并发症的处理　目前认为，大多数 APFC 在发病后数周内自发吸收，一般不会被感染。在这个阶段穿刺引流可继发感染，因而要避免干预。仅在感染性 APFC 时才有穿刺引流的指征。假性囊肿亦很少需要干预，仅在感染或有症状时考虑穿刺引流。CT 发现囊肿内存在气体，或细针穿刺行革兰染色和细菌或真菌培养即可明确有无感染。

九、预后

SAP 患者预后最重要的决定因素是持续性多器官功能衰竭（病死率为 34%~55%），而短暂缓解或单器官功能衰竭预后较好（病死率为 0~3%）。

（刘佳奇）

第二节　慢性胰腺炎

一、概述

慢性胰腺炎（CP）是由不同因素造成的胰腺组织和功能的持续性和进行性损害，其病理特征为胰腺纤维化，最终导致胰腺内、外分泌功能永久性丧失。临床症状无特异性，但以反复发作的上腹疼痛和胰腺外分泌功能不全为主要症状，可伴有胰腺内分泌功能不全、胰腺实质钙化、胰管结石和假性囊肿形成。很多患者都有急性胰腺炎的间断性发作。急性复发性胰腺炎与慢性胰腺炎临床鉴别可能不易，前者在非发作期胰腺功能和组织结构仍能恢复正常，故不做组织和功能检查，较难区分。

尸检统计，慢性胰腺炎发生率为 0.04%~5%，但在嗜酒者中可能远高于此。男女比为 1.86：1。平均年龄（48.9±15.0）岁，男女发病年龄无显著差异。慢性胰腺炎又可分为慢性梗阻性和慢性钙化性胰腺炎两种。慢性钙化性胰腺炎的特征是胰内纤维化和钙化不规则分布，并有一、二级胰管的不同程度梗阻，是慢性胰腺炎的最常见形式。慢性酒精性胰腺炎、热带胰腺炎、遗传性胰腺炎、继发于血钙或血脂增高的胰腺炎以及特发性胰腺炎可能与此相关。慢性梗阻性胰腺炎的特征是胰管系统扩张，腺泡实质弥漫性萎缩，以及均一的纤维化等。慢性梗阻性胰腺炎可由胰腺肿瘤、胰管狭窄造成，胰腺分裂也可能造成。与其他形式的慢性胰腺炎不同，管内罕有栓塞及结石，梗阻解除后，结构和功能改变都改善。

二、病因与发病机制

长期过量饮酒、胆管疾病和胰腺外伤为主要病因，分别占 35.4%、33.9% 和 10.5%。

（一）胆管疾病

我国的慢性胰腺炎中，以胆管疾病为病因者占 36%~65%。其中以胆囊、胆管结石为主（约占 77.2%），其次为胆囊炎、胆管狭窄、肝胰壶腹括约肌功能障碍和胆管蛔虫等。胆管疾病可诱发频发的胰腺炎，继而胰腺弥漫性纤维化，胰管狭窄、钙化，最终导致慢性胰腺炎。胆囊炎还可通过淋巴管炎而引起慢性胰腺炎。

（二）慢性酒精中毒

是发达国家慢性胰腺炎的最主要病因。我国酒精性慢性胰腺炎从 20 世纪 50 年代至 80 年代由 6.1% 上升到 26.5%~29.4%，目前已上升至 34.58%~35.4%，成为我国慢性胰腺炎最主要病因。这些患者的纯酒精摄入量 ≥70~80 g/d，嗜酒史 5~15 年左右。酒精性慢性胰腺炎是由于酒精本身及（或）其代谢产物的毒性和低蛋白血症，造成胰实质进行性的损伤和纤维化；也可能是由于酒精刺激胰腺分泌，增加胰腺对胆囊收缩素（CCK）刺激的敏感性，使胰液中胰酶和蛋白质的含量增加，钙离子浓度增高，形成一些小蛋白栓阻塞小胰管，导致胰腺结构发生改变，形成慢性胰腺炎。酒精性慢性胰腺炎胰腺钙化较多。

（三）自身免疫因素

自身免疫性胰腺炎是慢性胰腺炎的一种特殊类型，约占 2.8%。其发病机制是胰腺对自身成分作为抗原，由 CD4 阳性的辅助 T 细胞识别并产生免疫应答，从而导致胰腺的炎症性病变。这种胰腺炎无胰腺管特异抗体的客观诊断，影像学和非特异抗体的诊断在诊断过程中占很大比重。

（四）营养因素

亚非发展中国家，慢性胰腺炎的最常见类型是营养不良诱发的（热带）胰腺炎。这些地区有一种植物木薯，可造成胰腺损伤。此外，低脂肪、低蛋白饮食，硒、铜等微量元素缺乏，维生素 A、B_6 等不足可能有关。

（五）遗传因素

如阳离子胰蛋白酶原（PRSSI）基因、酒精代谢酶基因、胰蛋白酶抑制因子基因突变等与遗传性胰腺炎有关。本型慢性胰腺炎国内少见。

（六）高钙血症

有 8%~12% 的甲状旁腺功能亢进患者发生慢性胰腺炎。其始动因素是高钙血症。机制：①钙沉积形成胰管内钙化，阻塞胰管。②钙能促进无活性的胰蛋白酶转变成活性胰蛋白酶，促发自身消化。③钙可直接影响胰腺腺泡细胞的蛋白分泌。高钙血症也见于维生素 D 中毒、甲状旁腺癌、多发性骨髓瘤等疾病。在欠发达地区较为多见。

（七）高脂血症

家族性高脂血症中 Ⅰ、Ⅳ、Ⅴ 型患者易致胰腺炎反复发作。其机制可能为：①过高的乳糜微粒血症使胰腺的微血管阻塞或胰腺中发生黄色瘤。②胰腺毛细血管内高浓度的三酰甘油被脂肪酶大量分解，所形成的大量游离脂肪酸引起毛细血管栓塞或内膜损伤致胰腺炎发生。

（八）其他因素

其他因素：①上腹部手术后，可致肝胰壶腹部括约肌痉挛、狭窄、胰腺损伤或供血不良而引起胰腺炎。②尸检发现，约1/3的肝硬化和血色病患者，伴有胰腺纤维化和色素沉着。③胰供血动脉硬化，邻近脏器病变及胃十二指肠后壁穿透性溃疡等，均可引起慢性胰腺炎。

（九）特发性

占6%～37.5%，多见于年轻人（15～30岁）和老年人（50～70岁），发病率无明显性别差异。随着诊断手段的不断提高，发现一部分特发性慢性胰腺炎患者与肝胰壶腹括约肌功能异常有关。

三、病理

病程早期的发作期，胰腺因水肿、脂肪坏死和出血而肿大，但基本病理倾向是纤维化，胰管扩张，胰管内偶见结石形成。在静止期，覆盖胰腺的腹膜增厚、不透光，表面有结节状隆起的白点。慢性胰腺炎后期，胰腺变细、变硬，或呈不规则结节样硬化，有弥漫性纤维组织增生和钙质沉着，并可有假性囊肿、胰管扩大及胰管内碳酸钙结石，胰腺小叶大小不一，结构模糊。

显微镜下可见程度不等的纤维化和炎症代替了腺泡和胰岛组织，偶有小脓肿。愈合的坏死区有纤维化和异物反应及潴留性囊肿。主胰管及其分支有不同程度的狭窄和扩张，管腔内有稠厚黏液与组织碎屑，胰管可有鳞状上皮化生。

四、临床表现

临床表现轻重不一。轻度可无症状或有轻度消化不良，而中度以上的慢性胰腺炎可有腹痛、腹胀、黄疸等胰腺炎急性发作症状，胰腺内、外分泌功能不足表现，腹腔积液、感染等。

（一）腹痛

占60%～100%，疼痛可能是间歇性或慢性，部位常在上腹部，可放射至左、右季肋部，左侧肩部及背部。开始时，持续几小时到几天，随疾病进展，腹痛日趋频繁，持续时间增加。腹痛在仰卧位时加剧，坐位、前倾位、屈膝位或俯卧位时缓解；饮酒、进油腻食物可诱发腹痛。劳累可使腹痛加重。一部分患者无典型的疼痛症状，后期随着胰腺内、外分泌功能下降，疼痛程度可能会减轻，甚至消失。

（二）胰腺外分泌不足的表现

轻到中度慢性胰腺炎患者仅有食欲缺乏、腹胀等消化不良症状。当脂肪酶的排量降低到正常的10%以下时，患者才会出现脂肪泻；同样，胰蛋白酶的排泄低于正常的10%时才会有粪便中蛋白丢失。患者排出大量恶臭有油脂的粪便。由于害怕疼痛而进食很少，体重减轻加重，并有多种维生素特别是脂溶性维生素缺乏的表现。少数患者有低蛋白血症，出现全身性水肿，皮肤皱褶增多，头发枯萎等表现。

（三）胰腺内分泌不足的表现

6%～46%患者有糖尿病或糖耐量异常。糖尿病常在出现临床症状后的5～10年内发生。

（四）黄疸

发生率为1%（2/230例）～28.2%（69/245例）。主要是由于胰头部肿胀或假性囊肿压迫胆总管所致。

典型病例可出现五联征：上腹疼痛、胰腺钙化、胰腺假性囊肿、糖尿病和脂肪泻。但临床上常以某一或某些症状为主要特征。

五、并发症

（一）上消化道出血

可出现呕血和黑便。其病因：①脾静脉受压及血栓形成引起脾大，胃底静脉曲张破裂出血。②胰腺假性囊肿壁的大血管或动脉瘤受胰腺分泌的消化酶的侵蚀而破裂出血。③胰腺分泌碳酸氢盐减少并发消化性溃疡和出血。

（二）胰腺假性囊肿形成

发生于约10%的慢性胰腺炎病例，形成机制：①胰管内压力增高致胰管破裂，胰液外渗。因无活动性炎症，胰液常为清亮。②活动性炎症并发脂肪坏死（也可能有胰腺实质的坏死），胰液自小胰管外渗。因含坏死组织，胰液常有变色。

（三）胆管或十二指肠梗阻

发生于5%~10%的慢性胰腺炎病例。本并发症多见于有胰管扩张的患者，主要是由于胰头部炎症或纤维化、假性囊肿所致。

（四）胰源性胸、腹腔积液

形成的机制可能是由于胰管破裂，与腹腔和胸腔形成瘘管，或是假性囊肿的破溃致胰液进入胸、腹腔。临床上，胰源性腹腔积液可呈浆液性、血性或乳糜性，后两者较少见。胰源性胸腔积液以左侧多见，具有慢性、进行性、反复发作及胸腔积液量多的特点，也可为浆液性、血性或乳糜性。

（五）胰腺癌

约4%患者在20年内并发胰腺癌。

（六）胰瘘

包括胰腺外瘘和内瘘。外瘘常发生于胰腺活检、胰腺坏死、外科引流术后、手术中的胰腺损伤或腹部钝伤后。内瘘常发生于慢性胰腺炎主胰管或假性囊肿破裂后，常并发有胰源性胸、腹腔积液。酒精性胰腺炎易出现内瘘。

（七）其他

少数患者可有胰性脑病；胰腺与脾粘连或胰腺假性囊肿侵蚀脾促发脾破裂；皮下脂肪坏死和骨髓脂肪坏死，可出现皮下的硬结节和骨痛、股骨头无菌性坏死等。

六、辅助检查

（一）实验室检查

1. 粪便的显微镜检查　粪便中含有未消化的肌肉纤维和脂肪滴。

2. 胰腺外分泌功能测定　有直接外分泌功能试验和间接外分泌功能试验两大类，两者均通过测量胰腺分泌的胰液量、胰液电解质浓度和胰酶量来评估胰腺外分泌的功能。

（1）直接外分泌功能试验：系利用胰泌素和（或）胰酶泌素（CCK-PZ）直接刺激胰腺分泌，对慢性胰腺炎诊断的敏感性为75%～90%，特异性为80%～90%。但轻度胰腺外分泌功能障碍时，试验结果正常，因此无助于慢性胰腺炎的早期诊断；同时由于其有创性等原因患者较难接受，影响临床广泛应用。

（2）间接外分泌功能试验：有 Lundh 试餐试验、血、尿苯甲酰-酪氨酰-对氨基苯甲酸（BT-PABA）试验、胰月桂酸试验（PLT）、粪便试验（苏丹Ⅲ染色、粪便脂肪定量测定和糜蛋白酶测定）及核素胰腺外分泌功能试验（^{131}I-三酰甘油/油酸吸收试验、双标记 Schilling 试验及 ^{13}C-呼气试验）等。目前用于临床上主要有尿 BT-PABA 试验、PLT 和粪便苏丹Ⅲ染色等。BT-PABA 试验主要通过测量口服一些胰酶消化底物所生成的产物反映胰腺分泌糜蛋白酶的能力，是诊断中、重度胰腺外分泌功能不全敏感性较高的方法，但难以和小肠吸收障碍性疾病相区别。PLT 则反映胰腺分泌芳香酯酶的能力，较 BT-PABA 试验可能更敏感和特异，但方法较复杂。^{13}C-呼气试验对判断胰腺外分泌功能有一定价值，其优点是非侵入性、简单易行、重复性好、结果稳定，但对轻度胰腺外分泌功能不全诊断的敏感性较差。

3. 胰腺内分泌功能测定　包括糖耐量异常、血中胰岛素、C 肽及 CCK 减少和血糖升高。但只有晚期（胰腺功能损失90%以上）方出现变化。

（1）血清 CCK 测定：正常为30～300 pg/mL，慢性胰腺炎患者可高达 8 000 pg/mL。这是因为胰腺外分泌功能减退，对 CCK 的反馈抑制作用减弱所致。

（2）血浆胰多肽（PP）测定：PP 主要由胰腺的 PP 细胞分泌，正常空腹血浓度为 8～313 pmol/L。餐后血浆 PP 浓度迅速升高，而慢性胰腺炎患者明显下降。

（3）血浆胰岛素浓度测定：本病患者空腹血浆胰岛素水平大多正常，口服葡萄糖或甲苯磺丁脲（D860）、静脉注入胰高糖素后，血浆胰岛素不升高者，提示胰腺内胰岛素储备减少。

4. 其他实验室检查

（1）血清淀粉酶：急性发作期可见升高。发生胰性腹腔积液、胸腔积液的患者，其腹腔积液、胸腔积液中的淀粉酶含量升高。

（2）生物标志物：最常见升高的标志物为 CA19-9，但通常升幅较小，如果明显升高，应该警惕并发胰腺癌的可能。

（二）影像学检查

1. 腹部平片　腹部 X 线平片可发现部分患者胰腺区域的钙化灶、结石影，十二指肠低张造影可见十二指肠环扩大等，均对明确诊断提供了有价值的依据。

2. 超声及其相关技术　实时超声检查可见胰腺体积增大或萎缩，边缘不整，质地不匀；胰腺纤维化时，胰腺内部回声增强，胰管有不规则扩张及管壁回声增强；有结石或钙化时可见光团及声影；有囊肿时可见液性暗区。实时超声对慢性胰腺炎的敏感性为48%～96%；特异性为80%～90%。由于无创且较经济，可列为首选的检查方法，并可在随访中反复应用。

（1）内镜超声（EUS）：避免了肠道气体和肠壁脂肪的干扰，克服了体外超声诊断胰腺疾病的不足，它不仅能显示主胰管异常、胰石和（或）钙化灶，而且对炎性假瘤也有很高的诊断符合率。EUS诊断慢性胰腺炎的敏感性和特异性均>85%，其阳性预测值（PPV）94%，阴性预测值（NPV）75%，经 EUS 行细针穿刺细胞学检查，不仅可提高其敏感性和特异性，而且 PPV 和 NPV 也提高为96%和100%。EUS 除显示影像学特征外，同时可以进行胰腺活检和收集胰液做功能性检查。但 EUS 对慢性胰腺炎的早期诊断尚不敏感。

（2）胰管内超声（IDUS）：是将超声探头经十二指肠乳头逆行插至主胰管中，对主胰管内有局灶性狭窄的病变进行鉴别诊断，对慢性胰腺炎有诊断价值。

3. 胰腺 GT　胰腺失去正常结构，呈现弥漫性增大或萎缩，密度不均，有时可在胰头部见到局部肿块，表面有分叶；胰管扩张或粗细不匀，有时还可在胰管内见到结石或钙化征象。并发假性囊肿时，CT 呈低密度占位病灶。对中、晚期诊断的准确性较高，早期、胰腺病理改变轻微的慢性胰腺炎，CT 的诊断作用受到限制。

4. MRI　MRI 对慢性胰腺炎的诊断价值与 CT 相似，但对钙化和结石显示不如 CT 清楚。

5. 胰胆管影像学检查　包括内镜逆行胰胆管造影术（ERCP）和磁共振胰胆管造影术（MRCP），是诊断慢性胰腺炎的重要依据。主要表现为主胰管边缘不规则、胰管扩张、粗细不匀呈串珠状改变；部分有不规则狭窄或中断；有时可显示胰管内的结石或钙化影；还可发现有无副胰管。轻度慢性胰腺炎：胰管侧支扩张/阻塞（超过 3 支），主胰管正常；中度慢性胰腺炎：主胰管狭窄或扩张；重度慢性胰腺炎：主胰管阻塞、狭窄、钙化，有假性囊肿形成。MRCP 与 ERCP 相比，两者的符合率基本相符，但 MRCP 不能收集胰液，无法行胰管内造影及活检等，因此尚不能完全替代 ERCP。

6. 胰管镜检查　胰管镜检查可直接观察胰管内病变，如狭窄、结石、阻塞等，并能明确病变部位。同时还能进行活检、收集胰液及细胞学刷检等，对不明原因的胰腺损害有鉴别诊断价值，特别是对胰管口径有改变而胰腺实质无损害的患者尤为适用。慢性胰腺炎的胰腺导管内壁充血水肿、扩张或瘢痕性狭窄，50%患者可见蛋白栓，10%患者可见结石，可以鉴别早期胰腺癌。

7. PET（正电子发射体层成像）　采用核素^{18}氟标记的氟脱氧葡萄糖（FDG）–PET 对不明原因的胰腺肿块进行检查有助于与胰腺癌相鉴别，胰腺癌及其转移灶可表现为核素浓聚区，但在慢性胰腺炎并发急性炎症时可出现假阳性结果。

七、诊断和鉴别诊断

（一）诊断

我国 2005 年慢性胰腺炎诊治指南提出，在排除胰腺癌的基础上，建议将下述 4 项作为慢性胰腺炎的主要诊断依据：①典型的临床表现（腹痛、胰腺外分泌功能不全症状）。②病理学检查。③影像学上有慢性胰腺炎的胰胆改变征象。④实验室检查有胰腺外分泌功能不全依据。其中第①项为诊断所必需，第②项阳性可确诊，①+③可基本确诊，①+④为疑似患者。

（二）鉴别诊断

1. 胰腺癌　鉴别甚为困难。可用的方法：①血清 CA19-9、CA125、CA50、CA242，在胰腺癌中阳性率较高，有一定参考价值，但有假阳性。②胰液检查，通过 ERCP 获取胰液，病理检查如发现癌细胞，则诊断肯定；同时胰液 CA19-9 检查及 K-ras 基因检测有一定鉴别诊断价值。③实时超声及 EUS 导引下细针胰腺穿刺，如发现癌细胞，可确诊，但阴性不能否定诊断。④EUS、CT、MRI 和 PET 有助于鉴别。

2. 消化性溃疡　十二指肠球部后壁穿透性溃疡可与胰腺粘连而引起顽固性疼痛。内镜检查可鉴别。

3. 原发性胰腺萎缩　多见于 50 岁以上的患者。无腹痛、脂肪泻、体重减轻、食欲缺乏和全身水肿等临床表现。超声及 CT 检查等一般能鉴别。

八、治疗

（一）治疗原则

治疗原则：①控制症状、改善生活质量。②去除病因和纠正存在的胰管梗阻因素、保护胰腺功能。③预防和治疗并发症，寻求胰腺内、外分泌功能替代治疗。

（二）内科治疗

1. 去除病因　戒酒和积极治疗胆管疾病，这是慢性胰腺炎的两大主因。如戒酒能使半数以上酒精性胰腺炎患者疼痛缓解，并可停止或延缓胰实质破坏的进展。三酰甘油增高 [>5.7 mmol/L（500 mg/dL）] 需以他汀类药物逐步控制（阿托伐他汀的起始剂量为 10~20 mg/d）。硫唑嘌呤等药物都能引起胰腺炎，故应注意清除这些可能的原因。

2. 止痛

（1）胰酶制剂等非镇痛药物：慢性胰腺炎患者外分泌不足可使 CCK 对胰腺的刺激加重，使疼痛加剧。胰酶可抑制 CCK 的释放和胰酶分泌，使疼痛得到缓解。H_2 受体阻断药或质子泵抑制药可降低胰液的分泌量，降低胰管内压以减轻疼痛，另外还能增加胰酶制剂的疗效，因为保持胰酶活性的最佳 pH 应 >6.0。CCK 受体阻断药（丙谷胺 600 mg/d）也有一定疗效。如经治疗，疼痛无改善甚至加重者，可试用生长抑素衍生物奥曲肽治疗，每次餐前 100~200 μg，皮下注射，症状减轻后改为中、晚餐前或仅在中餐前注射 1 次，以后再改为口服胰酶制剂。

（2）镇痛药物：宜从应用对乙酰氨基酚和非甾体消炎药物开始，如果必要，可用曲马朵或丙氧酚类的镇痛药物。只有在使用上述药物疼痛不能缓解或加重，或有并发症，或出现胃瘫方可使用麻醉性镇痛药物。吗啡能使肝胰壶腹部括约肌痉挛，应避免使用。

（3）腹腔神经丛麻醉或内脏神经切除：以上方法不能获得疼痛缓解者，可以使用 CT 或 EUS 介导的腹腔神经丛阻滞治疗。

3. 胰酶不足的替代治疗　胰酶制剂有助于改善消化吸收不良、脂肪泻。比较理想的胰酶制剂应是肠溶型、微粒型、高脂酶含量、不含胆酸。目前常用的有胰酶肠溶胶囊、复方消化酶胶囊、米曲菌酶肠溶胶囊等。

4. 内分泌不足的替代　主要是糖尿病的治疗。

5. 营养　营养不良者给予足够的热能、高蛋白、低脂饮食（脂肪摄入量限制在总热量的 20%~50% 以下，一般不超过 50~75 g/d），严重脂肪泻患者可静脉给予中长链三酰甘油（MCT/LCT）。少量多餐加上胰酶制剂。补充脂溶性维生素 A、D、K 及水溶性维生素 B_{12}、叶酸等。有条件者可应用要素饮食或全肠外营养。

（三）内镜治疗

内镜下治疗简单、有效、微创、能重复应用，可作为大多数慢性胰腺炎的首选方法。内镜治疗主要用于慢性胰腺炎导致的 Oddi 括约肌狭窄（狭窄性十二指肠乳头炎）、胆总管下段狭窄和胰管开口狭窄和胰管结石。

1. 胆总管狭窄　胆总管狭窄的发生率为 10%~30%，可以首先考虑使用内镜支架治疗，但长期的疗效还不确定，但对年老和体弱的患者较为适用。

2. 胰管高压扩张　疼痛为主要症状的特发性、胰腺分裂性及其他原因的慢性胰腺炎是经内镜胰管支架治疗的适应证。近期疼痛缓解较好，长期的疗效还不确定。

3. Oddi 括约肌功能不良和胰管结石　Oddi 括约肌成形术治疗 Oddi 括约肌功能不良，短期止痛效果较好。胰管括约肌切开以利于胰管内结石排出。对有主胰管结石的患者，内镜网篮取石可以尝试。

4. 其他　在假性囊肿和肠腔间放置支架，使囊肿内液体流入肠道。胰瘘的治疗。超声内镜下腹腔神经丛阻滞，以缓解疼痛。

九、预后及预防

慢性胰腺炎诊断后的 20~25 年内死亡率为 50%，15%~20% 的患者死于并发症，如严重营养不良、糖尿病，大约有 4% 患者发展为胰腺癌。积极治疗胆管疾病，不饮含酒精饮料，补充营养和使用胰酶制剂，控制糖尿病等对改善患者的生活质量及预后是有益的。

（刘佳奇）

第三节　自身免疫性胰腺炎

一、概述

自身免疫性胰腺炎（AIP）是由自身免疫介导、以胰腺和主胰管结构改变（胰腺肿大和胰管不规则狭窄）为特征的一种特殊类型的慢性胰腺炎，好发于老年人，淋巴浆细胞浸润伴胰腺组织纤维化、免疫组织化学染色见有大量 IgG_4 阳性细胞浸润为其特征性病理表现，其确切发病机制尚不明确。除胰腺病变外，部分患者尚可并发胆管炎、涎腺炎、淋巴结肿大、腹膜后纤维化、间质性肾炎、肺间质纤维化等多种胰外病变。

二、发病机制

有证据高度提示 AIP 的发病与机体免疫相关。IgG 及 IgG_4 水平升高、多种自身抗体阳性（包括抗碳酸酐酶抗体、抗乳铁蛋白抗体、抗核抗体、类风湿因子等）以及激素治疗有效也间接反映了 AIP 发病的免疫机制。

三、临床表现

AIP 少见，它的发病率和种族差异仍不明。AIP 患者年龄为 20~70 岁，60~70 岁占大多数，男女比例为（2~7.5）：1。

临床表现无特异性，可表现为梗阻性黄疸、不同程度的腹痛、后背痛、乏力、体重下降等。以无痛性梗阻性黄疸最常见，而且可在几周内形成，因此常常被误诊为胰腺癌。许多患者有腹部不适和腹痛（数周至数月），极少数有典型的急性胰腺炎发作，尚有约 15% 的患者无症状。40%~90% 的 AIP 患者有胰腺外器官受累，最常见的是 Sjogren 综合征（干燥综合征），尤以女性多见。其他包括炎症性肠病（尤其是克罗恩病）、胆管炎、纵隔或腹腔淋巴结肿大、间质性肾炎、腹膜后纤维化、肺间质纤维化、系统性红斑狼疮、甲状腺功能低下、肝脏假性瘤等。50%~70% 的 AIP 患者并发糖尿病或糖耐量异常。胰腺外表现可与 AIP 同时发生，也可在其之前或之后出现。

四、辅助检查

1. 血清学 血清 IgG_4 升高已成为诊断 AIP 最有价值的血清学指标，敏感度 67%~94%，特异度 89%~100%。但血清 IgG_4 不能单独用于诊断 AIP，其水平正常并不能排除 AIP。临床上可用于监测病情。仅发现血清指标升高而无临床症状和影像学证据时，称为血清学复发。

2. 影像学 影像学表现在 AIP 的诊断中占有至关重要的位置。可采用的检查方法包括 CT/MRI、MRCP 及胰管内超声（IDUS）等。近年来，超声内镜在 AIP 诊断中的作用日显重要，它不仅能观察胰腺和胆管系统，还可观察胰周淋巴结，并进行活组织病理检查。

AIP 的影像学特点为：①胰腺呈弥漫性、局限性或局灶性肿大，典型者为"腊肠样"改变，部分不典型病例可出现局部肿块，需要与胰腺癌相鉴别；通常 AIP 患者无胰腺钙化、结石和假性囊肿等。②主胰管弥漫性变细或局限性狭窄，病变累及胆总管下段时可造成局部呈陡然向心性狭窄，狭窄区往往较细长。③由于胰周积液、炎性反应或脂肪组织纤维化而出现胰周"鞘膜"征，CT 检查可见造影剂增强时间均匀延迟，胰腺周围有低密度边晕，延迟期均匀强化。MRI 检查示胰腺 T_1 减慢，T_2 图像上胰腺信号增强。

3. 组织病理学 AIP 的大体表现很像胰管癌，炎症主要局限在胰头部，被累及的组织呈灰至黄白色，并且丧失正常的小叶结构。增大的胰头可引起胰管和远端胆管的梗阻。

胰腺组织学变化的特点，是中等大小和大的叶间胰管周围有广泛的炎症细胞浸润。重症患者较小的胰管也可累及。炎症细胞主要是淋巴细胞和浆细胞，但有时也可有巨噬细胞，偶见中性粒细胞和嗜酸性粒细胞。淋巴细胞大多为 $CD8^+$ 和 $CD4^+T$ 淋巴细胞，很少有 B 淋巴细胞。重症患者炎症累及腺泡的实质，另外还有胰管，以致引起胰管硬化，腺泡细胞或多或少地被炎症细胞和纤维化所替代，胰腺的小叶结构几乎损失。如果纤维化改变占据胰腺大部分，可形成炎性假瘤，同时，严重纤维化的区域常包含分散的富有 B 细胞的小淋巴滤泡，表现为闭塞性血管炎（常常累及静脉）。

根据胰腺组织学特点将 AIP 分为以淋巴浆细胞性硬化性胰腺炎（LPSP）为特征性表现的 I 型和以特发性导管中心性胰腺炎（IDCP）为特征性表现的 II 型。I 型 AIP 主要见于老年男性，多有血清 IgG_4 水平升高，且多并发胰腺外器官病变，包括胆管、涎腺、淋巴结、肾脏、肺等。II 型 AIP 患者较 I 型者年轻且无性别差异，血清 IgG_4 水平多不升高，除炎症性肠病外，无其他胰腺外器官受累，只有通过病理学检查才能诊断。

五、诊断

主要有以下几点：①影像学表现胰腺弥漫性或局灶性肿大，主胰管节段性或弥漫性不规则狭窄。②实验室检查血清 IgG_4 升高，或自身抗体阳性。③组织学检查见淋巴细胞、浆细胞浸润和胰腺组织纤维化。④并发其他自身免疫性疾病，或累及其他脏器。⑤皮质激素治疗有效。

六、治疗

大多数患者，皮质激素治疗有效。常用泼尼松治疗，可选择 0.6 mg/（kg·d）作为起始剂量，持续 1~2 个月后根据治疗反应酌情减量，以后每 2~4 周减少 5 mg，维持剂量为 2.5~5 mg/d。维持治疗时间尚无共识，可根据疾病活动程度及激素相关不良反应等情况选择维持 1~3 年时间。部分 AIP 患者激素减量或停用后可复发，再次应用仍可有效。治疗后，AIP 的影像学表现（最早在用药 2~4 周后）可得到改善，肿大的胰腺缩小，主胰管不规则狭窄消失；临床症状也有相应改善；实验室检查如血清 IgG_4 下降、自身抗体转阴等。年老体弱患者，若对糖皮质激素应用有顾虑则可对症处理，如针对梗阻性黄疸可行内镜下支架置入术等。对糖皮质激素治疗无效者应对诊断重新评估，并考虑手术探查。在诊断明确的情况下可予免疫抑制剂治疗，但疗效尚未见明确报道。

（刘佳奇）

第四节　胰腺癌

一、概述

胰腺癌（pancreatic cancer）发病率占恶性肿瘤的 1%~2%，其病因不明，与饮食高脂肪、高动物蛋白、吸烟、饮酒、胰腺炎、糖尿病等有关。胰腺癌的特点为病程短、进展快、死亡率高，中位生存期为 6 个月左右。

二、病理分类

按部位分为：①胰头癌，占胰腺癌的 2/3。②胰体、胰尾部，占胰腺癌的 1/4。③全胰腺，占胰腺癌的 1/20。

组织学分类：①导管细胞癌，占 90%（包括黏液癌、印戒细胞癌、腺鳞癌、未分化癌、混合性导管内分泌癌）。②破骨细胞样巨细胞癌、黏液性囊腺癌、浆液性囊腺癌、导管内乳头状癌。③其他，如胰母细胞瘤、实性假乳头癌、多形性腺癌、纤毛细胞腺癌、黏液表皮样癌、鳞癌、鳞腺癌、乳头状囊腺癌等均较少见。

三、临床分期

1. TNM 分期

T——原发肿瘤

T_x——原发肿瘤无法评价；

T_0——没有原发肿瘤证据；

T_{is}——原位癌；

T_1——肿瘤局限于胰腺，最大径 ≤2 cm；

T_2——肿瘤局限于胰腺，最大径 >2 cm；

T_3——肿瘤侵犯胰腺之外，但未累及腹腔干或肠系膜上动脉；

T_4——肿瘤累及腹腔干或肠系膜上动脉（原发肿瘤无法切除）。

N——区域淋巴结

N_x——淋巴结转移无法评价；

N_0——无淋巴结转移；

N_1——有淋巴结转移。

M——远处转移

M_x——远处转移无法评价；

M_0——无远处转移；

M_1——有远处转移。

2. 临床分期

0 期	T_{is}	N_0	M_0
Ⅰ A 期	T_1	N_0	M_0
Ⅰ B 期	T_2	N_0	M_0
Ⅱ A 期	T_3	N_0	M_0
Ⅱ B 期	$T_{1\sim3}$	N_1	M_0
Ⅲ 期	T_4	任何 N	M_0
Ⅳ 期	任何 T	任何 N	M_1

四、治疗原则

胰腺癌的首选治疗方法为手术切除，但因多数不能早期发现而切除率低，为 5%~15%，据报道胰腺癌根治术后 5 年生存率在 2.3%~15.8%，平均为 3.4%，国内报道根治术后平均生存 17.6 个月。胰腺癌属对放疗不敏感肿瘤，但由于局限晚期病例约占 40%，可进行局部放疗，治疗后有 30%~50% 可缓解疼痛，可一定程度抑制肿瘤发展。

1. 病变局限　经检查可以手术者，尽量争取开腹探查，行根治术，必要时术前化疗、放疗，术中放疗，术后辅助化疗，包括介入治疗和（或）放疗。经探查不能切除者，可行姑息手术（如胆管减压引流或胃空肠吻合术等），以缓解黄疸、梗阻等症状，或行术后放疗、化疗等综合治疗。

2. 病变虽局限，但已不能行探查术者，则采用放疗及化疗等药物综合治疗。病变广泛，以化疗、中医中药、生物反应调节剂等药物治疗为主，必要时局部放疗。

3. 晚期，已有远处转移　可行化疗及局部放疗，减症治疗。一般情况差的，则不宜化疗，可予支持、对症治疗，止痛和补充营养。

五、综合治疗

尽管胰腺癌切除率低，放、化疗不敏感，但适时地使用手术、放疗、化疗、生物反应调节剂、激素等综合治疗，包括术前放化疗、术中放疗、术后放化疗、局部晚期患者的姑息性手术和（或）放、化疗及其他药物治疗等，据文献报道，可取得比单一治疗手段的效果为优，且有可能延长生存期。

一些化疗药物可增加放射线的敏感性，其中以 5-FU 及其衍生物 FT-207、UFT 等较为常用，因此，对不能切除的局限晚期的胰腺癌，用 5-FU 等药联合放疗，可取得较满意的效果。如常用的放疗联合 5-FU 的综合治疗方案，放疗 40~60Gy/4~6 周，5-FU 300 mg/m^2，或 500 mg/次静脉滴注，每周 2 次，共 6 周，或用 FT-207 200~300 mg 口服，每日 3 次，共 6 周，或用 UFT 2~4 片口服，每日 3 次，共 6 周，代替 5-FU。

六、肿瘤内科治疗

（一）单药化疗

胰腺癌对化疗不甚敏感，不少药物的近期疗效低于 10%，较有效的药物如 5-FU、MMC、EPI、IFO 等。近年来，有报道使用 IL-2、干扰素等生物反应调节剂和新药多西他赛治疗少数胰腺癌病例，见到个别肿瘤缩小。也有报道采用介入性治疗胰腺癌，提高了局部药物浓度，减轻全身不良反应，获得一定疗效，目前国外正在进行深入临床研究。近年吉西他滨（Gemcitabine）的使用提高了晚期胰腺癌的生存率。过去用 5-FU 的 1 年生存率仅为 2%，在改用吉西他滨后提高为 18%，且改善了生活质量。有报道用卢比替康（Rubitecan）有一定疗效。

（二）联合化疗

采用联合化疗治疗胰腺癌，其近期疗效比单一化疗药治疗的疗效高，但对生存期的延长不理想，比较有效的方案包括 SMF（STT、MMC、5-FU）和 FAM（5-FU、ADM、MMC）等。

Mustacchi G 等采用 GEM 联合放疗的方法治疗局部晚期或复发性胰腺癌，可评价病例 14 例，诱导化疗：GEM 1 000 mg/m^2 静脉滴注，第 1、8 天，28 天为 1 周期，用 2 周期；放疗 1.8 Gy/d，每周 5 天，总量 45~55.8 Gy，与放疗同时给 GEM 500 mg/m^2 静脉滴注，每周 1 次，用 5~6 周；放疗结束后，再给足量 GEM 2 周期（门诊治疗）。结果 CR 1 例，PR4 例，有效率为 35.7%，中位总生存时间为 17.3 个月，1 年生存率为 60%，2 年生存率为 25%，认为此种放化疗并用 GEM 诱导和强化化疗，取得良好的有效率、1 年生存率和 2 年生存率。

Alwarez-Gallego R 等研究，白蛋白结合型紫杉醇与吉西他滨（健择）治疗可切除胰腺癌的抗肿瘤活性，术前行健择（1 000 mg/m^2，第 1、8、15 天+白蛋白结合型紫杉醇 125 mg/m^2，第 1、8、15 天）2 周期，结果显示与 10 例未接受或接受传统放化疗的患者相比，新辅助方案减少成肌纤维细胞含量，增加了血管密度和变形的胶原纤维，显示出实质性意义的病理学缓解率和 R$_0$ 切除率。最近报道的由欧美学者所主导的 MPACT 研究，是将白蛋白紫杉醇联合吉西他滨的联合化疗方案与吉西他滨单药化疗进行对比。结果表明，联合化疗方案显著延长 OS 为 1.8 个月。此外，ORR、PFS 的延长也有统计学意义。同时这种联合方案的安全性较好，可以让更多的患者获益。从研究数据上看，不管体力状态、年龄、基线条件等如何，绝大多数患者均能有生存获益。MPACT 研究结果的公布证实白蛋白结合型紫杉醇联合吉西他滨这一新型联合化疗方案的有效性。

Conroy T 等比较转移性胰腺癌患者一线治疗采用 FOLFIRINOX（奥沙利铂+依立替康+氟尿嘧啶+亚叶酸）与吉西他滨方案治疗的疗效和安全性。将 342 例 ECOG 评分在 0 或 1 的患者接受 FOLFIRINOX 或吉西他滨治疗观察总生存期。结果显示，FOLFIRINOX 组中位总生存期较吉西他滨组有所延长（11.1 个月对 6.8 个月），平均无进展生存期也延长，客观有效率分别为 31.6% 和 9.4%。FOLFIRINOX 组出现发热性中性粒细胞减少 5.4%，但 6 个月观察显示 FOLFIRINOX 组与吉西他滨组相比，生活质量退化者较少。因此，与吉西他滨相比，FOLFIRINOX 方案显示出生存优势和较高的毒性，它可以作为转移性胰腺癌体能较好患者的一种治疗选择。Conroy T 等同样对比两种治疗方案的疗效，也显示 FOLFIRINOX 较吉西他滨显示出更长的 OS、PFS 和客观缓解率。

（三）分子靶向药物治疗

西妥昔单抗（C225）与 GEM 联合治疗：Xiong HQ 等进行 II 期临床试验，对以往未经化疗和 ECFR

表达的局部晚期或转移性胰腺癌 61 例，EGFR 表达 58 例（95%），EGFR 染色至少 1+，入组 41 例。给予 C225 初次剂量为 400 mg/m²，静脉滴注 2 小时，以后 250 mg/m²，静脉滴注 1 小时，每周 1 次，用 7 周；GEM 1 000 mg/m²，每周 1 次，用 7 周，休息 1 周。以后周期用药，C225 每周 1 次，GEM 每周 1 次，均用药 3 周，休息 1 周，4 周重复。疗效：PR 5 例（12.2%），SD 26 例（63.4%），中位疾病进展时间 3.8 个月，中位总生存时间为 7.1 个月，1 年无进展生存率为 12%，总生存率为 31.7%。3、4 度不良反应有中性粒细胞减少（占 39.0%）、乏力（占 22.0%）、腹痛（占 22.0%）、血小板减少（占 17.1%）。研究表明 C225 与 GEM 合用对晚期胰腺癌有一定疗效。Siu LL 等 I 期临床试验，用索拉非尼治疗胰腺癌 23 例，结果 13 例（56.5%）稳定，两药合用耐受性良好。

（三）化疗方案

1. GFL 方案　首选方案。

GEM 1 000 mg/m² 静脉滴注 30 分钟，第 1、8、15 天；

CF 200 mg/m² 静脉滴注 2 小时，每日 1 次，第 2~6 天；

5-FU 350 mg/m² 静脉滴注，每日 1 次，第 2~6 天。

4 周为 1 周期，3~4 周期为 1 个疗程。

2. GFL 6 周方案　首选方案。

GEM 1 000 mg/m² 静脉滴注，第 1、8、15、22 天；

CF 200 mg/m² 静脉滴注 2 小时，第 1、8、15、22 天；

5-FU 750 mg/m² 静脉滴注 24 小时/天，第 1、8、15、22 天。

6~8 周为 1 周期。

3. GP 方案

GEM 1 000 mg/m² 静脉滴注 30 分钟，第 1、8、15 天；

DDP 50 mg/m² 静脉滴注，每日 1 次，第 4~6 天（正规水化、利尿）。

28 天为 1 周期。

GEM 与 DDP 联用，能获得中位缓解期 7.8 个月，中位生存期为 8.3 个月，中位肿瘤进展时间为 5.4 个月，有报道 1 年生存率提高为 28%，认为 GEM 与 DDP 联合应用有协同作用。此方案的耐受性良好，疗效优于 GEM 单药。

4. GEMOX 方案　治疗晚期胰腺癌有效而耐受性良好的化疗方案。

GEM 1 000 mg/m² 静脉滴注（先），第 1、8 天；

OXA 100 mg/m² 静脉滴注 2 小时（后），第 1 天。

3 周为 1 周期，用 6 周期。

Louvet C 等报道治疗 64 例，其中局部晚期 32 例，转移性 32 例，1 例无可测量病变，可评价病例 63 例。结果 PR 18 例，SD 28 例，PD 17 例，有效率为 28.6% 18/63），中位无进展时间为 21 周，6 个月生存率为 71%，其中局部晚期病例的有效率为 25.8%，中位进展时间为 28 周，6 个月生存率 79%；转移性病例的有效率为 31.2%，中位进展时间为 18 周，6 个月生存率为 62%。

5. GEM+CPT-11 方案

GEM 1 000 mg/m² 静脉滴注（先），第 1、8 天；

伊立替康 100 mg/m² 静脉滴注 2 小时（后），第 1、8 天。

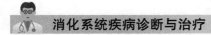
28 天为 1 周期，3~4 周期为 1 个疗程。

疗效：有效率为 16.1%，中位生存期为 6.3 个月，中位肿瘤进展时间为 3.4 个月，1 年生存率为 21%。

（刘佳奇）

参考文献

[1] 王雯，李达周，郑林福．消化内镜入门及规范操作［M］．北京：化学工业出版社，2020．

[2] 徐辉雄，孙丽萍，金晔．消化系统疾病超声入门［M］．上海：上海科学技术出版社，2021．

[3] 吕毅，董卫国，兰平．消化系统与疾病［M］．2 版．北京：人民卫生出版社，2021．

[4] 田德安．消化疾病诊疗指南［M］．3 版．北京：科学出版社，2013．

[5] 韩英，高申，文爱东，等．临床药物治疗学：消化系统疾病［M］．北京：人民卫生出版社，2020．

[6] 谭松．消化系统疾病临床诊断与治疗［M］．昆明：云南科技出版社，2018．

[7] 关景明，马骁．消化系统疾病诊疗与康复［M］．北京：科学出版社，2021．

[8] 张慧．消化系统疾病诊断与治疗策略［M］．成都：四川科学技术出版社，2021．

[9] 陈志奎，薛恩生，林礼务．胃肠疾病超声诊断学［M］．北京：科学出版社，2023．

[10] 戴文玲．现代消化内科疾病诊治与护理［M］．长春：吉林科学技术出版社，2020．

[11] 李延青，大圃研，左秀丽．消化道早癌内镜诊断精要［M］．北京：人民卫生出版社，2023．

[12] 董卫国，于红刚．消化系统常见疾病诊疗思维［M］．北京：人民卫生出版社，2023．

[13] 戴世学．炎症性肠病与肠道微生态［M］．北京：科学出版社，2022．

[14] 姚礼庆，周平红，钟芸诗．下消化道疾病内镜综合诊治［M］．北京：人民卫生出版社，2021．

[15] 黄晓东，邓长生．消化疾病急症学［M］．2 版．北京：人民卫生出版社，2022．

[16] 孙轸，薛文婷，林梵．常见消化内科疾病诊疗方法［M］．武汉：湖北科学技术出版社，2022．

[17] 蓝宇，李景南，王化虹．消化内科典型病例［M］．上海：上海科学技术文献出版社，2022．

[18] 池肇春，段钟平．肠道微生物与消化系统疾病［M］．上海：上海科学技术出版社，2020．

[19] 中村恭一，大仓康男，齐藤澄．消化道病理及活检诊断图谱［M］．宫健，刘石，胡光荣，译．沈阳：辽宁科学技术出版社，2022．

[20] 胡品津，谢灿茂．内科疾病鉴别诊断学［M］．7 版．北京：人民卫生出版社，2021．